Familia

contra

Enfermedad

Si este libro le ha interesado y desea que lo mantengamos
informado de nuestras publicaciones, puede escribirnos a
comunicacion@editorialsirio.com,
o bien suscribirse a nuestro boletín de novedades en:
www.editorialsirio.com

Título original: The Healing Family
Traducido del inglés por Eduardo Roselló Toca
Diseño de portada: Editorial Sirio, S.A.

©   de la edición original, 1984 by Stephanie Matthews-Simonton.
      Publicado en español según acuerdo con Bantam Books, sello de Random House,
      una división de Penguin Random House LLC

©   de la presente edición
      EDITORIAL SIRIO, S.A.

EDITORIAL SIRIO, S.A.	**NIRVANA LIBROS S.A. DE C.V.**	**DISTRIBUCIONES DEL FUTURO**
C/ Rosa de los Vientos, 64	Camino a Minas, 501	Paseo Colón 221, piso 6
Pol. Ind. El Viso	Bodega nº 8,	C1063ACC
29006-Málaga	Col. Lomas de Becerra	Buenos Aires
España	Del.: Alvaro Obregón	(Argentina)
	México D.F., 01280	

www.editorialsirio.com
sirio@editorialsirio.com

I.S.B.N.: 978-84-16579-13-6
Depósito Legal: MA-228-2016

Impreso en Imagraf Impresores, S. A.
c/ Nabucco, 14 D - Pol. Alameda
29006 - Málaga

Impreso en España

Puedes seguirnos en Facebook, Twitter, YouTube e Instagram.

Stephanie Matthews-Simonton

Familia
— *contra* —
Enfermedad

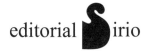
editorial **S**irio

A Jerry, Rebecca y Jennifer,
mi nueva familia cuyo amor aprecio y mimo

PRÓLOGO

A Magdalena y Mici, mi apoyo familiar tanto
tiempo..., y a Mora, que continuó el milagro.

Este libro es un canto a la esperanza.

Vivimos una época en que los valores sociales de mayor cotización son el éxito, la competitividad, la arrogancia, la agresividad... En esta era de «triunfadores» en que la consigna parece ser la de comerse al mundo, la enfermedad viene a ponernos de nuevo los pies sobre la tierra, pues nos recuerda que tenemos necesidades, que somos vulnerables. Tal vez esta sea la razón por la que es ocultada cuidadosa, pudorosamente de los ojos de la gente sana.

Con el nacimiento de la Edad Moderna, con el advenimiento de la ciencia actual y su entronización definitiva en el nuevo altar, parecía que el cuerpo humano —esa máquina casi perfecta, pero máquina a fin de cuentas— iba a desvelar sus últimas y más íntimas incógnitas. Nada podría resistirse ante la lente fría y despiadada del investigador. No en vano hace solo unos años, un asesor médico del entonces presidente de los Estados Unidos, Dwigth Eisenhower, auguraba el descubrimiento de una vacuna contra el cáncer para la década de los setenta. Las esperanzas fueron infundadas. Y es que el cuerpo no entrega fácilmente sus secretos. Se resiste. Hay enfermedades que no se pueden reprochar al mal funcionamiento de uno de los engranajes. Por eso es conveniente ocultarlas.

Pero detrás de las enfermedades están los seres humanos, los seres humanos que sufren tanto por el problema con el que se encuentran como por el ostracismo a que son condenados. Todo con el fin de evitar el contagio del cuerpo social, todo para evitar que lleguemos a tomar conciencia de que no somos lo que se nos ha hecho creer. Así que también con los enfermos se practica una cirugía. Como parte enferma que son del cuerpo social, conviene eliminarlos, segregarlos, marginarlos.

Ante este panorama tanto sombrío como erróneo, el libro de Stephanie es un bálsamo, es un canto de esperanza. Dice que no estamos solos. Que hay algunos tragos que tenemos que pasarlos todos juntos. Y que el resultado vale la pena. Porque todos vamos a ganar en esa aventura, vamos a ganar en lo que a nuestra estimación como seres humanos se refiere, vamos a ganar en cuanto que vamos a salir enriquecidos de la prueba. Y proporciona asimismo las herramientas básicas para hacer más fácil el proceso, para que podamos construir el sistema ideal de apoyo que nos haga la vida más sencilla, con una mayor calidad en todas sus etapas, tanto si tenemos que enfrentarnos con la enfermedad propia o de alguna persona a la que amamos como si, simplemente, lo único que deseamos es llevar a bien «esta hermosa y dulce tarea de ser hombres».

Porque sería un error pensar que el único objetivo de este libro es establecer cuál es el sistema familiar más adecuado cuando hay un problema de salud. Esto supondría minimizar lo que tiene de valioso. Sería volver a caer en el mismo error ya apuntado de dividir a la sociedad en sanos y enfermos. Nuestra cultura ha aborrecido siempre las ambigüedades. Las cosas son o blancas o negras… y las cosas no son ni blancas ni negras: existe el blanco y el negro, existen ambos polos y *las cosas* son el resultado de la oscilación, de la vibración entre esos dos polos.

La desarmonía supone que la vibración se ha interrumpido, se ha congelado. Y el modo de recuperar la armonía pasa por volver a tomar conciencia de la polaridad, por recuperar una visión más dialéctica de la realidad en lugar de la visión monolítica imperante.

Y esa desarmonía no se manifiesta tan solo cuando en nuestro grupo familiar hay un problema de salud grave. Esa desarmonía se está manifestando incluso cuando nosotros, que somos positivos y optimistas –¡tan positivos y optimistas!–, tomamos conciencia de que tenemos a nuestro alrededor gente taciturna, sombría y pesimista, gente que no parece *darse cuenta* de lo conveniente que es ser tan positivos y optimistas como nosotros… Para ellos y para nosotros, para todos, hay un mensaje desde las páginas de este libro. Un mensaje para que nos demos cuenta de que hay muchas cosas que podemos mejorar dentro de nuestras relaciones personales, dentro de nuestro sistema familiar de apoyo. De apoyo para recuperar la salud, de apoyo para mantenernos

sanos, para continuar dentro de ese triple equilibrio fisiológico, psicológico y social que la OMS define como salud. Un
mensaje escrito «de corazón a corazón» porque, en resumen,
todo lo que Stephanie escribe lleva la firma del amor.

EDUARDO ROSELLÓ TOCA

AGRADECIMIENTOS

Estoy muy agradecida a mis pacientes y a sus familias, que me abrieron sus corazones y sus experiencias. El valor que han mostrado frente a la incertidumbre y a la posible muerte ha sido la inspiración de este libro. Quiero en particular expresar mi agradecimiento a los que me permitieron compartir sus historias en estas páginas.

El entusiasmo, la organización y las dotes de escritor de Bob Shook, inasequible al desaliento, ayudaron a que este libro pasara de la idea a la realidad. Estoy especialmente agradecida a Bobbie Shook porque nos puso en contacto.

Vaya también mi gratitud para Grace Bechtold, mi editora en Bantam Books.

Estoy en deuda con mi amigo y colega Mark Voeller, que me enseñó mucho sobre la dinámica familiar. El doctor Robert Beavers, del Instituto del Suroeste de Dallas, en Texas, me dio la incalculable oportunidad de estudiar la teoría de los sistemas familiares.

Aprecio asimismo los muchos años de asociación y colaboración con el doctor Carl Simonton, con el cual he compartido muchas visiones.

Una gratitud especial para los doctores Steven Reeder y Larry Dossey, dos de los más estupendos sanadores que he tenido el privilegio de conocer.

INTRODUCCIÓN

Cuando a alguien a quien quieres se le diagnostica cáncer, ese diagnóstico puede tener el impacto de una bomba de hidrógeno emocional. Mientras deseas concentrar tus energías en cómo ayudarle, tal vez también desees tratar de paliar los efectos de este trauma en otros miembros de la familia y en ti mismo. Esta enfermedad podría ser una catástrofe... el peor golpe que haya recibido tu familia. Y aunque desearías hacer todo lo posible para ayudar a los demás miembros, también puede que te sientas desbordado, confuso e indefenso. Incluso aunque el pronóstico sea benigno, demasiadas personas suelen creer que cáncer es sinónimo de muerte. La reacción típica cuando descubres que tu madre o tu esposa tiene cáncer es: «¡Oh, no, puede morir!». Lo que suele olvidarse frecuentemente es la otra posibilidad: puede que no muera.

Creo que la esperanza es un ingrediente esencial en la recuperación de la salud. Durante los años transcurridos desde que fundé el Centro de Terapia e Investigación sobre el Cáncer en Dallas, he trabajado directamente con miles de pacientes de esta enfermedad y con sus familias. Una y otra vez he tenido la evidencia de que la esperanza juega un papel determinante en la recuperación. En el centro, creemos que hay técnicas específicas que pueden ser utilizadas por cualquier persona que tenga cáncer para aumentar sus posibilidades de recuperación. Esas técnicas se encuentran descritas con todo detalle en *Recuperar la salud*, un libro del que soy coautora con Carl Simonton.

En estas páginas pondré énfasis en el modo en que *tú*, como miembro de la familia, puedes apoyar al paciente, contribuir de modo significativo a su recuperación y mantener la esperanza mientras que no se esté seguro de cuál será el desenlace. Muy frecuentemente los miembros de la familia, incluso con la mejor intención, dan un tipo equivocado de apoyo, lo que a veces hace más daño que ayuda. Este libro trata sobre lo que tú puedes hacer para crear ese *apoyo familiar* positivo y saludable para la recuperación.

Con frecuencia asociamos la curación solamente al tratamiento médico: un paciente puede pensar que la curación es tarea del médico. No deseo minimizar en modo alguno el papel del médico ni de los otros profesionales a cargo de la salud. Creo que toda persona que tenga cáncer debería buscar el mejor tratamiento posible y de hecho uno de los capítulos de este libro está dedicado a la elección del médico y al trabajo con él. Sin embargo, también creo que la curación no es solo algo fisiológico y que el paciente tiene la capacidad de participar en su propia recuperación. La familia puede proporcionar un entorno de apoyo vital en este esfuerzo.

Lo que hoy sabemos del cáncer apoya la teoría de que la curación puede ser influenciada muy profundamente por factores mentales y emocionales. Estamos empezando a ser conscientes de que los factores que posiblemente contribuyen al cáncer incluyen predisposición genética, exposición a agentes cancerígenos y respuesta al estrés. También somos conscientes de que puede existir una combinación de estos factores y de otros y de que no es siempre posible dar una explicación segura y convincente de la causa del cáncer de un individuo concreto. Por esto, el tratamiento debe contemplar tantos aspectos como sea posible y manejar tanto los factores fisiológicos como los psicológicos.

En mi trabajo, me he dedicado a enseñar a las personas que tienen cáncer a manejar el estrés de forma más efectiva y a animarlas a que empleen sus imágenes mentales para incrementar su creencia en que sus cuerpos pueden recuperarse. Cada paciente, sin embargo, vive en un entorno emocional que puede ser tanto una fuerza positiva para la recuperación como una negativa. En este libro me dedicaré a mostrar cómo los miembros de la familia de un paciente de cáncer pueden trabajar unidos para crear un ambiente abierto, honesto y de apoyo, que anime los esfuerzos del paciente para ponerse bien. Aunque estoy convencida, como muchas personas, de que el estrés suele contribuir al desarrollo del cáncer, no es posible indicar con precisión absoluta el rol que ha desempeñado en la enfermedad de un paciente. No hay duda alguna de que juega un papel importante al romper la resistencia a muchos tipos de enfermedades. No es tan solo una afirmación de la sabiduría popular, sino que es asimismo el tema central de una gran cantidad de estudios. Las investigaciones indican que si una persona no come bien, no duerme lo suficiente, trabaja demasiado, se divorcia y tiene un hijo con problemas de droga, esta persona tiene más probabilidades de contraer enfermedades... aunque solo se trate de un mal resfriado.

Con esta premisa yo creo que una persona que tenga cáncer puede desear plantearse la pregunta: «¿Tuvo algo que ver el estrés y mi respuesta a él con la disminución de mi resistencia a la enfermedad?». Esto supone realizar un examen detallado de su vida en los años anteriores al diagnóstico, buscando tanto en los acontecimientos traumáticos (como la muerte de un ser querido o algún cambio importante en su vida) como en su forma habitual de vida. Si durante ese tiempo ha experimentado una gran cantidad de cambios –y el cambio siempre supone estrés–, tal vez sus mecanismos emocionales para enfrentarse a esos cambios no hayan sido adecuados. Aunque este autoexamen es doloroso, también es muy positivo, porque cuando nos damos cuenta de que nuestras respuestas al estrés no han sido saludables, podemos cambiarlas para mejor. Nadie puede evitar el cambio y el estrés, pero podemos aprender a manejarlos de modo que nos permitan permanecer sanos.

El manejo del estrés es muy importante porque conduce a una mejor calidad de vida del paciente y sabemos que el deseo de vivir está relacionado con el modo en que está transcurriendo la vida del individuo...: lo satisfactoria que ha sido en el pasado y lo que parece que reserva el futuro. A lo largo de nuestro trabajo hemos visto mejorar la salud de miles de pacientes mientras sus vidas iban cobrando más significado y que sus mecanismos de recuperación no estaban inhibidos por la depresión y el desamparo.

A medida que una persona con cáncer aprende a combatir su enfermedad y a manejar mejor el estrés, su familia juega un papel importante ya sea apoyando el cambio que está teniendo lugar o resistiéndose a él. Tú eres, como miembro del más íntimo sistema de apoyo del paciente, un factor primordial en su recuperación; puedes actuar como amortiguador de las situaciones excesivamente estresantes y puedes animar de muchas maneras los esfuerzos realizados por él para manejar el estrés y llevar a cabo de un modo suave los cambios que sean necesarios. Este libro trata sobre los cambios que un diagnóstico de cáncer produce en la vida de una familia y sobre el modo en que tú, como miembro de esa familia, puedes cambiar positivamente para proporcionar un ambiente que favorezca la recuperación de la salud del paciente.

Esto puede que te parezca una empresa imponente, pero recuerda que llegar a ser una familia que apoye no significa llegar a ser una familia perfecta. Afortunadamente, no es necesaria la perfección para combatir el cáncer. Lo que se precisa es dedicación, entrega y trabajo de equipo, de modo que los miembros de la familia actúen conjuntamente para conseguir los mejores resultados posibles para el paciente. Esto implica llegar a ser una fuente de confrontación, retroalimentación, aliento y aprecio; implica dar libremente amor, apoyo y cariño.

Aunque esto supone esfuerzo y flexibilidad, he trabajado con muchas familias que han descubierto que cuando apoyaban las intenciones de cambio de los pacientes, también cosechaban beneficios inesperados. Problemas familiares que pueden haber estado ocultos y sin resolver salen a veces a la luz durante estos momentos y a medida que se trata la enfermedad se tratan también estos otros problemas. Como la familia está trabajando unida —quizás por primera vez—, tiene la oportunidad de contemplarse y reorganizarse de forma que pueda mejorar la vida de cada miembro. El doctor Carl

Menninger, fundador de la clínica Menninger de Topeka, en Kansas, ha señalado que algunos pacientes que habían sufrido serios reveses emocionales salieron de su enfermedad «mejor que bien». De la misma manera, una familia que se enfrenta directa y saludablemente al trauma del diagnóstico de cáncer puede aprender y crecer... aunque esto no significa en modo alguno que la lucha contra el cáncer sea indolora o sencilla.

Un elemento importante en el manejo de un diagnóstico de cáncer es que te permitas —y permitas a la persona con cáncer— experimentar y expresar sentimientos y reacciones. Suprimir los sentimientos suele incrementar la depresión emocional, lo cual retrasa la curación. El desarrollo de una comunicación abierta en el seno de la familia no solo ayuda al paciente, sino que también ayuda a los miembros de su familia en la resolución de los complejos sentimientos que posiblemente tengan como respuesta a la enfermedad. No supone solo un crecimiento de cada individuo en la experiencia, sino también que la propia familia puede funcionar mucho mejor como equipo para crear un ambiente familiar de apoyo para la recuperación de la salud.

Ya que te estoy pidiendo que mantengas una postura optimista como miembro de la familia sin poder ofrecerte ninguna garantía sobre el desenlace de la enfermedad, creo que debo intentar también ayudarte a estar preparado por si no obtienes los resultados que esperas. Algunas personas sienten que la idea de la decepción es tan dolorosa que no se dan permiso para esperar la recuperación del paciente. Pero, a pesar de todo, este es un riesgo que tenemos que correr al amar a alguien. En muchos sentidos el amor supone el riesgo de que los demás nos afecten, nos decepcionen, nos hagan daño o nos causen un profundo dolor. La única manera de evitar el riesgo es vivir en el aislamiento como un ermitaño emocional... y eso nadie puede sobrevivirlo.

Pero es posible enfrentarse al dolor y a la decepción. *Familia contra enfermedad* ha sido escrito con la premisa de que la mejor manera de afrontar un diagnóstico de cáncer es trabajar hacia la salud de todos los modos posibles y afirmar la vida y la esperanza. A decir verdad, sin embargo, puede que el paciente no se recupere. Por esta razón he incluido un capítulo que trata sobre esta posibilidad y sobre cómo una familia puede enfrentarse con la recurrencia de la enfermedad o con la muerte.

Creo que es importante tomar conciencia de que la palabra *cáncer* se emplea para más de cien tipos diferentes de enfermedad. A esta complejidad se añade el hecho de que el cáncer tiene tan amplia variedad de síntomas que el pronóstico puede variar entre pacientes individuales con el mismo tipo de cáncer. Pero, a pesar de estas variaciones, todos los pacientes que están muy enfermos tienen una serie de necesidades básicas en común. Esta obra muestra esas necesidades y el modo en que la familia puede dar su apoyo en esos momentos.

Aunque este libro es una guía para la familia que trata de ayudar al paciente de cáncer para que luche contra su enfermedad, mis objetivos no se limitan a la recuperación del paciente o al alargamiento de su tiempo de vida. Además, aquí se trata de lo que pueden hacer tanto el paciente como su familia para mejorar la calidad de la vida de cada miembro. Cuando una familia se entrega a este tipo de amor y de apoyo, es cuando considero que podemos hablar en verdad de un apoyo familiar para la recuperación de la salud.

1. EL ENFOQUE SIMONTON.
UN ENFOQUE POSITIVO

El método de tratamiento de los pacientes de cáncer que se conoce como enfoque Simonton tuvo sus comienzos en 1968. En aquella época yo trabajaba en Portland (Oregón), en el campo de la motivación, especialmente en lo referido a cómo ayudar a ejecutivos a establecer y conseguir metas. Mi amigo Carl Simonton estaba terminando su periodo como residente en la Facultad de Medicina de la Universidad de Oregón, tras haberse especializado en radioterapia.

Yo escuchaba con mucho interés los informes que Carl me daba de sus trabajos con pacientes que tenían la enfermedad de Hodgkin. Aunque en la actualidad esta enfermedad presenta unos pronósticos excelentes cuando es detectada precozmente, en aquella época el nivel de supervivencia era sensiblemente inferior. Carl trabajaba entonces con un método experimental muy prometedor que consistía en radiar a sus pacientes dos veces al día, pero se sentía permanentemente frustrado por el hecho de que muchos de ellos, aunque habían mostrado su conformidad con el tratamiento, dejaban de acudir a él. Carl sabía, como lo saben otros médicos, que esta actitud no estaba limitada a quienes sufrían la enfermedad de Hodgkin: algunos pacientes con cáncer de pulmón no suelen querer dejar de fumar y otros con problemas de hígado siguen bebiendo.

Aunque parecía que no eran más que problemas psicológicos, muchos médicos de esa época tenían sus reservas sobre la efectividad de la psiquiatría y no era una práctica común aplicar sus teorías al tratamiento de las enfermedades físicas. Carl, sin embargo, estaba muy interesado en mi trabajo sobre la motivación y sobre la posibilidad que tenían las personas de realizar sus potencialidades. Era frecuente que charláramos sobre algún paciente poco cooperativo y que me preguntara qué haría yo para motivarlo.

La respuesta, no hay necesidad de decirlo, no era obvia, pero la pregunta me intrigaba. Yo me sentía segura de algo: cuando se cambian los pensamientos, se cambia todo el modo de funcionamiento interno. Al trabajar con la motivación, me movía dentro de esta creencia e intentaba enseñar a las personas que solo son sus limitaciones internas las que les impiden llegar a ser cualquier cosa que deseen ser.

Carl y yo estábamos cada vez más intrigados por estas posibilidades. Empezamos a considerar las motivaciones de algunos de sus pacientes y sus actitudes con respecto al cáncer. Observamos algunos, cuyo pronóstico era favorable y que podía esperarse que vivieran muchos años con el tratamiento adecuado, que mostraban apatía, depresión y desamparo. Contrastaban con otros a los que se les había comunicado que su cáncer era terminal pero que tenían unas actitudes mucho más positivas y esperanzadas. Algunos de estos pacientes «terminales» desafiaban todas las estadísticas. Aunque se los enviaba a sus casas tras un tratamiento mínimo pensando que morirían en el plazo de unos meses, volvían año tras año para sus revisiones periódicas con buena salud y viviendo activa y plenamente. De inmediato me sentí interesada por estas personas ya que en el campo de la motivación siempre investigamos a los que tienen éxito para averiguar cómo lo hacen. Resultaba fascinante observar a pacientes de cáncer que experimentaban remisiones espontáneas. (La recuperación total de una enfermedad que amenaza la vida se denomina *remisión espontánea* cuando no existe explicación médica aparente.) Comenzamos a preguntarles a estas personas a qué atribuían ellas esa recuperación fuera de lo previsto.

Sus respuestas eran reveladoras: «No puedo morir aún. No hasta que mis hijos sean mayores. Todavía me necesitan...», «Tengo que llevar mi negocio y no funcionaría si yo no estuviera»... Fuera cual fuese la respuesta exacta, estos pacientes tenían algo en común, un fuerte deseo de vivir porque había algo por lo que valía la pena vivir.

EL DESEO DE VIVIR

Cuando comenzamos a estudiar con detalle las historias personales de la gente con cáncer, nos dimos cuenta de que la voluntad de vivir era realmente importante. En aquellos días llegó a la Facultad de Medicina para recibir el tratamiento adecuado una mujer que vivía cerca de mi ciudad natal, en Idaho. Se le había diagnosticado cáncer en el riñón con abundantes metástasis. El cirujano no podía eliminar el tumor y no respondía a ninguno de los tratamientos conocidos. (Después nos dimos cuenta de que era también un caso clásico de estrés precanceroso: su marido había muerto dos años antes del diagnóstico; ella había tenido que hacerse cargo de una granja muy grande y había caído en una profunda depresión.)

El cirujano que la intervino fue bastante poco explícito con ella sobre el pronóstico, y por lo que volvió a su casa con la idea de que todo el cáncer había sido eliminado. Aunque su familia sabía la verdad, se la ocultaron para protegerla.

Una vez de vuelta a su hogar, se enamoró del capataz que había contratado para dirigir el rancho, un hombre más joven que ella, y se casó con él. Durante todo el tiempo que duró su matrimonio no se presentaron síntomas de cáncer, pero cuando fue abandonada por su marido después de cinco años, el cáncer reapareció y murió.

EL EFECTO PLACEBO

Además de casos como este, Carl y yo nos dedicamos a estudiar otros temas referidos a la curación. Uno de estos temas fue el bien conocido efecto placebo. Un placebo es un medicamento inactivo, como una píldora de azúcar, que un médico puede prescribir a un quejoso crónico. Naturalmente, el doctor no le dice al paciente que la «medicina» no sirve para nada y con mucha frecuencia el paciente vuelve a la consulta del médico para informarle de que los síntomas se han reducido o incluso desaparecido, aun cuando no haya remedio para su enfermedad. En estos casos, parece que *la creencia del paciente y su expectación positiva restauran su buena salud*.

El efecto placebo está bien documentado. En un estudio se dividió en dos grupos a pacientes artríticos. Al primer grupo se le suministró píldoras de azúcar en lugar del analgésico habitual. El segundo grupo recibió el analgésico de costumbre. El mismo porcentaje de pacientes informó en ambos grupos de que el dolor había disminuido. Los investigadores añadieron un factor nuevo: a los pacientes del grupo del placebo que no habían experimentado reducción del dolor se les puso una inyección de agua esterilizada. De forma muy interesante, sesenta y cuatro por ciento de esas personas informaron que habían sentido alivio tras el pinchazo. Evidentemente, esas personas tenían más confianza en las inyecciones que en las píldoras. Era *su creencia* lo que facilitaba la desaparición del dolor.

Del mismo modo, en el pasado hubo tratamientos que resultaban ser efectivos mientras que hoy sabemos que no tenían por qué haberlo sido en absoluto. La práctica medieval de sangrar a los enfermos es un buen ejemplo de esto. Como todo el mundo estaba convencido de que funcionaba, a veces lo hacía.

Algunas estadísticas sugieren que aproximadamente la tercera parte de todas las respuestas positivas a los medicamentos se deben al efecto placebo..., la convicción de que esos medicamentos servirán. Esto no quiere decir de ningún modo que los seres humanos seamos tontos; lo que significa es que las creencias constituyen un factor vital. Y esta es la razón por la que me siento profundamente involucrada cuando llega hasta mí un paciente al que se ha desalentado brutalmente con un pronóstico negativo. Hay veces en que los médicos, al intentar ser realistas y no dar falsas esperanzas, destruyen *todas* las esperanzas de los enfermos. Y, sin embargo, pacientes «sin esperanzas», como la mujer que conocí con cáncer de riñón, pueden sobrevivir impulsados por su deseo de vivir.

REMISIÓN ESPONTÁNEA

Otro fenómeno médico que me fascinó cuando Carl y yo comenzamos a estudiar la curación fue la remisión espontánea. Habíamos visto cómo tenía lugar una y otra vez en pacientes que deberían haber muerto.

Esta podría ser una conversación entre nosotros:

—El anciano señor Jones ha vuelto hoy. Debería haber muerto hace años, ¡y sin embargo está mejor!

—¿Por qué? ¿Por qué está mejor?

—¡Quién sabe! A veces sucede por las buenas.

Desde mi posición estratégica al margen de la profesión médica, me sentía enormemente interesada en esos porqués. Carl me aseguraba que la remisión espontánea ha sido estudiada de todos los modos posibles –físicamente– y a pesar de ello apenas era comprendida. Comencé a preguntarme si no habría alguna explicación psicológica para este fenómeno.

Yo me había formado en el mundo de la empresa. En este mundo había estudiado a personas que tienen más éxito que lo acostumbrado y había descubierto que tenían cualidades mentales emocionales, además de pautas de comportamiento específicas, que las llevaban al éxito. Así que comenzamos a charlar con los mencionados supervivientes fuera de lo normal para averiguar si poseían recursos psicológicos de algún tipo que pudieran serles beneficiosos a otros pacientes cuando los adoptaran.

Es preciso que añada aquí que hoy, muchos años después, seguimos sabiendo muy poco sobre la salud. Hay una gran cantidad de estudios sobre la enfermedad y sus procesos, pero lo desconocemos casi todo sobre las personas que nunca enferman de gravedad y que mueren plácidamente mientras duermen, después de haber cumplido los ochenta o los noventa años. No sabemos qué comen, cómo son sus familias, cuánto ejercicio suelen hacer ni, en definitiva, nada sobre ellos que pueda estar relacionado con su buena salud. Yo sigo creyendo que podemos aprender mucho de la salud investigando no solo a la gente con enfermedades, sino estudiando también a la gente que está bien.

Nuestras preguntas sobre el anciano señor Jones o sobre otros que también presentaban respuestas fuera de la norma nos llevaron a la conclusión de que estas personas estaban enormemente dedicadas a alguna meta, tenían algún propósito en sus vidas que las obligaba a luchar para mantenerlas. Cuando sus médicos les decían que podían morir a causa de su enfermedad, solían responder algo del estilo de: «¡Un cuerno, viviré!».

BIOFEEDBACK Y LA TEORÍA DE LA VIGILANCIA

Mientras investigábamos las motivaciones de estos pacientes, empezamos a estudiar dos áreas recientes de investigación: el *biofeedback* —o biorretroalimentación— y la teoría de la vigilancia. En ambas surgía la evidencia de que la mente puede influir enormemente en el cuerpo.

El *biofeedback*, en concreto, puede ilustrarnos sobre el poder de la mente. En el entrenamiento de *biofeedback*, un individuo es conectado a un aparato que le devuelve información sobre sus procesos fisiológicos. El tipo de proceso que se controla depende de las necesidades de la persona. Un paciente con taquicardias, por ejemplo, puede ser conectado a un osciloscopio que le proporcione una información visual constante de los latidos de su corazón. El paciente observa la pantalla del monitor mientras intenta relajarse. Puede hacerlo visualizando, por ejemplo, algún tipo de movimiento lento y rítmico, como una niña columpiándose. Cuando consigue ralentizar sus pulsaciones con sus pensamientos, recibe la recompensa inmediata de ver ese hecho reflejado en la pantalla. El instrumento de *biofeedback* no hace más que decirle lo que está consiguiendo.

Gracias al *biofeedback* se han observado fenómenos muy notables tanto en el hombre como en los animales. Se ha enseñado a ratas de laboratorio a incrementar la cantidad de sangre que llega a una oreja y a disminuir el flujo sanguíneo de la otra oreja al mismo tiempo. Se ha enseñado a personas a que controlen la temperatura epidérmica de las palmas de las manos de modo que se registren diferencias de temperatura de hasta cinco grados en dos puntos separados entre sí tan solo unos centímetros. De este modo se puede llegar a afirmar que cualquiera de los sistemas físicos de nuestro organismo puede ser influido y controlado por nuestra mente.

El *biofeedback* suele usarse con frecuencia para enseñar a las personas a relajarse. Los investigadores del cerebro informan que la mayor parte del tiempo en que estamos despiertos y alerta funcionamos cerebralmente con unas ondas de alta frecuencia llamadas ondas beta y empleamos el hemisferio izquierdo. Durante la relajación profunda o la meditación, nuestro cerebro produce ondas eléctricas de menor frecuencia, las ondas alfa, y se activa el hemisferio derecho, que es emocional, espacial, creativo, no lineal y no lógico. Este hemisferio controla asimismo al sistema nervioso autónomo. Esto explica por qué una persona puede recurrir a su hemisferio derecho y emplear una imagen como la sugerida de la niña en el columpio para influir en su ritmo cardiaco. Comenzamos a preguntarnos entonces si sería posible enseñar a la gente a influir en su propio sistema inmunitario.

La teoría de la vigilancia, mantiene que el sistema inmunitario produce de hecho unas «células asesinas» que buscan y destruyen cualquier tipo de célula anormal que encuentren, las veces que sea necesario a lo largo de nuestra vida, y que cuando este sistema está debilitado puede presentarse la enfermedad. Cuando a un paciente se le diagnostica cáncer, se le suele tratar con cirugía, quimioterapia o radioterapia para destruir toda la cantidad del tumor que sea posible. Pero una vez que el cáncer ha sido reducido por estos medios, nosotros nos preguntábamos si el sistema inmunitario podría ser reactivado para localizar y destruir las células restantes. Puesto que las personas pueden aprender a influir sobre su flujo sanguíneo y su ritmo cardiaco, ¿podrían aprender a influir en su sistema inmunitario? A fin de cuentas, también se encuentra bajo la influencia del hemisferio derecho del cerebro.

Desgraciadamente, hasta hoy no disponemos de ningún aparato que registre el funcionamiento del sistema inmunitario para mostrarles a los pacientes si sus imágenes mentales lo están activando o no. Investigaciones recientes, sin embargo, han demostrado que la mente puede incrementar la respuesta inmunitaria. Pero en la época en que nosotros comenzamos nuestras investigaciones iniciales teníamos que depender de los rayos X y de otras mediciones para ofrecerles alguna retroalimentación a los pacientes. El deseo de vivir en aquellos que estudiamos y que habían vencido a la enfermedad estaba asociado a objetivos vitales sentidos muy profundamente. Establecimos la hipótesis de que tal vez podríamos enseñarles a desarrollar esas metas y a elaborar imágenes mentales de sus sistemas inmunitarios funcionando activamente y derrotando al cáncer. Pensamos que trabajar con esas imágenes mentales podría ser muy efectivo. Nuestros estudios de *biofeedback* nos hicieron decidir que esa práctica se debía realizar tres veces al día, ya que la regularidad y la repetición eran muy importantes para conseguir efectividad con esas técnicas.

VISUALIZACIÓN: EL PRIMER PACIENTE

Con estos antecedentes, Carl acogió al primer paciente, Jim McKenna, un hombre de sesenta y tres años que se estaba asfixiando y muriendo literalmente de hambre como consecuencia de un cáncer de garganta muy avanzado. No era un caso fácil para empezar. Su peso había bajado de sesenta a cuarenta y cinco kilos. Por su edad y por la localización del tumor, los médicos se habían llegado a plantear si era conveniente aplicarle o no algún tipo de tratamiento. La radioterapia en la garganta puede tener algunos efectos secundarios muy notables. A Jim se le dio finalmente un tratamiento suave pero los pronósticos no eran muy optimistas. Se trataba solo de una pequeña dosis de radiaciones para intentar que el tumor disminuyera y que su vida fuera un poco más cómoda.

Carl se dirigió a Jim y le expuso nuestras ideas sobre cómo influir en el sistema inmunitario a través de la visualización. Jim escuchó atentamente. Como era muy voluntarioso, odiaba la idea de que su cuerpo estuviera fuera de control y no poder hacer nada respecto a su enfermedad. En otro tiempo, solía fumar cuatro paquetes diarios, hasta que un día lo dejó al enfadarse porque un cigarrillo le hizo un agujero en el pantalón, lo cual da una idea de lo tenaz y obstinado que era. A Jim le agradó la idea de que podía ayudarse a sí mismo.

Carl le explicó en qué consistían las imágenes mentales y le pidió que visualizara al cáncer y a sus leucocitos atacando al tumor y venciéndolo; este ejercicio debía realizarlo tres veces al día durante las seis semanas en las que iba a recibir la radioterapia. Jim se mostró de acuerdo, y su resolución fue tal que en ese plazo de tiempo solo faltó a una de las sesiones. Fue como consecuencia de la visita de un amigo, y Jim se puso furioso y juró que nunca más volvería a suceder. Tenía una intuición muy clara sobre el modo en que funcionaban las imágenes mentales y nos dijo:

—Hasta ahora sentía que estaba recuperando el control de mí mismo y cuando falté a esa sesión, sentí que volvía a escapárseme. No dejaré que vuelva a suceder.

La radioterapia resultó ser muy efectiva en la reducción del tumor de Jim; es más, prácticamente no tuvo efectos secundarios. Durante la época del tratamiento engordó. Recuperó tantas energías que hizo los arreglos necesarios para recibir el tratamiento por la mañana temprano para poder irse luego a pescar.

Lo más asombroso para nosotros —recuerda que era el primer paciente que tratábamos con esta técnica— era su capacidad para saber el proceso que estaba siguiendo el cáncer. No podía ver la enfermedad, pero nos hacía dibujos sobre lo que le estaba sucediendo al tumor en sus imágenes mentales y nosotros podíamos contrastar esos dibujos con las radiografías que periódicamente le hacíamos. Un día nos dijo que había percibido una úlcera en un punto del tumor y nos lo dibujó, y después nosotros pudimos comprobar que efectivamente se había producido una ulceración en ese punto. Desde entonces he conocido a otros muchos pacientes que también han conseguido ese tipo de sintonización exacta con su cuerpo, aparentemente mediante un cierto tipo de comunicación biológico-mental.

Estábamos muy impresionados por los progresos de Jim, por lo que solíamos tomar café con él cada día que acudía para recibir su tratamiento. Aunque llegamos a conocerle bastante bien, era para nosotros una fuente constante de sorpresas. Un día nos dijo que la artritis estaba empezando a molestarle para pescar, por lo que había decidido «enviar a esos leucocitos a combatirla».

Nosotros nos alarmamos. Carl le sugirió que posiblemente la artritis era incurable y que no sería influida por la mente. Teníamos miedo de que si fracasaba con la artritis perdiera confianza en las imágenes mentales que estaba usando para combatir el cáncer. Pero nuestro escepticismo solo consiguió incentivarle más. Solía visualizar a sus leucocitos como una potente tormenta de nieve que bombardeaba al tumor; ahora los imaginó como pequeños trozos de papel de lija y los envió a pulir los bordes artríticos de las rodillas. Los síntomas de la artritis desaparecieron!

Para entonces Carl había tenido bastantes dificultades tratando de explicarles a los otros miembros de su departamento lo que estaba sucediendo. Jim tenía buen apetito y no mostraba ninguno de los síntomas típicos de la radioterapia, como náuseas, diarrea, etc. Entonces, tras menos de cuatro semanas, se le ocurrió otra idea pasmosa. Tenía tanta seguridad en su capacidad para controlar sus leucocitos que nos anunció:

—Bueno, solo me queda otro problema físico que solucionar. Estos leucocitos están haciendo un trabajo tan bueno con mi cáncer y con mi artritis que les voy a dar una nueva tarea.

Nos preguntamos qué se le habría ocurrido.

—He sido sexualmente impotente estos últimos veinte años –dijo–, y voy a arreglarlo.

—¡¡Oh, no!! –dijimos Carl y yo al unísono.

El hecho es que su impotencia era psicógena, carecía de base fisiológica, pero procedía de un acontecimiento traumático de su pasado. Carl le explicó que sus leucocitos no servirían para nada en este problema psicológico. Jim no se inmutó. Y nos enseñó que no es preciso que una persona conozca correctamente su funcionamiento fisiológico…; basta con que crea que sus imágenes pueden servirle. Cómo pensó Jim que los leucocitos podían servir en este asunto es algo que ignoro, pero lo hizo y los envió al área del problema para que se pusieran en acción. Una vez más se reveló su conciencia innata de su cuerpo. Vino y nos dijo:

—Es portentoso. Esos leucocitos son capaces de encontrar cualquier cosa mía que no funcione bien.

Era tranquilizante, pues en el plazo de una semana podía tener y mantener una erección. Unos días después bromeaba con nosotros y nos pedía que evitáramos llamarle demasiado temprano por las mañanas porque era probable que estuviera haciendo el amor con su mujer. Hasta que murió mantuvo una vida sexual muy activa.

Jim vivió nueve años desde que se le dijo que no le quedaba mucho tiempo de vida. Nos mantuvimos en contacto con él durante estos años y solía acudir de vez en cuando a nuestro centro para contar su historia a grupos de pacientes. Cuando tuvo una recaída a la edad de setenta y dos años, nos puso una conferencia para contarnos cómo había llegado a un acuerdo con su muerte inminente. También nos dijo que esos nueve años habían sido de los mejores de su vida.

DESARROLLO DEL ENFOQUE SIMONTON

Después del trabajo con Jim y con otros pacientes en Portland, Carl y yo nos casamos. Tras concluir su etapa de médico residente, Carl realizó el servicio militar en la Base de las Fuerzas Aéreas de Travis, en California, donde fue nombrado jefe del departamento de radioterapia del hospital. Aquí tuvo una magnífica oportunidad para seguir trabajando en el desarrollo de nuestras ideas. Como se trataba de un departamento nuevo, pudimos darle forma según nuestro enfoque. El procedimiento convencional que solíamos realizar consistía en que un técnico en radioterapia llevara al paciente a la cámara de radiación, le sugiriera el mejor uso posible de las imágenes mentales y luego le realizara el tratamiento. Había carteles en la sala que avisaban a las enfermeras de que se aseguraran de que los pacientes realizaban sus visualizaciones tres veces al día.

Cuando concluyeron sus obligaciones militares, nos trasladamos a Fort Worth, en Texas, donde Carl abrió una consulta privada de oncólogo especializado en radioterapia y yo puse en marcha un servicio de psicoterapia para sus pacientes. Un año después, en 1974, formamos el centro de Terapia e Investigación sobre el Cáncer. Aunque nos divorciamos en 1980, nuestra profunda entrega al centro hizo que continuáramos trabajando conjuntamente para su crecimiento, igual que los padres divorciados cooperan en la educación de sus hijos. Este Centro es una entidad sin fines lucrativos dirigida al tratamiento psicológico de los pacientes de cáncer. También realizamos en él diversas investigaciones sobre los efectos psicológicos que el cáncer tiene en quienes lo sufren.

Además de nuestro trabajo con los pacientes de cáncer, hemos formado a varios miles de profesionales en el uso de nuestros métodos. El enfoque Simonton es mundialmente conocido y hoy día es posible encontrar terapeutas que emplean nuestros métodos en los Estados Unidos y en otros muchos países.

Otra rama de nuestro trabajo se refiere a la investigación. Hace unos años obtuvimos una donación muy sustancial para trabajar con la Facultad de Medicina de la Universidad de Texas en Galveston, en un proyecto que trata de identificar marcadores sanguíneos en el sistema inmunitario, para así aplicar las técnicas tradicionales de *biofeedback* a los pacientes de cáncer que están trabajando con imágenes mentales. Cuando estos marcadores sean identificados y monitorizados se habrá dado un paso decisivo porque nos permitirá cuantificar el incremento que se esté dando en la actividad de las «células asesinas» del sistema inmunitario del paciente para combatir la enfermedad.

UN ENFOQUE PSICOLÓGICO SOBRE EL CÁNCER

Cuando Carl y yo comenzamos nuestro trabajo, no se estaba haciendo mucho sobre los aspectos psicológicos del cáncer. Hoy, en cambio, esta área recibe una atención mucho mayor. Digamos como ejemplo que el Congreso Mundial sobre el Cáncer de 1978, al que asistieron más de ocho mil oncólogos de treinta y seis países, ofreció un simposio sobre los aspectos psicológicos de esta enfermedad. El hecho de que esta sesión fue la que contó con mayor cantidad de asistentes de todo el congreso demostró el gran interés internacional que existía en un enfoque psicosocial del cáncer. El congreso fue además una ocasión extraordinaria para compartir información y para salir de los límites marcados por las fronteras de los países. Nosotros supimos, por ejemplo, de la existencia de un estudio japonés sobre la remisión espontánea que validaba nuestros hallazgos sobre la psicología de las personas que recuperan la salud.

A medida que se realizan más investigaciones de este tipo en el mundo entero, disponemos de más datos que confirman la conexión entre las emociones y la respuesta inmunitaria. La influencia de la mente sobre la respuesta inmunitaria está ganando aceptación más rápidamente de lo que yo nunca me hubiera atrevido a pensar. Ha sido muy gratificante ver esta acogida tan positiva, especialmente porque en algún momento pensé que serían necesarios al menos veinticinco años para llegar donde hemos llegado en solo catorce.

Hasta hace unos veinte años hemos sido muy lentos, como cultura, para aceptar los elementos psicológicos de la enfermedad. Casi todos los médicos reconocen, por ejemplo, que la úlcera de estómago es una enfermedad psicógena, causada por una combinación de factores físicos y emocionales. Sin embargo, en la mayor parte de los casos a los pacientes con úlceras se les da antiácidos y quizás tranquilizantes y se les dice que dejen de preocuparse tanto.

Felizmente un número creciente de médicos consideran con más seriedad el aspecto psicógeno de la enfermedad y envían a estos pacientes a un psicólogo para que aprendan a manejar sus emociones de un modo más efectivo. Es comprensible que algunos médicos se muestren poco dispuestos a hacer este tipo de recomendaciones, pues significa que muchas personas tendrían que enfrentarse a uno de sus prejuicios más establecidos.

En comunidades muy conservadoras acudir abiertamente a consultar a un profesional de la salud mental es equivalente a tener un carácter suicida. En algunos lugares la gente cree que si alguien no es feliz es porque no está en buenas relaciones con Dios y lo que por tanto necesita esa persona es consultar a un sacerdote, no a un terapeuta. Otros mantienen la teoría —en muchos casos similar a querer elevarse del suelo tirando hacia arriba de los cordones de los zapatos— de que al margen de que alguien no se sienta bien consigo mismo o tenga problemas, esa persona debe poder salir de la situación por sí misma. (Como veremos más adelante, esta actitud es una de las que los pacientes de cáncer no pueden permitirse.) La psicología entendida como una disciplina tiene poco más de cien años de edad, por lo que esa actitud comentada es casi comprensible si la consideramos con esta óptica. Como resultado de este prejuicio, la persona que sufre de una enfermedad relacionada con el estrés y que busca la ayuda de un psicólogo suele tener que enfrentarse enérgicamente con actitudes muy negativas por parte de sus familiares y amigos.

Durante los años de funcionamiento de nuestro centro no solo hemos desarrollado técnicas de manejo de las imágenes mentales, sino que también hemos estudiado los modelos de personalidad y los historiales de los pacientes de cáncer. Una y otra vez en nuestras investigaciones y en las realizadas por otras personas hemos observado que nuestros pacientes estaban sometidos a una cantidad muy considerable de estrés. Debido a ello nos hemos dedicado muy especialmente a ayudarles a manejar el estrés de sus vidas de un modo más efectivo.

Los estudios psicológicos muestran que el paciente típico de cáncer tiene un modelo de historia vital que le ha conducido a sensaciones de desamparo y de baja autoestima..., sentimientos directamente en oposición con el deseo de vivir. Como es importante que los miembros de la familia comprendan la batalla tanto física como psicológica que tiene que llevar a cabo el paciente, quiero dar una breve explicación de este perfil típico de personalidad que muestra contra qué lucha.

En un estudio clásico de personas con cáncer, el doctor Lawrence LeShan encontró que el setenta y seis por ciento de los pacientes compartían un «historial emocional» básico de soledad, falta de aprecio y desesperanza en su juventud y en sus primeros años de la vida adulta. Es más, de forma muy característica solían «embotellar» su desesperanza y no comunicaban a los demás el dolor, la ira o la hostilidad que sentían. Esto, por supuesto, suponía un gran estrés. Pero el desamparo profundo que sentían no se mostraba al exterior. La gente solía ver a estas personas como gente maravillosa, siempre sonriente y agradable. Según LeShan: «La *bondad* de estas personas es de hecho un signo de su fracaso en creer suficientemente en sí mismas y de su falta de esperanzas».

Su desamparo se mostraba en una actitud frente a su enfermedad que LeShan caracterizaba como de «espera inconsciente de la muerte». Un paciente le dijo:

—Una vez tuve esperanzas y mire lo que pasó. En cuanto bajé la guardia, me abandonaron otra vez. No volveré a tener esperanzas. Es demasiado. Prefiero quedarme en mi concha.

Esta sensación de desamparo, según encontró LeShan, solía darse en personas que habían tenido una niñez estresante, caracterizada por una relación escasa con sus padres y por algún tipo de daño. Muchos provenían de hogares rotos. La consecuencia de esos sufrimientos tan tempranos era una baja autoestima que conducía al desamparo. Como he señalado, el setenta y seis por ciento de sus pacientes de cáncer de LeShan mostraban estas características, lo que contrastaba profundamente con el hecho de que solo el diez por ciento de su grupo de control de pacientes no cancerosos exhibía este modelo.

Los trabajos de LeShan han sido confirmados por otros importantes estudios. Caroline B. Thomas, psicóloga de la Universidad Johns Hopkins, entrevistó a estudiantes de medicina en los años cuarenta, a los que realizó una evaluación. En un estudio que llevó a cabo durante treinta años, efectuó entrevistas de seguimiento de más de mil trescientos de estos sujetos. Sus datos sobre las historias de sus enfermedades repiten ese perfil psicológico muy diferenciado en los que desarrollaron cáncer. Como en el estudio de LeShan, el de Thomas revela que muchas personas con cáncer experimentaron una falta de intimidad con sus padres cuando crecieron, no solían mostrar emociones fuertes y eran generalmente de «ritmo muy lento». Estas evidencias sugerían que los que desarrollaban cáncer tenían una historia vital que los llevaba a la depresión crónica, que podía durar veinte años o más, durante los cuales se suprimían la mayor parte de sus sentimientos. Era gente que solía anteponer los intereses de los demás a los suyos propios —a causa de su baja autoestima— y que no se tenía a sí misma en cuenta ignorando sus propias necesidades de todas las maneras posibles.

El estrés de la depresión crónica y la baja autoestima son rasgos muy significativos en muchos pacientes de cáncer. De hecho, se ha observado una profunda relación entre la depresión y la muerte como consecuencia del cáncer. En un estudio realizado por el hospital St. Luke de Chicago, se realizó a varios miles de trabajadores de fábricas un test multifásico de personalidad. Treinta años después los investigadores revisaron los archivos y anotaron las causas de la muerte de los que habían fallecido. Al contrastar las causas con los perfiles de personalidad, se observó una correlación importante entre la muerte por cáncer y niveles elevados de depresión.

De forma muy comprensible, muchos familiares de pacientes que han venido a trabajar con nosotros en nuestro centro se han mostrado en un principio atónitos ante este dato. Solían decirnos que su persona amada era feliz. Para nosotros no era infrecuente escuchar:

—Puede que Joe tuviera cáncer, pero estaba siempre sonriente. Por lo menos tuvo una vida feliz.

Lo cierto es que muchas veces ni el paciente es consciente de su propia depresión.

Si alguien a quien quieres padece cáncer y trabaja con nuestro enfoque, con la ayuda de un terapeuta entrenado en él o utilizando mi libro, puede que le choque que le animemos a que exprese su ira o incluso a que sea «egoísta». Pero existen buenas razones para ello. El bajo índice de autoestima confirmado por tantos estudios comienza a crecer de forma inmediata cuando el paciente empieza a orientarse hacia él mismo y a expresarse emocionalmente. Una vez que toma conciencia de lo que está haciendo, progresa en su vida y en su recuperación. Muchas personas con cáncer fueron tan criticadas y dañadas cuando eran niños que buscan aceptación permanen-temente y creen que la persona real que llevan en su interior no es digna de aceptación. No es necesario ser psicólogo para ver lo desamparado que puede sentirse alguien que vive de este modo. Uno de los «deberes» que deben realizar estas personas es ser «egoístas» y prestar más atención a sus propias vidas y menos, por consiguiente, a las de los demás.

La razón para que sea tan importante para un paciente de cáncer desarrollar una vida más satisfactoria y menos estresante emocionalmente es que la depresión crónica y el estrés suponen una disminución de la eficacia de la respuesta inmunitaria. No conocemos fármacos o terapias tan efectivos con tra el cáncer como los antígenos específicos que pueden ser creados por el cuerpo del individuo. También sabemos que la mente puede afectar a esta actividad inmunitaria.

En un estudio realizado en 1982 en la Universidad del Estado de Pensilvania, el doctor Hall y sus colaboradores realizaron análisis previos de la sangre de un grupo de individuos para determinar la actividad general de su sistema inmunitario. Tras esto llevaron a cabo una sesión de hipnosis con cada paciente, pidiéndoles que imaginaran a leucocitos de su sangre aumentando en número e incrementando su actividad. Una hora después repitieron los análisis y encontraron una diferencia significativa. Es más, cuando realizaron los análisis por tercera vez una semana después, observaron que la cantidad y actividad de los leucocitos continuaban siendo elevadas. Hoy en día se siguen haciendo una gran cantidad de investigaciones en este terreno.

Llegar a la conclusión de que el sistema inmunitario está íntimamente conectado con la mente y las emociones del individuo es impresionante, pero no debería sorprendernos. Cuando alguien, en lugar de haber muerto tras una enfermedad fatal, sigue viviendo, solemos hablar de que tiene un potente deseo de vivir. Hoy día la ciencia está averiguando los fundamentos de este concepto. Es un adelanto decisivo porque hasta hace muy poco tiempo nuestra cultura ha contemplado al cuerpo como una máquina separada de la mente y de los sentimientos. Esta es una forma muy peculiar de ver las cosas. Supone considerar a la persona como dos organismos distintos que existen el uno junto al otro, pero que muy raramente interaccionan. Hoy estamos tomando conciencia de que toda emoción causa una respuesta fisiológica concomitante, ya sea positiva o negativa. El cuerpo y la mente están íntimamente hermanados.

CONCLUSIÓN

Todo lo expuesto es una información necesaria para la familia de una persona que tenga cáncer. El contenido de este libro tiene como objetivo ayudarle a crear un entorno saludable dentro del cual cada paciente pueda trabajar con el fin de cambiar sus respuestas ante el estrés y aprender a disfrutar más de la vida. Este es uno de los elementos que afectan al sistema inmunitario y que orientan los procesos de recuperación de la salud. El apoyo de la familia para que este cambio tenga lugar es tan importante que nosotros pedimos a los pacientes que acuden a nuestro centro que vengan con sus familiares a las primeras sesiones. Los pacientes casados deben venir con sus cónyuges; si no están casados, les pedimos que acudan con una persona próxima que esté muy íntimamente involucrada en su lucha contra el cáncer.

El enfoque Simonton es un enfoque muy positivo que supone un ataque combinado al cáncer utilizando imágenes mentales, aprendiendo a vivir la vida de un modo más rico y enérgico y cooperando con el tratamiento médico. La persona que tiene cáncer se enfrenta con una de las tareas más importantes de su vida y necesita toda la ayuda y el apoyo que sea posible. La ayuda que puede prestar la familia es enorme y, según mi experiencia, casi todos sus miembros quieren ayudar todo lo que puedan… pero a veces no saben cómo. No ha habido mucha información disponible sobre el papel que puede desempeñar la familia en la creación de un ambiente que favorezca la recuperación. Como consecuencia, tanto los familiares como los amigos del paciente no saben cómo comprender y dar apoyo. Esta es la razón por la que he escrito este libro.

2. LA ADAPTACIÓN AL CÁNCER

Durante años, los medios de comunicación nos han bombardeado con la frase: «...El cáncer mata». El objetivo original de este mensaje bienintencionado es motivar a las personas para que dejen de fumar. Desgraciadamente también refuerza la creencia cultural de que cáncer y muerte son sinónimos. Esta creencia incrementa enormemente la conmoción y la ansiedad de la persona que tiene cáncer y de su familia cuando reciben el diagnóstico. La idea de que el cáncer mata irremisiblemente afecta de una manera muy profunda al modo en que respondemos a la enfermedad y puede aumentar las sensaciones de indefensión y desamparo. Es realmente lamentable, porque hoy muchos pacientes de cáncer recuperan la salud.

Una familia que se enfrenta con el cáncer suele hacerlo con la firme creencia de que la enfermedad es mortal por necesidad. Para hacer aún más fuerte el choque, puede que el paciente y su familia se estén enfrentando de cerca por vez primera con la idea de la mortalidad humana. Según el tipo de cáncer y el momento en que sea descubierto, tal vez el paciente reciba un buen pronóstico. Sin embargo, seguirá considerando que se está enfrentando con una enfermedad que puede costarle la vida. No tiene importancia que los médicos sean optimistas...: el paciente acaba de tomar conciencia de que es mortal y de que su cuerpo tiene límites. Este sentimiento de nuestra propia mortalidad es algo que no poseemos de manera automática. A menudo no llegamos a adquirirlo más que tras un encuentro personal con algo que amenace la vida, ya sea la nuestra o la de alguien a quien amemos. Mientras el paciente intenta llegar a comprender que va a morir más tarde o más temprano, los miembros de su familia pueden llegar a la misma conclusión. Además, se enfrentan con la posibilidad de la pérdida de un miembro y la desintegración de la familia. Para cada uno de sus miembros la cuestión que se plantea es: «¿Podrá nuestra familia sobrevivir a esta pérdida? ¿Podré sobrevivir y seguir adelante?».

REACCIÓN INICIAL: CHOQUE Y NEGACIÓN

La idea errónea de que el cáncer siempre mata, la necesidad de adaptación a la propia vulnerabilidad y el miedo de perder a una persona amada suelen llevar al enfermo de cáncer y a su familia a la primera etapa de manejo de una crisis importante: el choque y la negación. En su libro clásico *Sobre la muerte y los moribundos*, Elisabeth Kübler-Ross descompone el proceso de aceptación de la muerte en cinco etapas, que suelen darse igualmente cuando reaccionamos frente a cualquier crisis importante de la vida. Ninguno de nosotros pasa por esas etapas con total precisión. Somos individuos diferentes, nos enfrentamos a las crisis y nos ajustamos a ellas según nuestras propias pautas. Pero la mayor parte de las personas experimentan una progresión similar a la descrita por Kübler-Ross: negación y aislamiento, ira, negociación, depresión y aceptación.

En su trabajo intensivo con más de doscientos moribundos, Kübler-Ross encontró que la reacción inicial más frecuente ante el diagnóstico de enfermedad terminal era:

—¡No! ¡Yo no! ¡No puede ser verdad!

Esta es la negación, que suele venir acompañada por una sensación de choque durante unos días. Para la mayor parte de sus pacientes, la negación revistió una forma intelectual. Llegaban a convencerse, por ejemplo, de que sus radiografías se habían confundido con las de otra persona. Algunos decidieron que el médico estaba totalmente equivocado y comenzaron a buscar otro que les ofreciera un pronóstico mejor, más tranquilizador y más tolerable. (Esta búsqueda frenética es muy diferente de la búsqueda metódica de una segunda o tercera opinión, proceso que a mi parecer es totalmente recomendable).

La negación es algo muy común, pues con mucha frecuencia el cáncer es descubierto en personas que se sienten completamente sanas y que no tienen dolor ni otros síntomas. Earl Deacon, uno de mis pacientes, descubrió que tenía cáncer durante un examen físico rutinario en 1975. Earl era un emprendedor agricultor texano de sesenta y tres años, capaz de caminar diecisiete minutos en la cinta de correr durante el examen, algo notable para una persona de su edad. Se sentía muy bien y no tenía quejas sobre su salud. Pero un análisis de sangre mostró que había un contenido en proteínas sospechosamente alto y una biopsia realizada a continuación por un hematólogo indicó que sufría una forma de cáncer de la médula ósea que avanzaba rápidamente. Los médicos llegaron a la conclusión de que a Earl le quedaban probablemente menos de dos años de vida.

Naturalmente, su primera reacción fue de negación:

—Yo me sentía estupendamente –dijo–. Eso no *podía* ser verdad.

El miedo vino a continuación. Un amigo muy próximo había muerto de esta enfermedad (su nombre técnico es mieloma múltiple) unos años antes. Earl y su mujer, Marge, habían sido testigos del rápido proceso de deterioro de su amigo. Marge no dejaba de repetir:

—¡No puede ser Earl! Corre cinco kilómetros a buena marcha varias veces a la semana. ¡Su salud es muy buena!

Marge también sentía lo que ella describe como «una mezcla de incredulidad y de horror al mismo tiempo. Quería rechazar la idea».

Marge nos da la evidencia de que independientemente de lo que uno sepa, aceptar un diagnóstico de cáncer es muy difícil. Durante los dos años siguientes ella y su marido trabajaron conjuntamente para combatir la enfermedad. Hicieron todo lo que estaba a su alcance, incluso aprendieron a comunicarse mejor entre ellos y a crear un estilo de vida más lleno de alegría y con menos estrés. Pero cuando en 1977 a ella se le diagnosticó cáncer de útero, esto le supuso un nuevo impacto:

—¡Pensar que con todo lo que yo sabía sobre el cáncer era tan vulnerable como cualquier otro!

La intensidad del choque que experimentan el paciente y su familia varía enormemente. Bob Gilley, un brillante agente de seguros de Carolina del Norte, también se enteró de que tenía cáncer durante un examen físico rutinario. El médico le encontró un bulto en la ingle y llamó a otros tres médicos para que lo examinaran. Cuando le pidieron que se hiciera una biopsia, Bob se negó porque tenía que participar en una convención nacional en la que presentaba una ponencia. Cuando volvió diez días después, el tumor había crecido del tamaño de una nuez al de una mandarina. Lo que iba a ser una biopsia se transformó en una operación en toda regla en la cual se extirpó el tumor maligno. El miedo de Bob era tan grande que el choque le hizo arrojar la toalla por un tiempo y, como él mismo decía, no «sirvió para nada durante varios días».

La mujer de Bob, BJ, también experimentó el choque y la negación:

—No quería ni pensar en ello cuando le descubrieron el tumor –dijo–. Solo tras la intervención me asusté... Estaba realmente aterrada.

Aunque es difícil enfrentarse a las malas noticias, también resulta difícil enfrentarse a la incertidumbre. Para las personas que tienen cáncer suele prolongarse este periodo de choque y negación como consecuencia de la incertidumbre inicial sobre la enfermedad. Un tumor sospechoso tiene que ser estudiado de muchos modos y luego hay que practicar una biopsia. Tal vez sea preciso realizar una laparotomía para determinar en qué etapa se encuentra la enfermedad, igual que radiografías y otras exploraciones utilizando técnicas muy sofisticadas. Quizás el paciente y su familia tengan que esperar bastante tiempo hasta que revise todos los datos disponibles un equipo de especialistas en tumores. Durante ese tiempo, todo el mundo implicado se siente en un compás de espera, sin saber muy bien a qué atenerse. Tanto el paciente como sus allegados pueden estar tan obsesionados por lo desconocido que no sepan cómo funcionar. Suele ser una etapa en la cual se niegan en muy buena medida los sentimientos.

Los padres de los niños a los que se diagnostica cáncer se ven obligados a hacer un esfuerzo especial para mantener su coraje y para dar tranquilidad a sus hijos. Esto puede significar que quizás elijan mantenerlos en la ignorancia de su situación hasta que ellos mismos hayan solucionado sus propios sentimientos de negación, ira y miedo. Fui testigo de esto en el caso de Pamela y Bob Mang, una pareja de Palo Alto, en California, cuya hija Jessica comenzó a cojear en 1980. Tras hacer las radiografías de la pierna de Jessica y otros análisis más detallados, se averiguó que la niña, de diez años, tenía sarcoma osteogénico o cáncer de huesos. Bob, hombre fuerte y tranquilo, habló calmadamente con el médico hasta que este le dijo que el tratamiento habitual consistía en la amputación, posiblemente seguida de quimioterapia.

Bob, que había estado de pie durante todo ese rato, dijo:

—Creo que voy a sentarme.

A pesar de este choque, pudo discutir con el médico sobre el mejor modo de decírselo a Jessica y llegaron a la conclusión de darle unas muletas a la niña pero no hablarle del diagnóstico hasta después de realizar la biopsia. En lo que se refiere a Pamela, cuando Bob le contó lo que había dicho el médico, aseguró que sus «procesos mentales se interrumpieron durante unas veinticuatro horas». Al día siguiente comenzó a experimentar sentimientos saludables de dolor y se descubrió llorando mientras pelaba patatas para la cena.

Antes de decírselo a su hija, reunieron el mayor conjunto de información médica posible, incluyendo los resultados de la biopsia. También se adaptaron al terrible diagnóstico y, con la ayuda del doctor, aceptaron permitir la amputación. Durante este tiempo tomaron una decisión muy importante tras una confusa llamada telefónica de su médico, que tenía un marcado acento extranjero y que parecía haberles insinuado que Jessica solo tenía un veinticinco por ciento de oportunidades de sobrevivir.

Decidieron que la muerte de Jessica era inaceptable: lucharían contra ese pronóstico con todos los medios a su alcance. Esta decisión fue extremadamente útil —tanto para ellos como para otros muchos pacientes y sus familias— porque les permitió salir adelante en ese difícil momento. Cuando recopilaron información sobre la enfermedad de Jessica y hablaron con médicos de todo el país, se enfrentaron mejor con la crisis. Luego descubrieron que con la amputación el pronóstico de vida de su hija era muy bueno. Al trabajar como equipo pudieron apoyarse mutuamente para sobrellevar mejor el periodo inicial de choque.

EXPRESAR LA PENA

Como Pamela y Bob habían llegado a aceptar la enfermedad de Jessica antes de decírselo a ella, pudieron ayudarla a que expresara su pena y su aflicción. Le hablaron sobre el diagnóstico y expusieron las opciones. Podrían quitarle una parte del hueso y hacerle un trasplante que habría que sustituir periódicamente, o podrían amputarle la pierna, lo que le proporcionaría una mayor capacidad de movimiento. Jessica, que entonces tenía doce años, recuerda:

—Me imaginaba que mis padres sabían mucho más que yo y les dije que haría lo que ellos pensaran que era lo mejor para mí. Luego lloré.

Las saludables lágrimas de Jessica también hicieron que aceptara más rápidamente su situación. Pamela recuerda a su hija mirándose la pierna y diciendo:

—Has sido una buena pierna y lo hemos pasado muy bien juntas. Pero ya se ha acabado.

Al decirle adiós a su pierna, Jessica estaba aceptando la realidad de su enfermedad.

Muchos adultos, especialmente hombres, son incapaces de deshacerse en lágrimas y llegar de este modo a una aceptación más rápida de su enfermedad. Nuestra cultura nos enseña que las lágrimas son un signo de debilidad y, aunque se permite a las mujeres que lloren, a muchas mujeres fuertes también les resulta difícil y embarazoso hacerlo. Pero el llanto es una respuesta natural y totalmente humana al dolor. Podemos creer que contener las lágrimas es un signo de fortaleza, pero las personas que no son capaces de expresar tristeza y miedo al principio son las que se suelen desmoronar después. Aceptar la realidad del cáncer significa que la negación debe dejar paso a la expresión libre y saludable de la pena y del miedo.

IRA Y RESENTIMIENTO

La ira también suele ser parte de nuestra respuesta al cáncer. La gente suele querer sofocar este sentimiento pensando que es inadecuado. Sin embargo, es normal experimentar unas sensaciones de traición por parte del propio cuerpo y de ira contra él tras recibir el diagnóstico. La persona a la que se le diagnostica cáncer, especialmente si no había tenido síntomas alarmantes, puede haberse sentido anteriormente dueña de un control sobre su vida casi sobrehumano, de una capacidad de hacer prácticamente todo, incluso de mantener una salud perfecta. Y ahora el cuerpo le muestra que es un ser finito, vulnerable, que quizás no lo haya controlado o cuidado todo.

La ira de la familia suele enfocarse de modos algo diferentes. Cuando el paciente es el responsable de su mantenimiento económico, los miembros de la familia pueden decirse para sus adentros: «¡Hemos dependido de ti todos estos años! ¿Cómo te atreves a hacernos esto? ¿Cómo nos las apañaremos para sobrevivir sin ti?». Esta ira es el resultado de un miedo muy real y de una sensación de inseguridad. Cuando alguien nos quiere y se ocupa de nosotros de muchas maneras, la relación puede ser tan íntima que sintamos que no podremos sobrevivir sin esa persona.

Ese miedo y esa inseguridad pueden ser expresados de modos muy diferentes. La ira, como ya he indicado, es muy frecuente. Por lo general suele manifestarse en forma de intentos de controlar al paciente. Un familiar puede, por ejemplo, decir:

—¡Tienes que ponerte bien! ¡Y tienes que hacerlo a *mi* manera! Esto es lo que quiero que hagas...

Este es un comportamiento paternalista y controlador, y constituye seguramente tanto una forma de expresar amor como de evitar sentir tristeza o terror.

La ira y el resentimiento también pueden impulsar a los miembros de una familia a separarse del paciente, a abandonarle. Esas personas pueden sentirse tan aterradas ante la posible pérdida que deciden inconscientemente marcharse cuanto antes. Como su necesidad es tan enorme, se sienten inseguras manteniendo la unión con alguien que no va a estar siempre presente. Más que inseguros, se sienten aterrorizados. El pensamiento de no tener siempre a esa persona les resulta tan aterrador que no quieren estar cerca de ella, pues no pueden aceptar la idea de que un día les faltará. Lo que están haciendo es abandonar, como medio de enfrentarse con anticipación a la pérdida. Al hacer esto se aíslan y como consecuencia también el paciente queda aislado. Un marido que se encuentra separado emocionalmente de su mujer puede que se dedique con mayor intensidad al trabajo y que pase menos tiempo en casa. Las personas pueden dedicarse a actividades de cualquier índole ya que esto les permite una escapatoria de sus sentimientos y es un modo de eludir la posibilidad de perder a su persona amada.

El paciente es asimismo capaz de este tipo de huida ante la realidad del cáncer. Puede que se sienta necesitado emocionalmente y niegue esa necesidad rechazando a su familia. He conocido pacientes que piden a sus cónyuges e hijos que no los visiten en el hospital. Otros permiten visitas, pero se dan media vuelta y se echan a dormir. Lo que están haciendo esos pacientes es combatir la conciencia de que dependen mucho de sus seres queridos. Esta dependencia puede suscitar tanto miedo que responden frente a su inseguridad tratando de demostrar que no necesitan a nadie. Repito una vez más que este aislamiento es insano. Aumenta la alienación del paciente y se añade a su depresión y ansiedad..., las cuales pueden tener un efecto fisiológico sobre la evolución de la enfermedad, reduciendo las posibilidades de recuperación.

Al pasar de la negación a la toma de conciencia de sus miedos se puede responder de formas más positivas. Una reacción puede ser:

—No me había dado cuenta de lo importante que era para mí mi marido (o mujer, padre, madre...) hasta ahora.

Con frecuencia esto suele conducir a un verdadero estallido de amor y cariño en el seno de la familia. Puede que sus miembros expresen sus necesidades y sus miedos en conjunto y que se consuelen los unos a los otros diciendo, por ejemplo:

—Te quiero tanto que no sé si podría sobrevivir sin ti.

DEPRESIÓN Y DESAMPARO

Aunque las ideas de Elisabeth Kübler-Ross sugieren que en una crisis vital pasamos por varias etapas, siendo la depresión una de ellas, he observado que muchos pacientes de cáncer así como sus familias se encuentran deprimidos desde el primer momento. Un hombre que había recibido el diagnóstico poco después de jubilarse decía:

—¡Me han estafado! He trabajado mucho toda mi vida para llegar aquí y ahora que por fin tengo la oportunidad de pasarlo bien… ¡tengo cáncer!

Su ira y su desamparo pueden conducirle a la depresión y a la rendición. Muchas personas me dicen que han dejado de comprarse ropa, por ejemplo, porque no van a tener la oportunidad de usarla. Rehúsan planear viajes para dentro de mucho tiempo. De hecho, dejan de vivir mucho antes de que los síntomas los obliguen a hacerlo. Estas personas invierten menos que nunca en la calidad de sus vidas. Una de estas pacientes me dijo en una ocasión que era como «haber visto la oscuridad al fondo de un túnel». Aunque no se daba cuenta de que estaba deprimida, su actitud general era:

—¿Qué importa? De todos modos voy a morir.

Depresión y desamparo, dos sentimientos que no son infrecuentes y que golpean con facilidad a los que tienen cáncer. Puede que al principio tanto el paciente como su familia piensen que no hay nada que hacer. De forma extraña, esta postura resulta cómoda, pues elimina la necesidad de tener que elegir. El papel de víctima que subyace en esta actitud es totalmente pasivo y, por consiguiente, alivia por completo la ansiedad, ya que si no hay que elegir, no es posible elegir mal.

Afortunadamente, en nuestra cultura el papel de víctima nos inspira un fuerte disgusto. Preferimos participar en los acontecimientos, del mismo modo que Pamela y Bob Mang decidieron luchar contra el mal pronóstico de su hija. Los pacientes de cáncer y sus familias suelen recibir ayuda para salir de su depresión a través de informaciones sobre la enfermedad que pueden tener en cuenta y que les llegan de diversas fuentes externas. La necesidad de tomar decisiones bien informadas los obliga a ponerse en marcha. ¿A qué médicos deberían consultar? ¿Cuántas opiniones diferentes deberían tener? ¿Con cuál de los médicos consultados se sienten más cómodos? El paciente y su familia también tienen que decidir de forma inmediata a quién comentar la enfermedad y cuánto decir sobre ella. Es imposible evitar decidir si es conveniente comunicárselo a los niños, a las personas mayores o a los compañeros de trabajo. Mientras se encuentra en el proceso de tomar estas decisiones, la familia suele comenzar a sentir que está avanzando y adquiriendo finalidad e incluso esperanza.

¿POR QUÉ A MÍ? ¿POR QUÉ A NOSOTROS?

Una familia que comienza a avanzar y a salir de la depresión y del miedo gracias a su involucración activa en el proceso de recuperación se encuentra en el camino de llegar a la aceptación, etapa final del proceso. Puede que ahora continúe buscando activamente el modo de comprender qué ha sucedido. Por lo general se suele intentar dar un significado a la enfermedad para así poder comprenderla. Este esfuerzo puede comenzar al plantearse la pregunta: «¿Por qué a mí?», o, en el caso de la familia: «¿Por qué a nosotros? ¿Por qué ha tenido que sucedernos a nosotros?». Esta búsqueda lleva a estas personas a la conclusión de que sus vidas tienen sentido y son predecibles. Eligen creer que todo sucede por alguna razón concreta y una vez que descubran la razón podrán tener algún control sobre la enfermedad.

Se encuentran en el polo opuesto de los pacientes que se lamentan de que el mundo es injusto y no ven por qué ha tenido que sucederles a ellos. Muy pocos seres humanos pueden soportar la idea de que la vida juega sucio, de que todo en ella es caótico e incomprensible. Si decidimos que una enfermedad es un accidente sin significado o una trampa de la genética, podemos sentir que somos auténticas víctimas de algo que escapa a nuestro control.

Aunque creo que ninguna de estas dos posturas extremas es saludable, suelo animar a los pacientes a que reflexionen sobre la pregunta: «¿Por qué a mí?». Me he dado cuenta de que los que lo hacen suelen llegar a un término medio. A decir verdad, casi nada —si es que hay algo— de lo que nos sucede está totalmente fuera de nuestra influencia y muy raramente —si es que sucede alguna vez— tenemos un control total sobre algo. Los pacientes que examinan los múltiples factores que han podido intervenir en el desencadenamiento de su enfermedad suelen darse cuenta de que hay cosas que pueden cambiar en sus vidas y que es posible encontrar modos de que esta experiencia adquiera significado. En una gran parte de nuestro trabajo solemos concentrarnos en cómo pueden conseguir esto los pacientes, de forma que la experiencia sea beneficiosa para ellos y que crezcan y cambien positivamente. Esta comprensión hace que cualquier mala experiencia sea más tolerable y valiosa.

Al preguntarse «¿por qué a mí?», los pacientes además están planteando una cuestión teológica. La pregunta también podría formularse: «¿Por qué existe el mal en el mundo?», o «¿Es esta la voluntad divina?», o «¿Qué he hecho yo para merecer esto?». A veces las personas que se plantean esta pregunta llegan a la conclusión de que es un ultraje y de que no habían hecho nada para merecerse el cáncer. Una respuesta típica podría ser:

—Siempre he vivido del modo que me dijeron que debía hacerlo. He sido una buena chica, una buena esposa, una buena madre. He sido atenta con los demás toda mi vida. Siempre he hecho lo que me dijeron que era lo correcto. No me he preocupado de mí o de lo que yo quería en la vida... y ahora me sucede *esto*.

De forma bastante natural estas personas se plantean ahora si las reglas que siguieron eran las adecuadas. Meditar sobre esta cuestión puede generar gran cantidad de ira.

Para otros, el diagnóstico de una enfermedad que amenace sus vidas les plantea serias dudas sobre lo divino. Quisieran llegar a comprender por qué les suceden cosas dolorosas a la gente buena si existe un Dios perfecto y amantísimo. Algunas personas pueden haber vivido con la creencia infantil en un Dios que es un padre perfecto y que las protege, las ama y las cuida. Si esto fuera verdad, resultaría cuando menos chocante, por lo que la persona con cáncer tiene que reconsiderar su idea de Dios y del universo.

Otro aspecto de esta teología es que el paciente y su familia pueden creer que el «Dios todopoderoso se dedica a enviarles desgracias y pesares». De forma similar a la concepción de que Dios nos protege totalmente, esta idea puede colocar toda la responsabilidad sobre lo que nos sucede en lo divino... y nos permite considerarnos víctimas desamparadas. Mis opiniones al respecto no son si estas consideraciones teológicas son acertadas o erróneas, sino si son saludables o no. En definitiva, un individuo que crea que su destino está totalmente fuera de sus manos no suele responsabilizarse de sí mismo ni combatir por su vida. Con bastante frecuencia hemos conocido a pacientes de cáncer que al principio se debatieron con este problema y que luego llegaron a un término medio de mayor madurez sin por ello sacrificar sus creencias religiosas. Se puede pensar que Dios creó al ser humano como un complejo sistema de procesos biológicos y psicológicos en interacción, y que cuando esa interacción sucede tienen lugar ciertas consecuencias. Por ejemplo, un ser humano que vive en un ambiente contaminado, que no suele relajarse y que es infeliz es menos probable que esté sano que otro que respire aire puro, que se relaje, que domine el estrés y que disfrute de la vida. Esto no quiere decir que Dios no tenga nada que ver en todo esto; quiere decir que nosotros, todos y cada uno de nosotros, tenemos que asumir la responsabilidad de nuestras propias vidas.

Para Earl Deacon la pregunta «¿por qué a mí?» no supuso un cuestionamiento de Dios.

—Primero dije: «A mí no». Luego, unas semanas después, comencé a preguntarme por qué a mí. Me considero un hombre muy religioso, pero no creo en un Dios omnipotente, sino más bien en un Padre amoroso y justo. Y creo que la razón por la que nunca cuestioné la idea de Dios fue porque nunca pensé que Él me hubiera enviado el cáncer... Creo que nosotros tenemos control sobre nuestros cuerpos y sobre nuestras mentes, por lo que cuando me preguntaba «¿por qué a mí?», en realidad me estaba planteando la razón de que me hubiera sucedido a mí cuando yo estaba haciendo lo que creía que era correcto. Comía bien, hacía ejercicio con regularidad, vivía la vida plenamente... Me encantaba pilotar mi avión y pescar... Tenía montones de amigos... Mi vida era estupenda y no me sentía dispuesto a morir, por lo que el cáncer no tenía ningún sentido.

Como Earl creía que estaba haciendo lo necesario para tener una buena salud, insistía en preguntarse *por qué* había desarrollado cáncer. Esto era parte de su creencia personal en la responsabilidad individual. Él opina que en lugar de «echarle las culpas a Dios por enfermar, la persona debe pensar de qué modo no ha sido cuidadosa con ese instrumento que Dios le ha dado que es el cuerpo. Si uno se cuida pero su salud decae, puede decir que es la voluntad de Dios». El autoexamen de Earl le hizo comprender que había cosas que podía cambiar para fortalecer su salud, como por ejemplo aprender a expresar sus sentimientos, trabajar menos horas al día y ser más cariñoso con la gente de su entorno. Tanto él como su esposa, Marge, se concentraron a lo largo de los siete años transcurridos desde el diagnóstico en cómo conseguir una mayor calidad de vida. De este modo, la respuesta que Earl dio a su propia pregunta de «¿por qué a mí?» no le llevó a autocompadecerse, sino a una vida más rica y satisfactoria.

Esa admisión señala el fin del proceso de aceptación del cáncer. Obviamente, no podemos esperar pasar del choque a la aceptación de un día para otro. Pero el caso de Earl es solo uno entre otros muchos que demuestran que aceptar el cáncer —en lugar de huir de la verdad mediante la negación o la depresión— es una lucha que vale la pena. Muchos de los pacientes y de las familias con los que trabajo han creado belleza y han puesto significado en la toma de conciencia de que pueden morir. Estos individuos sienten el efecto de la posible pérdida y deciden que si no van a vivir eternamente, es preciso considerar seriamente cómo van a emplear el tiempo que les queda.

Tanto los pacientes como sus familias aprenden a tomarse el tiempo necesario para oler las flores y para deleitarse con los colores cambiantes de los árboles. Piensan que la calidad de vida es un asunto serio, se divierten más y viven, por consiguiente, más el momento presente. Hasta que recibieron el diagnóstico eran personas como muchos de nosotros, que dejaban siempre para mañana las cosas que querían para sí mismos. Nuestra cultura nos mueve a dejar la gratificación para más adelante... pero el cáncer nos hace abrir los ojos, pues nos enseña que la vida es demasiado breve para posponer todo lo que realmente deseamos.

Podríamos llamar a esto una reordenación de las prioridades. Es algo que sucede de forma natural cuando empezamos a plantearnos: «Si voy a morir, ¿qué pienso del modo en que he vivido? Si solo me quedan unos días, ¿qué puedo hacer hoy?». En el momento en que cada instante se hace precioso, empezamos a ser más conscientes de nuestras interacciones con los demás, de si estamos estableciendo contacto y expresando nuestro afecto. Comenzamos a pensar en el modo en que disfrutamos la vida. Y este modo de pensar no se limita a la persona que tiene cáncer. Se extiende asimismo a la familia que anima esta exploración y toma parte en ella.

Sería una enorme ingenuidad sugerir que el cáncer es una experiencia positiva. Por supuesto, no lo es. Pero los que llegan a aceptarlo lo *usan* de forma positiva para crecer y conseguir una vida mejor. A menudo se dan cuenta de que han vivido sus vidas dedicados a actividades —como ganar dinero o buscar el éxito— que creían que los harían merecedores de la aprobación de la sociedad. Pero no han pasado tiempo con sus hijos, no se han reído ni han compartido las experiencias pequeñas y grandes que significan algo para ellos. Hasta que llegó el diagnóstico, cada miembro de la familia se levantaba por la mañana y se iba a toda prisa al colegio o a la oficina sin tomarse un momento para ver el buen día que hacía. Una paciente me dijo que su hijo menor solía salir de casa y volver con una flor para ella. La aceptaba agradecida, pero hasta que el cáncer le mostró que era mortal no se había dado cuenta de lo cariñoso y sensible que era el muchacho.

Si el paciente y la familia tienen que aprender nuevos modos de responder mejor a la vida y de crear el ambiente familiar más adecuado para la recuperación de la salud, deben aceptar conjuntamente la enfermedad y trabajar unidos en toda la gama de sentimientos que se presentarán. Cuando lleguen al punto de aceptación, podrán concentrarse en hacer los esfuerzos necesarios y en tomar las decisiones precisas para manejar los muchos problemas que rodean a la enfermedad. La familia puede apoyar las decisiones del paciente sobre cómo crear el mejor sistema de apoyo en su propio cuerpo. Y la familia y el paciente trabajando unidos pueden enfocar el futuro y establecer una estrategia o un plan de acción para los tiempos venideros. Aunque este tipo de acciones y decisiones positivas requieren valor, también acrecientan ese valor y dan una sensación de control y de esperanza.

3. DESARROLLO DE UNA ESTRATEGIA FAMILIAR

Tras un diagnóstico de cáncer, toda familia tiene que hacer frente a una gran cantidad de decisiones. Ya se respondan de forma activa o pasiva, lo cierto es que no es posible eludir estas decisiones. Según cuáles sean las respuestas que se den a las demandas que la enfermedad presenta, y según cuáles sean las decisiones que se toman, la familia adopta una actitud concreta hacia la enfermedad y una estrategia general ante la vida. En muchas familias dicha estrategia se improvisa sobre la marcha sin cuidar excesivamente la comunicación entre sus miembros, quizás porque no existe el hábito de trabajar conjuntamente hacia un objetivo, o porque no se desea hablar abiertamente sobre la enfermedad y hacerles frente a los sentimientos que provoca, o por cualquier otra razón. A pesar de todo, todas las familias *adoptan* actitudes y *desarrollan* formas de enfrentamiento a la enfermedad.

ESTABLECIMIENTO DEL RUMBO QUE SE DEBE TOMAR. ACCIONES EN CURSO

Resulta mucho más útil —tanto para la familia como para el paciente— que la estrategia se discuta y se defina abiertamente para que todos los miembros puedan comprenderla. Por una razón: da a cada uno de ellos una idea de rumbo y de control sobre su destino, lo cual es reconfortante y fortalecedor cuando nos estamos enfrentando con una enfermedad que amenaza la vida.

Es más, una estrategia abierta suele incorporar más información y conocimiento que una de la que no se hable, por lo que proporciona a cada miembro de la familia, incluido el paciente, modos mejores de manejar el estrés de una larga enfermedad. Y el cáncer suele ser una enfermedad relativamente larga.

Por ejemplo, un paciente de corazón solo suele estar en la unidad de cuidados intensivos unas horas o a lo sumo unos días y luego ya ha pasado el periodo crítico. Alguien que tiene cáncer, por el contrario, puede vivir durante muchos años con el conocimiento de que el desenlace es incierto. Por esta razón, el largo tiempo que puede vivir una familia con esta enfermedad implica que es muy deseable disponer de una estrategia abierta y adecuada al respecto.

¿Debe ser muy formal esa estrategia? Cuanto más defina una familia las acciones que va a emprender, menor confusión experimentarán sus miembros. Para algunas personas la idea de escribir las estrategias ante una enfermedad puede parecer algo impersonal y como de oficina. Pero es una forma excelente de organizar los pensamientos y le da a cada miembro algo concreto en que apoyarse. Cuando se diagnostica cáncer, tanto el paciente como su familia caen en un estado de choque y de confusión. Reunirse y decidir qué se va a hacer las próximas semanas ayuda a la cohesión de la familia y reconforta a cada uno de sus miembros.

La estrategia que se tome debe ser lo suficientemente flexible para cambiar a medida que pasa el tiempo y que evolucionan la situación del paciente y las necesidades de los miembros de la familia. Y, naturalmente, cada familia lleva a ese proceso de toma de decisiones sus necesidades únicas y especiales. Sin embargo, al comenzar a establecer el plan general, toda familia debe considerar inicialmente tres áreas importantes: hacer acopio de información, establecer el sistema de creencias y la actitud que se va a adoptar respecto al cáncer y tomar las decisiones prácticas oportunas basadas en esa información y actitud. El trabajo en las tres áreas suele realizarse de forma simultánea hasta que el plan general ha quedado establecido.

ALMACENAMIENTO DE INFORMACIÓN MÉDICA

Una de las primeras decisiones que ha de tomar y compartir una familia se refiere a la cuestión de a quién se debe informar sobre el diagnóstico y cuánto se le debe decir. En general, la postura ideal suele ser la de compartir la crisis con la familia y los amigos próximos y tratar así de establecer un sistema de apoyo. (Al mismo tiempo, naturalmente, algunas familias tienen que considerar con mucho cuidado la cantidad de información que piensan darles a los hijos más jóvenes o a los abuelos.) En cuanto la enfermedad es conocida, tanto el paciente como su familia se verán inundados de información: libros sobre el cáncer, noticias de periódicos y revistas... todo lo que la gente crea que puede ser de utilidad.

Esa información *es* útil, pero también puede que sea sobrecogedora al principio. Siempre que sea posible, el paciente sentirá tener mayor control si es él quien se encarga de la información, pero puede ser ventajoso designar algunas áreas a otros miembros de la familia. Suele llegar tanta información que recomiendo que se abra un archivo o que se meta en un cajón concreto, de modo que las noticias que vayan llegando puedan incluirse en el apartado adecuado. Normalmente estos apartados suelen versar sobre nutrición, ejercicio, recursos psicológicos (tales como terapias, meditación y manejo de imágenes mentales), tratamientos médicos y tratamientos alternativos.

A veces llega tanta información que la familia puede decidir delegar la investigación y revisión de determinadas áreas en algún miembro concreto. Un adolescente, por ejemplo, puede leer la información disponible sobre los beneficios del ejercicio físico e informar al paciente sobre lo que se recomiende más frecuentemente. Un adulto puede querer hacer las llamadas telefónicas para investigar sobre los grupos locales de autoayuda. Muchos pacientes de cáncer pueden sentir que estos grupos son de una gran ayuda y es conveniente entrar en contacto con ellos si el enfermo tiene algún interés en ello.

Las decisiones sobre los tratamientos alternativos pueden ser las más difíciles de tomar. No suele pasar una semana sin que la prensa informe sobre algún tratamiento nuevo y exótico que aunque no esté comprobado parece ofrecer esperanzas. Es posible que la familia y el paciente oigan historias sobre personas que se recuperaron utilizando estos tratamientos. Muchas familias deciden no tomarlos en consideración; otras estiman que generan ansiedad y se preguntan si habrá algo más que podrían hacer. Si un paciente desea considerar un tratamiento alternativo, las informaciones sobre el tema deben ser leídas y discutidas por los miembros adultos de su familia. Recomiendo que si un paciente decide seguir un tratamiento alternativo, se mantenga bajo control médico.

El acopio de información suele ser una buena forma de aliviar la ansiedad respecto al cáncer. Cuando Pamela y Bob Mang se enteraron de que su hija de diez años, Jessica, tenía cáncer de huesos, se pusieron casi de inmediato a estudiar esa enfermedad. Comenzaron a establecer una estrategia y a definir las áreas de responsabilidad. Bob nos contó que su tarea consistía en recoger información mientras que la de Pamela consistía en procurar que Jessica se sintiera bien en los días anteriores a la biopsia. Bob y Pamela compartían la información recogida. Pamela comenta:

—Nos dimos cuenta de que cuanto más sabíamos, más control parecíamos tener sobre la situación. Cuando se recibe un diagnóstico de cáncer, se siente que se ha perdido totalmente el control y para nosotros era importante darnos cuenta de que volvíamos a recuperar parte de ese control.

Quizás la fuente más importante de información que puede tener una familia viene del médico y suele referirse directamente a decisiones sobre el tratamiento. Habitualmente el paciente se somete a una serie de pruebas por parte de un médico que suele ser el que ha descubierto la enfermedad. Como regla general, puede sentirse más seguro si cuenta al menos con una segunda o tercera opinión por parte de un oncólogo (médico especializado en el tratamiento del cáncer) antes de tomar ninguna decisión sobre el tratamiento idóneo. Cuando sea posible, puede decidir que toda la información sea revisada por un comité en un centro especializado, donde varios especialistas discutan el caso y den las recomendaciones oportunas. Todos estos pasos son algo monótonos y aburridos, pero en términos generales hacen que las personas se sientan más seguras en sus elecciones y, por consiguiente, más esperanzadas en el resultado del tratamiento.

La recogida de información de manos de los médicos es tanto importante como difícil. Normalmente el paciente y sus familiares están tan ansiosos y expectantes que suelen malinterpretar lo que dice el médico. He conocido a pacientes desbordados emocionalmente que han acudido a la consulta con sus cónyuges y que salen de ella con ideas totalmente diferentes de lo que les han dicho. Por esta razón recomiendo –por poco convencional que pueda parecer– que el paciente lleve una grabadora a la consulta y le explique al médico la razón. Si no se hace esto, él o quien le acompañe puede tomar notas *durante* la consulta.

Incluso en el caso de un paciente adulto, puede ser útil que otra persona adulta le acompañe en todas las visitas al médico. No solo es reconfortante y tranquilizador, sino que permite conseguir información más detallada. Muchos de nosotros somos escuchadores relativamente mediocres. Comprendemos y recordamos muy poco de lo que oímos. Cuando además nos enfrentamos con la ansiedad de una enfermedad que amenaza la vida, tenemos aún más probabilidades de no captar frases importantes o de malinterpretar otras. El paciente y su acompañante pueden tomar notas sobre los hallazgos y los consejos del médico y discutirlos inmediatamente después de la visita. Estas notas pueden tomarse en algún cuaderno del que se puedan soltar las hojas y archivarlas después para futuras referencias.

La razón por la que es tan importante este acopio de información médica es que en muchas formas de cáncer no existe un tratamiento óptimo. A veces se recomiendan combinaciones de varios tratamientos que pueden variar de un oncólogo a otro, ya que hay muchas lagunas en nuestra comprensión de esta enfermedad. Los resultados varían y también pueden variar los efectos secundarios. Teniendo esto presente, los médicos deberían describir detalladamente los beneficios y los riesgos del tratamiento propuesto y tratar de conseguir el consentimiento por escrito del paciente.

A medida que se reúne la información médica, el paciente y su familia pueden comenzar el proceso de toma de decisiones, un elemento muy significativo del enfrentamiento con el cáncer. En la mayor parte de las enfermedades estamos acostumbrados a oír al médico decir cuál es la enfermedad y cuál es el tratamiento para ella. Pero este no suele ser el caso del cáncer. En lugar de esto se suele hablar a los pacientes de los diferentes tratamientos que hay para ese tipo determinado de tumor y de sus resultados potenciales para que tomen una decisión sobre la mejor opción. Como estamos tan poco acostumbrados a tomar decisiones médicas de esta envergadura, es muy probable que nos sintamos bastante confusos en esos momentos y que preguntemos al médico qué haría él en nuestra situación. Pedir esa opinión puede ser útil, pero me atrevo a sugerir que aún sería más útil que planteáramos la pregunta al menos a dos médicos más y que luego comparásemos sus respuestas. Al contemplar luego en casa las alternativas con otros adultos bien informados, el paciente puede decidir qué recomendaciones son las que desea seguir. Un médico, por ejemplo, puede no tener mucho interés en la calidad de la vida del paciente sino tan solo en derrotar al tumor que crece lentamente. Puede que recomiende una terapia dura con muchos efectos secundarios. Un paciente de setenta años tiene el derecho de contestar, por ejemplo, que tal vez esas recomendaciones sean adecuadas para una persona de treinta y cinco, pero que él no desea pasar lo que le quede de vida sometido a un tratamiento tan intenso.

Un paciente que ve a varios doctores es posible que se dé cuenta, tras hablarlo con su cónyuge, de que un médico concreto tiene un sistema de creencias y una actitud que le hacen sentirse más a gusto. Para los que no se sientan cómodos cribando la información médica para tomar su propia decisión sobre el tratamiento, un modo de decidir es consultar a varios facultativos y escoger al que se estime más competente. En el proceso el paciente y su familia recogerán información crucial y se darán cuenta de que cada médico manifiesta una actitud ligeramente diferente ante los mismos datos..., incluso en algunos casos muy diferente.

ESPERANZA FRENTE A INCERTIDUMBRE

Sin lugar a dudas es muy importante que un médico sea profesionalmente competente, pero tiene igual importancia su actitud hacia el futuro del paciente. Si alguien que sufra cáncer desea mantener una buena calidad de vida, debe tener esperanza. No resulta fácil mantener la esperanza cuando el médico responsable es severo y pesimista. Desgraciadamente, muchos lo son. Entre los oncólogos actuales la filosofía dominante parece ser: «Nunca ofrezcas falsas esperanzas». Esto está bien, pero a veces se lleva demasiado lejos..., concretamente hasta el punto en que el médico no ofrece ninguna esperanza. Esto se hace con la mejor intención y con la creencia de que el paciente debe estar preparado para lo peor. Pero puede tener un impacto muy negativo sobre la recuperación de la salud. Es importante ser realista, pero no sirve de nada ser totalmente pesimista.

Es más, la ausencia total de esperanza no es ni siquiera realista, sobre todo antes de que se haya administrado y evaluado el tratamiento. Casi ninguna forma de cáncer, independientemente de lo grave que sea, es un cien por cien fatal. Un paciente puede tener una enfermedad avanzada que las estadísticas estimen que le llevarán a la muerte en el plazo de dos años con una probabilidad del noventa y nueve por ciento. Pero hasta que no se ha terminado el tratamiento no hay modo alguno de saber si ese paciente se encontrará entre el uno por ciento de los supervivientes. Son muchos los factores que pueden llevar a «batir récords», como el modo en el que el paciente interviene en recuperar la salud viviendo una vida más vital, alimentándose mejor, haciendo ejercicio y empleando los recursos psicológicos de que dispone —tales como la relajación y la visualización— para construir su salud y su fortaleza. Irónicamente, la motivación que se oculta tras estos actos es precisamente la esperanza. El paciente tiene que creer que esto va a ser de utilidad... y una actitud cínica por parte del médico funciona contra esta esperanza. Los médicos que desaniman a los pacientes me dicen a veces que no desean ofrecer falsas esperanzas. A decir verdad, la esperanza no es más que una actitud que se adopta frente a un desenlace incierto... y así suele serlo en el caso del cáncer. Por consiguiente —con toda lógica—, no puede existir una «falsa esperanza» cuando alguien se enfrenta a un diagnóstico de cáncer. No hay más que esperanza..., que, precisamente, es una fuerza positiva hacia la recuperación.

A medida que el paciente y su familia almacenan información y toman decisiones en lo que se refiere al tratamiento, también se involucran en la formación de las actitudes ante la enfermedad que acabo de mencionar. Al escoger un médico creo que es vital tener bien presente la importancia de *su* actitud y los efectos que puede tener en la recuperación del paciente. Un médico puede considerar los datos relativos a una enfermedad y decir:

—Estamos hablando de una enfermedad muy seria. Hay un noventa y cinco por ciento de probabilidades de que el paciente muera en el plazo de dos años.

Otro médico, por el contrario, puede interpretar los mismos datos de un modo más adecuado diciendo:

—No sabemos qué progreso va a experimentar la enfermedad. Tenemos varios posibles tratamientos que considerar. Y vamos a hacer todo lo posible para que usted mantenga además una buena calidad de vida mientras se le aplican.

La esperanza es esencial. Los seres humanos no pueden resistir mucho tiempo sin ella. Es posible adquirirla de muchas formas. Un médico puede dar ánimos sobre las posibilidades de recuperación, o sobre las posibilidades de que el tratamiento detenga o aminore la enfermedad, o sobre las posibilidades de mantener una vida libre de síntomas y sin dolores tanto tiempo como sea posible. Hasta en los raros casos en que las estadísticas no den prácticamente ninguna esperanza de recuperación, siempre se puede legítimamente esperar algo. Cuando a alguien se le quita la esperanza, suele caer en estados tan profundos de depresión que –sea cual sea el desenlace– su vida se hace miserable. Esta es la razón por la que creo que es importante escoger un médico cuya actitud sea positiva. Su sistema de creencias puede tener un efecto dramático en la actitud del paciente y en el desenlace de la enfermedad.

La base tácita de la estrategia de todas las familias que se enfrentan con el cáncer está constituida por el grado de esperanza de su actitud. Esta actitud puede encontrarse entre los extremos de nada prometedora o esperanzada. Suele estar basada en información médica, aunque lo normal es que sea escasa. Pero a pesar de lo importante que es la información médica, siempre se puede mantener la esperanza frente a un pronóstico desalentador. A causa de un malentendido, los Mang creyeron en un principio que su hija no tenía más que un veinticinco por ciento de probabilidades de supervivencia. En cuanto se enteró, Pamela le dijo a su esposo que no estaba dispuesta a aceptarlo. La pareja dio un paseo en silencio, a lo largo del cual creció la determinación de Pamela. Fue muy útil, pues a partir de ese momento comenzaron a concentrarse en las acciones y actitudes más efectivas que podrían adoptar a partir de entonces. Habían tomado una decisión realista a favor de la esperanza y del trabajo que tendrían que realizar para que Jessica sobreviviera.

Esta esperanza estaba basada —como es natural— en la aceptación de la incertidumbre del desenlace. Cuando una familia formula su actitud hacia el cáncer, debe ser consciente de esa perturbadora falta de certidumbre, que puede ser pavorosamente clara cuando se escuchan las diferentes opiniones de los médicos. Raramente suele haber un tratamiento a medida del cáncer. De hecho, muchos pacientes se sienten confundidos cuando observan que incluso el médico se muestra indeciso o que varios médicos se encuentran en una postura de total desacuerdo. Puede que uno recomiende la cirugía, mientras que otro se decante por la radioterapia, un tercero se muestre partidario de la quimioterapia y un cuarto se incline por una combinación de todos estos tratamientos. Es más, ninguno de ellos puede afirmar que el tratamiento sea definitivo. Para muchas personas resulta difícil y aterrador tomar esas decisiones, por lo que suele ser más tranquilizador para ellas escoger un médico de probada competencia que tenga una actitud que concuerde al máximo con la suya y dejarle tomar las decisiones del tratamiento.

Incluso haciéndolo así, sigue habiendo incertidumbre en lo referido al desenlace de la enfermedad. A veces la primera decisión relacionada con la actitud viene generada —como en el caso de los Mang— por el pronóstico y la cuestión que implica de si el paciente sobrevivirá o no a la enfermedad. Para algunas familias esta posibilidad se hace patente cuando un amigo o un familiar les lleva un libro sobre la muerte. A veces la familia declara que no está preparándose para eso, que no contempla tal posibilidad. En ese caso ha elegido la postura positiva y esperanzada. No resulta fácil hacerlo frente a la incertidumbre. En otras ocasiones la reacción frente a lo desconocido consiste en decidir que el paciente *va* a morir como medio de aliviar la incertidumbre de no saber. Por esta razón, es muy importante que la familia discuta conjuntamente su actitud y que se enfrente de forma abierta con la incertidumbre, con el no saber. Habitualmente suelen funcionar mejor los pacientes y familias que reconocen que no saben qué va a suceder, pero que se muestran dispuestos a esperar lo mejor. Es necesario discutir abiertamente los viejos sentimientos e ideas sobre el cáncer que pueden estar fuertemente influenciados por las experiencias pasadas con familiares o amigos.

ADAPTACIÓN AL CÁNCER EN FAMILIA

Por muy importante que sea el tratamiento médico, no es más que uno de los aspectos de la salud del paciente. Como ya he mencionado, la mayor parte de la información que llega al hogar suele tratar sobre los posibles modos de construir la salud. Algunos de estos modos afectan a la familia en su conjunto y deben ser decididos globalmente. La nutrición es un ejemplo. Si el paciente decide eliminar el azúcar de su dieta, por ejemplo, puede ser importante que sus seres queridos le animen a seguir en esa dirección o incluso que empiecen a comer de la misma manera.

Cuando la familia funciona como un equipo y decide apoyar los esfuerzos del paciente hacia la recuperación, también es importante que sus miembros tengan en cuenta su propio bienestar. El diagnóstico del cáncer crea un fuerte estrés y cada individuo debe tomar en consideración el mantenimiento de su propia salud. Cuando hay en el núcleo familiar una enfermedad que amenaza la vida, todo el mundo —y no solo el paciente— necesita cariño y apoyo adicional. De otro modo tienen también la posibilidad de enfermar y si el paciente es el padre o la madre, la vida puede llegar a ser muy difícil cuando el cónyuge se encuentra con una sobredosis de estrés y cae finalmente enfermo.

Un modo de evitar esto es haciendo que la familia cambie poco a poco su forma de vida y sus prioridades. Algunos cambios son inevitables. Quizás el paciente esté demasiado enfermo para cocinar, en cuyo caso habrá que hacer los arreglos oportunos. También habrá que acompañarle a las sesiones de tratamiento y hacer frente a otras muchas demandas nuevas en lo que se refiere al tiempo de la familia y a sus recursos.

Recomiendo que los componentes de la familia traten de mantener sus costumbres de vida al máximo. El cambio es en sí mismo uno de los factores más estresantes con los que tienen que enfrentarse los seres humanos y ya va a haber suficientes cambios como consecuencia del diagnóstico, del almacenamiento de la información y de las decisiones referidas al tratamiento. Además, cuando los integrantes de la familia empiezan a faltar al trabajo o al centro de estudios, o cambian hábitos cotidianos importantes, se incrementa adicionalmente el estrés. En esencia la familia debe considerar modos que supongan una mejora de la vida, pero los cambios deben hacerse con lentitud. Siempre que sea posible, los niños tienen que salir de excursión como siempre han hecho, se debe seguir organizando fiestas y cenas con amigos y así sucesivamente. En el periodo inicial tras el diagnóstico algunas personas necesitan un tiempo para hacerse a la idea; tal vez no vayan a trabajar durante una semana, o no vean a sus amigos, o no acudan a jugar al golf. Pero tan pronto como sea posible, deben volver a hacerse cargo de sus vidas. El cáncer es una enfermedad de larga duración, por lo que suele ser mejor no hacer cambios drásticos inmediatamente... y, por supuesto, no retirarse de la vida.

Una de las cosas con las que tienen que tener más cuidado los miembros de la familia es con el sueño. A causa del diagnóstico y de la ansiedad, es natural que pasen la primera noche —o las primeras noches— en vela, hablando y preocupándose. Pero esto supone un gran cansancio y será de muy poca utilidad a causa del gran derroche de energía que supone. Prestar atención al tiempo de sueño puede parecer poco importante, pero es vital. Cuando se altera de forma significativa el modelo de sueño de las personas pueden presentarse muchas dificultades emocionales como depresión, ansiedad y otros problemas igualmente serios. Además de hacer que el descanso sea una prioridad, los miembros de la familia pueden llegar a darse cuenta de que hacer ejercicio con regularidad les ayuda a dormir mejor. Simplemente salir a dar un paseo por la noche disminuye la ansiedad y ayuda al cansancio físico y al descanso posterior.

El sueño puede ser alterado por la ansiedad inicial provocada por la necesidad de enfrentarse al diagnóstico. Si persiste la alteración, conviene buscar a alguien con quien hablar sobre los propios sentimientos, ya sea médico, terapeuta, sacerdote, amigo u otro. Hablar con otro miembro de la familia y compartir los sentimientos comunes refuerza los vínculos familiares y alivia estos sentimientos. La relajación es asimismo una ayuda para el sueño. Muchos pacientes aprenden a relajarse como medio de favorecer la visualización, de aliviar el estrés y de conseguir una mayor fortaleza. Los familiares pueden aprender técnicas de relajación con la ayuda de libros, cintas, cursos o un terapeuta. Hacer una relajación profunda de unos diez minutos tras la cena es una buena idea. Digamos, resumiendo, que los miembros de la familia deben recordar que ellos también se encuentran en crisis. He observado con frecuencia que todos los familiares sienten que el paciente es el único que se encuentra sometido a estrés y que todos los demás son prescindibles. Por el contrario, la persona a cuyo cónyuge se le ha diagnosticado cáncer debe ser consciente de que se halla también sometida a un estrés muy importante y de que tiene que cuidarse más de lo que solía hacer anteriormente.

Otro componente importante de la estrategia que debe seguirse consiste en aumentar la cantidad de contacto físico y de cariño en el seno de la familia. Al enfrentarse con la crisis y con la ansiedad que trae consigo, el contacto físico es importante y tranquilizador. Los miembros de la familia pueden tomarse de las manos, abrazarse o acariciarse mutuamente. También es fundamental la expresión del afecto. Esto suele suceder de forma espontánea en el caso de la persona que está enferma: los amigos envían flores y mensajes que ayudan a crear un ambiente idóneo para la recuperación de la salud. Los miembros de la familia sentirán que sus energías se renuevan si permiten que sus parientes y amigos los ayuden y los apoyen lo mismo que apoyan al paciente.

En algunas circunstancias las personas pueden darse cuenta de que el empleo del tiempo se hace más importante para ellas. Tal vez las ayude a enfrentarse con las nuevas responsabilidades y con la ansiedad en general. Walter Greenblatt, de Dallas, buscó un mejor empleo de su tiempo cuando le diagnosticaron cáncer de huesos a Carol Ann, su esposa. Este diagnóstico implicaba que muchas más áreas de responsabilidad dentro de la familia recayeron sobre él. En la oficina tomó la decisión de limitar su trabajo a cuarenta horas a la semana y contrató a una persona para que se hiciera cargo de algunos clientes y a una tercera secretaria. Esto le proporcionó el tiempo que necesitaba para dedicarse a sus cuatro hijos, así como algo de tiempo libre para él mismo. Al facilitar así su trabajo, Walter no sacrificó su carrera, que le importaba enormemente, ya que opinaba que «el trabajo puede ser una terapia... Es posible aliviar la ansiedad al ayudar a otras personas a resolver sus problemas».

Consciente del estrés que le suponía la enfermedad de Carol Ann, Walter le dio gran importancia a cuidarse a sí mismo. Leyó libros sobre los aspectos ya mencionados y modificó su empleo del tiempo para que incluyera meditación dos veces diarias y ejercicio variado: natación, correr, bicicleta y frontón. Cambió su dieta de forma significativa, eliminando el azúcar, la sal y las proteínas excesivas y tomando más frutas frescas y verduras y menos colesterol. También tomaba megavitaminas y suplementos de proteínas. Y, además, trataba de divertirse aunque solo fuera cuando encontraba algo de lo que reírse.

Walter es un ejemplo de un miembro de una familia que aprende a cuidarse a sí mismo y a manejar el estrés que lleva consigo una larga enfermedad. Esto no tiene que ver con el egoísmo, pues una familia está constituida por individuos que necesitan trabajar en equipo, pero que también tienen que mantener su propia individualidad. Al ser la familia un equipo, cuando un miembro cualquiera incrementa su salud del modo que sea, todo el conjunto se beneficia. Cuando *todos* ganan en salud, nos encontramos con un efecto sinérgico: el todo es superior a la suma de las partes.

Al hablar de una estrategia familiar, los miembros de una familia deben pensar tanto en cuidarse a ellos mismos como en su funcionamiento en equipo. Prestar atención a las necesidades personales es parte vital de la estrategia de enfrentarse con el cáncer en familia. El empleo del tiempo de Walter Greenblatt le permitía salir con uno de sus hijos a cenar una vez a la semana y mantener una relación de intimidad con ellos. La satisfacción personal que experimentaba en su propia vida le hizo ser un mejor padre para sus hijos y un mejor marido para su esposa. En otras palabras, dentro del equipo familiar era un jugador más «hábil» y un recurso para los otros miembros.

❁

Al desarrollar una actitud familiar hacia la enfermedad, al almacenar información, al tomar las múltiples decisiones necesarias y al mantener la salud y el bienestar individuales, la familia está realizando una tarea muy importante. Para algunas familias este trabajo conjunto como una unidad es totalmente nuevo y puede ser tanto gratificante como frustrante, por ejemplo cuando los padres y los hijos intentan llegar a ponerse de acuerdo en algunos puntos. Si el desarrollo de esta estrategia familiar es excesivamente difícil, se puede aprender y crecer al observar los aparentes obstáculos del camino. Tal vez se trate de que no se hubiera aclarado lo suficientemente quién debía ocuparse de una cierta tarea. O tal vez sea que un individuo esté asumiendo una responsabilidad excesiva y controlando demasiado las decisiones. Siempre que sea posible, es el paciente el que debe ser el protagonista en el proceso de toma de decisiones sobre su enfermedad.

4. LA FAMILIA COMO EQUIPO

Una de las formas que tienen los terapeutas familiares de evaluar la salud general de una familia es observando el modo en que sus miembros pueden trabajar en equipo para realizar una tarea. Una cosa es que una familia sea capaz de establecer los objetivos implicados en una estrategia determinada, y otra es que se pongan a trabajar conjuntamente para alcanzarlos. Sin un trabajo en equipo la mejor estrategia familiar está condenada al fracaso.

El trabajo en equipo en una familia no significa que cada uno de sus componentes tenga la misma libertad y la misma capacidad de decisión. Una familia saludable suele tener un claro liderazgo por parte de los adultos: los niños saben que los mayores se ocupan de lo necesario. Esto no significa de ningún modo que los padres sean dominantes y controladores. Significa que los padres establecen y refuerzan unos límites razonables y que los hijos, a su vez, respetan sus decisiones.

Los adultos pueden dividir sus responsabilidades en el seno de una familia saludable de una gran cantidad de modos diferentes, uno de los cuales es el esquema tradicional de que el hombre gana el dinero y la mujer se ocupa de la casa. Pero esta división del trabajo no significa que no sean iguales: funcionan, idealmente hablando, como compañeros que se respetan mutuamente el uno al otro.

AUTONOMÍA Y NECESIDADES INDIVIDUALES

Con esta breve referencia sobre el papel de los padres, quisiera abordar la cuestión de la autonomía individual en una familia saludable. Autonomía significa animar a cada miembro a que sea responsable de sí mismo, a pensar libremente y a expresar sus propias opiniones. Sin este respeto a la individualidad, la familia no puede funcionar como un equipo.

La autonomía resulta especialmente significativa cuando se comienza a trabajar conjuntamente como consecuencia de una crisis seria como es el cáncer. El paciente necesita mantener su autonomía y no asumir un rol pasivo y casi infantil. Esto implica que sus seres queridos deben resistirse a la tendencia natural de sobreprotegerlo. Cuanto más le protegen, más desamparado se puede sentir y con menor capacidad para movilizar sus recursos hacia la salud. Además, la autonomía y las necesidades de los demás también son importantes.

Una vez que la familia se ha repuesto del choque del diagnóstico y se encuentra dispuesta para tomar decisiones, es el momento de que sus miembros reflexionen sobre el problema que tienen en común: «¿Cómo podemos continuar manteniendo nuestro estilo de vida? ¿Cómo podemos satisfacer cada uno de nosotros nuestras necesidades individuales?». En muchas familias nunca se ha animado a nadie a que exprese sus necesidades... y éste suele ser especialmente el caso del paciente de cáncer, que es a menudo una persona generosa, servicial y entregada. Ahora se les presenta a los miembros de la familia la oportunidad de discutir sobre sus propias necesidades y de darse y pedirse ayuda para satisfacer esas necesidades.

Una familia que apoye la recuperación de la salud debe hacer un esfuerzo para estudiar si tanto los padres como los hijos están llevando a cabo las actividades de su interés. Muchas personas tienden a sentir que deberían abandonar todo frente a la crisis, pero esto no suele ser útil. A largo plazo puede ser dañino. Se puede creer que lo mejor es que cada uno posponga sus propias necesidades y se dedique a darle al paciente todo lo que necesite. Pero así todos se sentirán resentidos con él, por lo que esto no funcionará. Alguien puede, por ejemplo, sugerirle a la hija que si la madre está enferma abandone sus charlas con sus amigos para ir antes a casa y hacer la cena. Esta solución no toma en consideración la necesidad real de la hija de tener amigos y de mantener una actividad importante para ella. Una familia que respete las necesidades de sus miembros puede encontrar una mejor solución, como por ejemplo apoyarse en amigos y otros parientes que se mostrarán encantados de acogerlos a cenar una vez por semana. Otra solución, si es viable desde el punto de vista financiero, consiste en contratar a alguien para que prepare la cena. Lo esencial es que la familia decida que si las necesidades de la hija son importantes para ella, *la familia como equipo que es buscará una solución más adecuada.* Como resultado la hija recargará sus energías en esa actividad, se aliviará del estrés motivado por la enfermedad de su madre y tendrá más energía y apoyo que compartir cuando vuelva a casa.

Un aspecto importante en una familia que apoye la recuperación de la salud es, por consiguiente, que cada miembro sea autónomo y respetado por los demás, y que todos y cada uno continúen satisfaciendo sus propias necesidades y manteniendo sus propios estilos de vida dentro de lo posible. Cuando un equipo familiar adopta esta filosofía el resultado definitivo es que cada individuo tiene una mayor fortaleza para enfrentarse con la crisis del cáncer y más calor y apoyo que dar al paciente.

EL CAPITÁN DEL EQUIPO

Obviamente, este es un equipo de miembros iguales...; sin embargo, el capitán debe ser el paciente, ya que su enfermedad es la que ha motivado esta estrategia y este trabajo en equipo. Por supuesto, hay algunas excepciones. Un paciente adulto gravemente enfermo, semicomatoso o recién intervenido quirúrgicamente, necesita ser aliviado de la responsabilidad durante un tiempo. El paciente que va a ser operado experimentará menos ansiedad si habla sobre la situación con su cónyuge u otro adulto de la familia antes de la intervención y sabe quién va a hacerse cargo de sus responsabilidades. Si él es quien se ha ocupado siempre de las finanzas familiares, por ejemplo, puede que quiera saber quién va a pagar las facturas y a llevar el balance del talonario de cheques. De esta forma, incluso aunque vaya a estar incapacitado para tomar decisiones o para ser realmente el capitán del equipo durante una temporada, todo le será menos agobiante. Si el paciente es un ama de casa, podrá dedicarse con más facilidad a su recuperación si sabe que los miembros de su familia se ocupan de la colada y del resto de las tareas domésticas según una estrategia preestablecida. No sería útil ver que existe confusión o que hay discusiones sobre una tarea que realizar, o ver que no se está realizando esa tarea en absoluto.

TOMA DE DECISIONES EN EQUIPO

En el proceso de toma de decisiones que rodea a la enfermedad, la familia debe incluir al paciente en todo lo que sea posible. Tratar de protegerlo de las malas noticias es algo que debe considerarse muy cuidadosamente. La familia solo es un equipo cuando todos participan en la toma de decisiones. Especialmente el paciente necesita sentir que tiene el control. A fin de cuentas, es su vida la que está en juego. Por supuesto, la enfermedad afecta enormemente a todo el mundo, pero el paciente es el único que puede tomar las decisiones cruciales en lo que se refiere a su vida o a su muerte. Si está abatido y no tiene esperanzas, sus seres queridos pueden animarle para que permanezca en el equipo, actuando como su capitán. Aunque la familia esté intentando aliviar las presiones que tenga que soportar el paciente haciendo una nueva asignación de las tareas domésticas, es mejor que él sienta que está en el puesto de mando, expresando sus necesidades sobre estos temas u otros. Esto no supone, por supuesto, que tenga que *hacerlo todo*. Una función importante de la familia en estos momentos es darle tiempo para descansar y para que se alivie su ansiedad. Por esta razón, si está interesado en almacenar información sobre centros de tratamiento del cáncer y esto puede suponer largas y tediosas búsquedas en la biblioteca, otro miembro de la familia puede ofrecerse de forma voluntaria para buscar esa información. Otros pueden participar leyendo el material y comentándolo. Pero cuando se plantea la pregunta de si es conveniente acudir a un centro de tratamiento y por cuál optar, el paciente desea por lo general tomar esta decisión por sí mismo.

En las cuestiones sobre el tratamiento, los miembros de la familia pueden tener fuertes sentimientos y opiniones al respecto. Es saludable que los expresen discutiendo los diferentes tratamientos siempre y cuando no intenten apabullar al paciente para que haga lo que ellos desean. Por ejemplo, he trabajado con una mujer que sufría cáncer de mama y que tenía que elegir entre la extirpación del tumor o de todo el pecho. En una ocasión el marido fue con ella al médico. Estaba convencido de que la extirpación del tumor sería suficiente y prefería este tratamiento por razones emocionales. Su mujer, sin embargo, había visto morir a una pariente de cáncer que había comenzado en el pecho y tenía miedo de que la extirpación del tumor no fuera suficiente. Aunque él opinaba que su ansiedad era irracional, para ella era muy real. Ella creía que no podría sentirse tranquila de nuevo a menos que se le practicara una mastectomía.

Afortunadamente, su marido la amaba y la respetaba lo bastante para reconocer que era ella quien debía decidir y que sus sentimientos al respecto eran los más importantes. Fue capaz de mantener una actitud genuinamente de apoyo una vez que trabajó con sus propios sentimientos y aceptó su decisión. Este tipo de comunicación y aceptación es muy útil para el paciente que se enfrenta a una elección difícil e importante como esta. Tal como ilustra la buena disposición de este hombre a ir adelante con la decisión de su esposa, el trabajo en equipo puede implicar que la persona que apoya tenga que abdicar de sus propios sentimientos a favor de los del paciente. Esto no supone en modo alguno que la persona que apoya no pueda manifestar su opinión si está en contra y que no pueda comunicárselo claramente al paciente.

COMPARTIR LA ESPERANZA

Otra parte importante del trabajo en equipo consiste en compartir la creencia en la esperanza. Es muy duro para un paciente dirigir sus energías hacia la recuperación cuando determinados miembros siempre presentes de la familia proyectan una secreta desesperanza. Aunque intenten ocultar sus sentimientos, el paciente puede sentir que solo apoyan sus esfuerzos de labios para afuera. El resultado es que en el momento en que él más necesita sentir calor y apoyo, se siente alienado, incomprendido e incluso traicionado. La actitud de la familia hacia la recuperación es fundamental para el trabajo en equipo; las mejores intenciones del mundo no pueden ocultar los sentimientos secretos de desesperanza. Para quienes crean que es demasiado difícil mantener la esperanza o hablar de sus sentimientos al respecto, puede ser necesario acudir a un terapeuta, no solo para su bienestar sino también para apoyar a su ser querido en este camino crucial.

APOYAR LA VISUALIZACIÓN

La idea general del trabajo familiar en equipo es que el paciente decida lo que necesita y que la familia apoye esas necesidades mientras sus componentes intentan igualmente satisfacer las suyas. Frecuentemente los miembros de la familia obtienen beneficios para ellos mismos al apoyar al paciente. Lo hemos visto en nuestro centro en lo que se refiere al proceso que enseñamos para movilizar al sistema inmunitario mediante el uso de la visualización. Recomendamos que traten de comprender lo que hace el paciente con sus ejercicios. Es más, sugerimos que todos —especialmente, el cónyuge— practiquen los ejercicios. Se encuentran en momentos difíciles y necesitan mantener la salud. Sugerimos asimismo que los pacientes *y* sus cónyuges aprendan técnicas de relajación. Incluso pueden practicar conjuntamente la relajación y la visualización a diario, ya que constituyen medios muy valiosos para aliviar y descargar el estrés.

A menos que la familia se involucre en estos procesos, no resulta fácil comprender realmente su importancia así como la autodisciplina y fortaleza personal que debe tener el paciente para llevarlos a cabo. Pueden no prestarle atención al paciente cuando realiza sus ejercicios y pensar que es un proceso difícil de entender. Tom McNamara, de Merced, en California, cuya esposa, Pat, es paciente mía, me dijo:

—Yo tenía una buena dosis de escepticismo al principio, pero decidí seguir toda esta historia en compañía de Pat. No es difícil meterte en ella. De hecho, es interesante e incluso divertido. Pero aprendí que también puede ser incómodo buscar el tiempo para practicarlo dos o tres veces al día como lo hace Pat. No lo hago con esa frecuencia, pero lo haría si fuera mi vida la que estuviera en juego.

Las personas que comprenden el valor del trabajo con las imágenes mentales pueden sentir alarma cuando sus cónyuges dejan de hacerlo. Puede que empiecen a sentirse aburridos y preocupados, lo cual no hace más que aumentar el sentimiento de fracaso y de culpa del paciente. Tom, por otra parte, llegó a sentir que eso le concernía.

—Cuando ella abandona su práctica —me contó—, me preocupo, pero no le regaño. Lo hablo con ella. Le pregunto qué le pasa y le digo que ambos sabemos que es importante, así que qué le pasa. Y charlamos sobre eso.

Esta forma de apoyo ha ayudado a Pat a meditar de forma regular. Tom nos expuso su única queja:

—Tan pronto como nos metemos en el coche para ir a algún sitio, comienza a meditar. ¡No es lo que se dice la mejor compañía del mundo!

Frecuentemente, el cónyuge del paciente o alguno de los hijos mayores se interesan en la meditación para ellos mismos y deciden practicarla en ocasiones con el paciente. Cuando toda la familia decide hacerlo, puede crearse un maravilloso ritual familiar que les proporciona un tiempo para la intimidad en el cual cada cual se relaja y descarga la ansiedad tan natural de la gente que se enfrenta con la enfermedad. Es más, los miembros que participan aprenden con rapidez que relajarse y mantenerse tranquilamente sentado no es tan fácil de lograr de forma cotidiana como parece. Desarrollan un tipo de simpatía hacia los esfuerzos del paciente y de respeto hacia sus éxitos.

BJ Gilley se hizo el firme propósito de apoyar el tiempo que su marido, Bob, dedicaba a la visualización. Al principio su apoyo se limitaba a mantener la casa en silencio durante ese tiempo.

—Nuestros hijos llegaron a saber lo importante que era no molestarle –explica–. Si había algún ruido, Sean, que tenía entonces cuatro años, solía decir: «Shh, papá está *meditando*».

Finalmente BJ se comprometió a meditar con Bob.

—Esto me enseñó la gran autodisciplina necesaria. Pero lo hice y me sentí muy contenta por ello más tarde, cuando me descubrí un bulto en el pecho y otro bajo el brazo. El médico dijo que habría que hacer una biopsia si no desaparecía en seis semanas. Yo ya sabía algo sobre el trabajo de visualización y me puse a realizarlo por mi cuenta... Cuando volví a su consulta, seis semanas después, los bultos habían desaparecido.

Haga lo que haga la familia para apoyar al paciente, nadie puede practicar los ejercicios de relajación y visualización por él. Sin embargo, tuve una vez un caso muy interesante en el que la esposa hizo casi totalmente el trabajo de visualización por su marido.

Él estaba recibiendo radioterapia por un tumor que tenía en la cabeza que afectaba a la parte del cerebro que controla las imágenes mentales y la comunicación. Es más, la medicación que se le suministraba le hacía estar tan amodorrado que se quedaba totalmente dormido durante sus visualizaciones. Él quería realizar esta práctica porque creía que podía ayudar a que el tratamiento redujera el tumor de forma más efectiva, pero era incapaz de llevar a cabo las visualizaciones y de mantenerse despierto. Pero su esposa era una mujer muy creativa. Como sabía que él aún tenía los sentidos del tacto y del oído muy bien y conocía en qué consistía su trabajo de manejo de imágenes mentales porque lo habían hablado anteriormente, se dispuso a ayudarle. Todos los días se sentaba a su lado mientras él se relajaba y le hablaba de sus imágenes mentales, dibujándoselas con la yema del dedo en la palma de la mano mientras hablaba. Como su oído y su sentido del tacto eran muy finos, esto le mantenía despierto y le permitía concentrarse en el proceso. Fue extraordinariamente útil para él y lo siguieron haciendo hasta que el tumor se redujo hasta el punto en que pudo volver a realizar sus ejercicios por su cuenta.

APOYAR EL EJERCICIO

Lo que acabo de relatar es un buen ejemplo, pienso, del poder que puede tener una persona para ayudar a un ser querido enfermo a conseguir lo que desea. El ejercicio es otro buen ejemplo de algo en cuya práctica también pueden unirse los demás al paciente. Y además también los beneficia a ellos. Cuando Pat y Tom McNamara acudieron por vez primera a nuestro centro, ella se unió a mí y a un grupo de pacientes para correr por las mañanas. Yo había decidido correr una maratón y me había propuesto entrenarme todos los días. Pat estaba entusiasmada con la carrera de la primera mañana hasta que se dio cuenta de que no había corrido más que medio kilómetro. Nunca había sido muy atlética, pero ahora estaba convencida de que tenía que hacer ejercicio para ponerse bien y decidió seguir corriendo. Tanto su marido como sus hijos eran muy deportistas y muy animosos. Tom, de hecho, la empezó a acompañar cada mañana. Tras un mes era capaz de correr casi cinco kilómetros cada vez.

—Pero era una «corredora de salón» –decía con una risa–. No quería que nadie viera lo mala que era, por lo que salíamos a la pista muy temprano.

Tras un año más o menos, Pat disfrutaba tanto corriendo que decidió que ella también iba a probar lo de la maratón. En diciembre de 1978, exactamente veinte meses después de la carrera de medio kilómetro, Pat y Tom completaron la maratón de Honolulu. Como preparación para esta carrera de 42,3 kilómetros, Tom la acompañó lleno de entusiasmo en la Carrera de la Bahía a las Rompientes de San Francisco, acontecimiento anual de 12,23 kilómetros. Pat se divirtió tanto que ella y su marido corrieron esta carrera muchos años desde entonces, acudiendo con un gran grupo de corredores amigos. Tanto la familia de Pat como sus amigos y vecinos —su sistema de apoyo— la animaron para que hiciera ejercicio y consiguieron también algo en el proceso.

Otros pacientes, naturalmente, no pueden comenzar sus programas de ejercicio con algo tan duro como el correr. Muchos de los que visitan nuestro centro dan largas caminatas a buen ritmo. Otros pueden arreglárselas solo para dar un paseo más reposado una o dos veces por semana, lo cual también es bueno por lo que tiene de ejercicio, aire fresco y cambio de decorados. Cualquier cosa que decida hacer el paciente en lo que se refiere a ejercicio es una buena forma de trabajo conjunto para la familia. Incluso los niños pequeños pueden ser de gran ayuda para motivar al paciente a practicar ejercicio, acudiendo a una hora determinada y dando compañía. He conocido a pacientes cuyos hijos los llevaron por primera vez a una pista de tenis. Otros tenían hijas que siempre estaban ocupadas y distantes, pero que comenzaron a salir con ellos a dar paseos nocturnos. Estos ejemplos muestran una vez más cómo al apoyar al paciente de forma positiva —participando en lugar de riñendo— la familia puede adquirir mayor intimidad. Un trabajo en equipo de esta índole forja vínculos que tal vez nunca hayan existido antes en la familia.

OTRAS FORMAS DE APOYAR AL PACIENTE

Me gusta ser cuidadosa a la hora de hacer sugerencias específicas sobre el trabajo en equipo. Los pacientes tienen ciertas necesidades en común, como realizar ejercicio, practicar la relajación y la visualización y de saber que en casa todo marcha como de costumbre, pero cada paciente tiene también necesidades individuales que debe expresar. Lo importante de los ejemplos presentados es la inspiración para ser creativos. Sea cual sea la necesidad, hay diferentes modos de satisfacerla.

Las familias deben igualmente tener en cuenta que todos los miembros pueden colaborar, incluso los más pequeños. Los niños pueden realizar tareas variadas, como lavar los platos, cortar el césped y limpiar el polvo. También pueden hacer los recados. Los hijos mayores pueden encargarse de llevar al paciente que necesite ser transportado e incluso pueden hacerse cargo de cosas que nunca hayan hecho antes, como la compra en el supermercado.

A veces hay que tener más cuidado en lo que se refiere a la casa, pero esto no debe implicar una sobreprotección del paciente. Pero si un enfermo se siente incómodo o tiene dolores, y le irrita la música de rock a todo volumen, debe desconectarse el aparato estéreo. Naturalmente, también es posible solucionar problemas como este de un modo más positivo. El paciente puede pedir, por ejemplo, que se ponga una música más suave y relajante porque se siente ansioso y desbordado y que se dejen los discos de los hijos para más tarde, lo cual supone una satisfacción de sus necesidades sin privar a la otra persona de sus propias diversiones y sin acusarla de hacer algo mal.

Los niños también pueden hacer muchas cosas cariñosas por el paciente. Como el contacto físico y la intimidad son muy importantes, les pueden acariciar las manos, la espalda o los pies. Cualquier niño lo suficientemente mayor puede sentarse cerca del paciente y leerle algo en voz alta. Si este no se encuentra bien tras el tratamiento, puede sentirse reconfortado por esta proximidad y distraído de sus síntomas. También se le puede pedir a los niños mayores que se queden con los pequeños una noche a la semana, o incluso el fin de semana, para que los padres puedan estar algún tiempo a solas.

El catálogo de cosas que pueden hacer los miembros de la familia para ayudar al paciente a sentirse bien y a recuperarse es infinito. También suele depender de que él exprese previamente sus necesidades. La comunicación es primordial para que nunca piense que es una carga para los suyos. Cuando los miembros de la familia son autónomos, hacen su trabajo en equipo diligentemente. Las familias que sientan que no son tan cooperativas, no deben desanimarse. En muchas familias no se ha alentado a sus miembros a que expresen sus necesidades ni a que trabajen en equipo. Es un aprendizaje. Un objetivo importante que hay que recordar es el de crear un equipo en el cual cada miembro pueda expresar sus propias necesidades, recibir apoyo para satisfacerlas y elegir dar apoyo al paciente y al resto de la familia. Después de todo, en eso consiste el trabajo en equipo.

5. SISTEMAS EXTERIORES DE APOYO

Todo el mundo tiene al menos una familia…, incluso las personas que viven solas. Si esto te parece paradójico, ten en cuenta que muchos de nosotros limitamos la definición de *familia* a la familia nuclear, esto es, un marido, una esposa y quizás unos hijos que conviven en la misma casa. Pero muchos de nosotros tenemos asimismo una familia de origen, la familia en la cual nacimos. Me refiero al amplio entramado familiar de abuelos, tíos, primos y demás que nos rodean a casi todos nosotros. Para muchas personas estos parientes tan próximos son también una gran fuente de apoyo y de fortaleza durante una enfermedad.

En este capítulo, sin embargo, vamos a tratar de la tercera categoría de familia, la familia extensa. En una cultura tan móvil como la nuestra, muchos adultos abandonan sus lugares de nacimiento y pierden el contacto con estos parientes, de forma que la familia extensa puede ser en nuestros tiempos algo no demasiado frecuente. Pero estas son las personas que llegan con flores, obsequios y manos tendidas cuando alguien se enfrenta con una enfermedad del tipo del cáncer.

FAMILIAS EXTENSAS

Cuando la familia extensa comenzó a desaparecer de la sociedad, fue sustituida, pues sus funciones eran vitales. Poca gente puede vivir cómodamente sin el apoyo de los demás. Para muchos de nosotros ha sido reemplazada por una nueva red de personas que nos quieren, que no son parientes nuestros, pero sí amigos, vecinos y compañeros de trabajo. A este grupo se le suele llamar la *familia extensa*, por lo importante que resulta su papel en la vida de cada individuo.

Para quienes viven solos es algo especialmente vital para constituir un ambiente de apoyo para la recuperación. Pero para todos los pacientes, esta familia extensa puede ser un recurso muy significativo. Aunque los miembros de este amplio grupo pueden hacer mucho para reducir el estrés que experimenta la familia nuclear, pueden necesitar que alguien se lo pida.

Pedirlo, no hay duda, no siempre es fácil. La mayor parte de las familias que se enfrentan con el cáncer cuentan con muchas personas en este grupo amplio que están disponibles y deseosas de prestar ayuda para toda clase de necesidades. No obstante, muchas familias se muestran reacias a buscar a esas personas y a plantear cualquier tipo de petición. Es cierto que esos miembros de la familia extensa no les han dicho textualmente que los llamen para pedirles lo que necesiten. La mayoría de las veces no es porque no quieran ayudar, sino porque no saben cómo decirlo. Con frecuencia *han* ofrecido su ayuda al paciente y a su familia, pero nadie los ha llamado. Este problema es bastante común en nuestra cultura: solemos tener dificultad para pedir ayuda, como si la necesidad fuera un signo de debilidad.

En términos generales es útil recurrir a la familia extensa —esto es, al sistema exterior de apoyo— para hacer frente a todas las necesidades del hogar cuando hay que manejar las demandas de una enfermedad a largo plazo. Cuando los pacientes se apartan —o son apartados— de ella, suele ser a causa de un problema. Puede que el paciente sienta que no le importa a nadie ahora que no está bien, ni feliz, ni contento. Puede que la familia extensa no sea útil sino simplemente jovial o, al contrario, actúe de modo pegajoso alrededor del paciente y de su familia.

El paciente llega a veces a la conclusión de que preferiría estar sin ellos. Otra causa de este alejamiento de la gente de su entorno es que el paciente puede estar negando su enfermedad y no quiere enfrentarse con sus propios sentimientos hablando con los demás. Es una dificultad emocional que hay que aprender a manejar.

De hecho, sabemos que cuanto más amplio y más íntimo es el sistema familiar de apoyo de una persona y cuanto más se pueda confiar en dicho sistema en momentos de estrés, más saludable suele ser. Por consiguiente, el desarrollo de sistemas de apoyo exteriores a la familia nuclear es una parte importante en la construcción del ambiente total que facilita la recuperación de la salud.

¿SE PUEDE PEDIR APOYO EXTERIOR?

En el momento en que el paciente deja que los demás conozcan su diagnóstico se produce casi siempre una avalancha de ofertas de apoyo. De hecho, muchas familias se encuentran casi desbordadas por las llamadas, visitas y material de lectura que reciben en la primera semana de personas que quieren realmente ser útiles. El problema es que se encuentran limitados por el hecho de no saber qué hacer.

Estas personas tienen diferentes tipos de relación con la familia y con el paciente, que van desde una amistad muy íntima hasta contactos sociales distantes. Casi todo el mundo quiere ser realmente útil en esta crisis: corresponde al paciente y a su familia decirles cómo. Frecuentemente, la familia se siente al principio tan desbordada y asustada por el diagnóstico que no responde a estas ofertas de ayuda. Como consecuencia, los amigos se retiran por no saber cómo tomar la iniciativa.

En cuanto sea posible, el paciente y su familia pueden querer hacer una relación de las tareas para las que les convendría disponer de alguna ayuda exterior. Al principio pueden creer que no desean buscar esa ayuda fuera, sino que prefieren arreglárselas por ellos mismos. Pero el cáncer suele ser una enfermedad muy larga, por lo que pueden agotar sus energías en ese tiempo. Las tareas que hay que considerar pueden ser esfuerzos físicos que ayuden a la recuperación del paciente, como los transportes a algún centro de tratamiento lejano. También pueden ser las tareas de las que el paciente solía ocuparse, como cuidar el jardín o ir a la compra, pero que ahora no puede realizar porque se siente débil por la radioterapia. También pueden ser tareas relacionadas con la supervivencia cotidiana de la familia, como llevar al niño en coche a la piscina o acompañar a la niña a su clase de baile. Al solucionar estas necesidades de supervivencia y de comodidad, la familia se encuentra capacitada para hacer frente a las demandas más fuertes de la enfermedad.

Pedir este tipo de ayuda puede parecer embarazoso, pero yo creo que es conveniente tener bien presente que la familia extensa *desea* prestar ayuda. A los amigos les resulta mucho más sencillo cuando saben que tienen una forma concreta de ayudar. Si se pide a un amigo que se encargue de la colada una vez a la semana, hará esa tarea específica y se sentirá contento por contribuir en algo.

Cuando Pamela y Bob Mang se enteraron del cáncer de huesos de su hija, buscaron el apoyo de una familia muy extensa. En primer lugar, como iban a utilizar las ideas de nuestro libro *Recuperar la salud,* escribieron a más de veinte amigos íntimos y familiares y les enviaron una copia del libro. Las cartas explicaban que el libro constituía la filosofía que ellos iban a utilizar para trabajar para la recuperación de Jessica y que querían que sus amigos y familiares conocieran ese enfoque del cáncer. Las personas que recibieron las cartas y el libro les respondieron apoyando su enfoque positivo.

Los Mang también escribieron los nombres de todos sus amigos y conocidos que querían ser de alguna utilidad. Después hicieron una lista de las tareas que podrían pedirles y que supondrían un alivio de su carga para así poder concentrarse ellos mejor en el modo de ayudar a Jessica.

En la lista se incluía el cuidado del jardín, ya que Pamela y Bob pasaban muchos fines de semana fuera con Jessica cuando estaba recibiendo el tratamiento de quimioterapia, y el transporte y realización de los acontecimientos especiales de Nicholas, su hijo pequeño, ya que ellos no solían estar disponibles para esas cuestiones.

A continuación, rehicieron las listas para tener los nombres de los amigos íntimos, lo que podrían hacer, los nombres de los conocidos y las tareas que podrían pedirles a estos. Una amiga íntima, Carol Sanford, les ayudó en este proceso y se encargó de escribir cartas a todas las personas de ambas listas explicándoles lo que estaba haciendo la familia Mang. Las cartas añadían que «les sería de mucha ayuda si pudieran hacer alguna de estas cosas». Casi todo el mundo respondió escogiendo alguna tarea concreta de la carta. Una amiga íntima les dijo que preferiría estar a su disposición para cualquier cosa en lugar de estar encasillada en la lista. También esto funcionó muy bien.

Pamela y Bob sintieron que habían experimentado un crecimiento gracias a este ejercicio de pedir ayuda exterior. Como dijo Pamela:

—Antes de esto nos sentíamos muy mal ante la idea de pedir ayuda. Somos del tipo de personas que lo hacen todo por sí mismos. Nos imaginábamos que una familia debe enfrentarse con sus propios problemas. Felizmente, nos dimos cuenta de que necesitábamos ayuda. Y no sé qué habríamos hecho sin ella.

Cada paciente y cada familia tienen sus propias necesidades. El paciente puede definirlas para pedir el tipo de ayuda que más desea. Uno de mis pacientes, Joe Ayoob, estableció una red de seis amigos para que le ayudaran de un modo especial cuando descubrió que tenía un tumor en el cerebro. Joe, que creía firmemente en el poder de la meditación realizada diariamente, pidió a cada uno de sus amigos que en un momento determinado del día le dieran «cinco minutos de meditación».

—Les pedí que en esos minutos me visualizaran totalmente sano –añadió Joe.

Escogió amigos íntimos que sabía que entenderían y apoyarían su demanda, y todos lo hicieron.

Al hablar de esta experiencia Joe dio totalmente en el clavo cuando dijo:

—La gente está encantada de ayudar. Únicamente se trata de buscarles y de pedírselo. Desean ayudar, pero muchas veces no saben cómo hacerlo.

AMIGOS ÍNTIMOS

Al margen del grado de intimidad que pueda existir entre el paciente y los miembros de su familia, es esencial recibir apoyo emocional de fuentes exteriores a esta. A menudo un paciente está tan íntimamente unido a su cónyuge que no tiene otro amigo íntimo: esto puede ser un error. Si intentamos que todas nuestras necesidades sean satisfechas por una única persona, podemos llegar a ser demasiado dependientes de ella. En cierto modo, esa persona puede ser nuestro único contacto con la vida... y ¿qué sucedería si enferma a su vez y no puede, por tanto, darnos el cariño que necesitamos? Igualmente es muy duro soportar ese grado de dependencia. Si conoces a alguien que confía exclusivamente en ti para todo lo que se refiere a su apoyo emocional, te será fácil darte cuenta de la carga que puede suponer. Estas son algunas de las razones por las que los psicólogos animan a las personas a que desarrollen varias relaciones íntimas de amistad con gente que las quiere y las acepta.

A veces puede que un amigo íntimo o una persona que dé apoyo desde el exterior abandonen al paciente en los momentos de necesidad y esto puede ser interpretado como un rasgo de deslealtad cuando de hecho no lo es. Por poner un ejemplo, una de mis pacientes se sintió profundamente decepcionada cuando una amiga íntima comenzó a evitarla cada vez más a medida que el cáncer progresaba. La paciente se sentía muy herida por este comportamiento aparentemente desleal de su amiga hasta que se enteró de que esa conducta era el resultado de sus miedos sin resolver. Tres años antes la hermana de la amiga había muerto de cáncer y ella temía ahora perder a otra persona amada. Este miedo —que no deslealtad— hizo que dejara de ver a su buena amiga. Teniendo presente esta historia, sugiero que los pacientes y las familias examinen cuidadosamente por qué un buen amigo deja de forma bastante poco normal de darles apoyo.

También hay que señalar que como el cáncer suele ser una enfermedad bastante prolongada, puede llegarse a un punto en el que la gente de apoyo reduce sencillamente el tiempo y el esfuerzo que dedican al paciente. Una vez más, puede no ser muy exacto interpretarlo como una deslealtad. Tras un periodo de tiempo muchas personas ya no reaccionan a la enfermedad con la misma sensación de urgencia que cuando se enteraron del diagnóstico. A menudo llegan a aceptarla como un problema crónico más que como una catástrofe inexorable. Una vez que las personas adquieren este esquema mental, tienden a reducir el apoyo que prestan. Y del mismo modo, puede que el paciente y su familia extraigan conclusiones sobre el interés y la lealtad de esas personas que no tienen por qué ser totalmente acertadas.

Al margen del grado de intimidad que exista entre el paciente y su cónyuge, en esos momentos es importante que ambos busquen amigos con los que charlar y que los reconforten, y no un único amigo íntimo, sino varios. La tensión de no oír hablar más que de la enfermedad puede ser demasiado para un único amigo: tal vez si quiere mucho al paciente se sienta desbordado por la enfermedad y comience a evitarle como consecuencia de sus sentimientos dolorosos.

A veces los pacientes y sus familias comienzan a tener dificultades con algunos amigos durante la enfermedad. Personas cuyo pesimismo era soportable en el pasado resultan insoportables para alguien que está luchando por su recuperación. En ocasiones, la reacción inicial consiste en pensar que esa persona es demasiado sombría y pesimista, por lo que más vale evitarla. Pero otra solución consiste en autoexaminarse y examinar la relación. ¿Qué es lo que hace o dice exactamente ese amigo que causa esa incomodidad? A veces es algo muy sencillo.

Una paciente me dijo que su amiga siempre se le acercaba muy solícita y le preguntaba *cómo* estaba. La paciente sentía que valía la pena conservar esa relación e hizo un esfuerzo para «reeducar» a su amiga. Le dijo:

—Hay algo que me gustaría que hicieras para ayudarme. Tengo cáncer y ambas lo sabemos. Pero hay un montón de cosas en la vida que me importan y a veces me gustaría olvidar mi enfermedad. Así que si se produce algún cambio, ten por seguro que te lo diré. Pero preferiría que no me lo preguntaras permanentemente. ¡Preferiría que habláramos de nuestro partido de tenis!

En este ejemplo la amiga respondió muy bien...; solo quería ayudar y continuó haciéndolo. La paciente sintió que esa inversión en su relación valía realmente la pena. Por consiguiente, es muy importante en estos momentos de crisis familiar no descartar a los amigos con ligereza. Al mismo tiempo, es asimismo un comportamiento realista considerar que a veces no es posible cambiar algunas relaciones.

He estado hablando sobre amistades íntimas, pero las relaciones con los amigos pueden revestir formas muy diferentes. Cuando la familia estudia sus necesidades y considera la posibilidad de solicitar apoyo al exterior, es una buena idea distinguir, como hicieron Bob y Pamela Mang, entre amigos íntimos y los simplemente amigos a otro nivel. De esta forma se puede evitar pedirles que hagan algo que os pueda causar incomodidad tanto a ellos como a ti. Cuando se tiene una percepción realista de lo que los amigos desean compartir con nosotros, se puede obtener mucho más de esa amistad. Un amigo puede ser muy chistoso y bromista y ponernos casi siempre de buen humor. Aunque la risa es una medicina estupenda, en los momentos inadecuados puede conducir a la negación de los sentimientos. Cuando alguien siente miedo o tristeza, quizás no desee llamar a esa compañía tan jovial, sino a otro amigo con el que sienta mayor comodidad frente a esos sentimientos difíciles. Esto no quiere decir que un amigo gracioso no sea un buen amigo: algunas personas pueden oírnos llorar... y también nos pueden hacer reír.

Entre quienes ofrecen apoyo a las familias en estos momentos suele haber algunos que no son más que conocidos o amigos distantes. Pueden hacerle compañía al paciente, lo cual puede ser importante en unos momentos en que los síntomas son preocupantes. Un amigo que suela dar abrazos disfrutaría yendo de vez en cuando para abrazarlo. Otro puede querer dar un paseo de vez en cuando con él, lo cual le ayuda a mantener su horario dedicado al ejercicio físico. Muchas de las cosas que hacen los miembros de la familia para ayudar al paciente en su recuperación pueden realizarlas también los miembros de la familia extensa... si se les pide.

Para los miembros de la familia es igualmente importante cuidar sus relaciones de amistad y mantener su vida al margen de la enfermedad. Walter Greenblatt, cuya esposa tenía cáncer de huesos, descubrió que muchos de sus amigos le daban apoyo cuando Carol enfermó. Para él era una prioridad salir a almorzar con esas personas, para poder charlar con alguien sobre sus problemas y escuchar los suyos, lo cual les hacía sentirse mejor a ambos.

Bob Gilley, como otros muchos pacientes de cáncer, descubrió que recibía un enorme apoyo de sus amigos durante su enfermedad. Una de las expresiones de amistad que más valoró vino de sus compañeros de trabajo de la compañía de seguros. La mañana siguiente a su operación, los dos hombres se presentaron junto a su lecho a las seis de la mañana, lo más temprano que permitía el hospital. Cuando Bob despertó, los vio allí.

—Queremos que no te preocupes por nada –le dijeron– excepto en ponerte bien. Nosotros nos ocuparemos del negocio y compartiremos contigo los beneficios.

Bob nos comentó que sus compañeros contrataban pólizas por valor de varios millones de dólares, por lo que le estaban ofreciendo una buena cantidad de dinero, lo cual le supuso quitarse un buen peso de encima. También apoyaron las necesidades especiales de Bob para su recuperación. En cuanto pudo, se llevó una cama al despacho y se acostaba para descansar cuando se sentía fatigado. Durante el periodo de diez meses en que recibió el tratamiento de quimioterapia, el apoyo continuado de sus compañeros le permitió concentrarse en sus ventas, de modo que fue nombrado el agente número uno de ese año en los Estados Unidos por parte de la principal compañía de seguros con la que trabajaba. A veces las personas que enferman se sorprenden cuando sus amigos y conocidos les ofrecen su apoyo y su ayuda. En muchas ocasiones vivimos nuestras vidas cotidianas sin darnos cuenta y sin apreciar la gran cantidad de cariño que nos tienen los demás. Una crisis seria puede ser conscientes de ello. Y al compartir esta crisis con nuestros amigos podemos enriquecer nuestra amistad.

GRUPOS Y ORGANIZACIONES

Muchos pacientes y sus familias reciben un apoyo maravilloso de los grupos a los que pertenecen. Estos grupos pueden ser religiosos, relacionados con el trabajo o sociales. Digamos una vez más que la familia puede encontrar en ellos un interés y un afecto que no sabía que existieran, lo cual puede hacer que las relaciones con los miembros del grupo se hagan más profundas y más íntimas.

Walter Greenblatt pertenecía desde 1968 a un grupo de estudio de diez agentes de seguros de todo el país que se reunían con regularidad varias veces al año para compartir información. Cuando se le diagnosticó el cáncer a su mujer, los profesionales de este grupo y sus esposas mostraron su interés y sus deseos de apoyo llamándolos a ambos, escribiéndoles y enviando flores todas las semanas. Cuando Carol fue hospitalizada en Filadelfia, los miembros del grupo de la costa este viajaron para visitarla. Desde entonces, otros acudían si estaban cerca de Dallas.

—Su apoyo y su cariño fue tremendo –dijo Walter–. Me siento muy próximo a ellos y no dudo en llamarlos cuando necesito un consejo o a alguien que me escuche.

Bob Gilley, que también estaba en el negocio de los seguros, encontró el mismo apoyo de los miembros de la Mesa Redonda del Millón de Dólares. Esta organización detuvo su congreso nacional para guardar unos instantes de silencio en el que cada uno pudiera rezar una oración por él. Un apoyo espiritual de esta índole era un gran consuelo para Bob. Sus amigos establecieron cadenas de oración por todo el país, las cuales eran seguidas por llamadas de otros agentes de todos los puntos tanto de los Estados Unidos como de Canadá. El matrimonio Gilley pertenecía a una pequeña sociedad religiosa y sus miembros enfocaron sus esfuerzos, su tiempo y sus energías en la recuperación de Bob. No es de mi incumbencia ni es en modo alguno mi intención recomendar una religión en concreto, o un tipo de actividad religiosa, a los pacientes o a sus familias. Se trata de una decisión personal que habitualmente ya se ha tomado antes del diagnóstico del cáncer. Sin embargo, las personas que tengan una determinada confesión pueden aceptar con entera libertad el apoyo que ofrecen estos grupos que, como en el caso de otros muchos grupos, puede ser una fuente de profundo sustento.

Para Bob Gilley tenía tanta importancia el apoyo espiritual y emocional que fundó cuando se recuperó un grupo llamado Dayspring para ayudar a otros pacientes de cáncer. Igual que otros pacientes recuperados han formado grupos similares en otras ciudades, Bob se ayudó a sí mismo empleando su energía creativa en la creación de la organización. Su orientación espiritual se refleja en el nombre de su grupo. «Dayspring» se deriva de una palabra anglosajona que significa «nuevo día, nueva esperanza, nueva vida, nueva luz». Bob sacó la palabra del Evangelio de San Lucas, en el cual Zacarías se refiere a Jesús como «la nueva luz que nos visitará naciendo de lo alto para alumbrar a los que yacen en las tinieblas y en la sombra de la muerte». Bob comentó que él lo entendía como que es preciso «llevar energía a la gente que está realmente baja… y eso es lo que estamos tratando de hacer».

Algunas personas encuentran apoyo en su trabajo, otras lo encuentran en instituciones religiosas y otras en organizaciones sociales. Algunos enfermos de cáncer deciden buscar algún tipo de grupo, no para recibir el apoyo de la familia extensa sino para ampliar y enriquecer sus vidas mediante la alegría y la entrega. Earl Deacon es uno de mis pacientes que hicieron esto. Tras su diagnóstico (se hallaba en la mitad de los sesenta), decidió disminuir su jornada laboral y dedicar algún tiempo a un grupo de teatro de verano del vecindario de jóvenes aspirantes. Como era un hombre de negocios de éxito, le aportó al grupo su experiencia y un cierto respaldo financiero.

Su creciente entusiasmo por este grupo de teatro era de por sí una muestra del cambio personal de Earl. Su mujer, Marge, nos dijo:

—Hace algún tiempo Earl habría pensado que lo de este grupo era una absoluta tontería. Pero desde el inicio de su enfermedad ha aprendido a expresar el cariño más abiertamente y se acerca a la gente de una forma mucho más afectuosa. ¡Es una especie de imán para esos jóvenes! Vienen a sentarse a sus pies para oírle hablar. Creo que ven algo en él que no ven en la gente de su edad.

Para Earl esta dedicación al grupo supuso igualmente un enriquecimiento personal.

—Estoy segura de que consigue más de estos jóvenes de lo que da –añadió Marge.

PSICOTERAPEUTAS

Como una enfermedad de larga duración es tan estresante, suele ser muy valioso recurrir a la ayuda profesional para manejar la situación. Con estas perspectivas, el terapeuta es frecuentemente más útil que los amigos para solucionar los sentimientos difíciles y los problemas que se presenten.

El paciente o el miembro de la familia que esté pensando en terapia psicológica debe considerar qué es lo que quiere. Algunos profesionales están especializados en hipnosis y pueden enriquecer las visualizaciones. Otros trabajan con hipnosis y otros elementos para mitigar el dolor. Otros tienen experiencia en el *biofeedback* y en técnicas de relajación. Otros son expertos en relaciones familiares.

Si el paciente o el miembro de la familia ya está acudiendo por su cuenta a un terapeuta, a veces no es aconsejable que este comience a trabajar con toda la familia. Un terapeuta familiar no trabaja con un único individuo, sino con toda la familia. Se podría decir que la familia es el «paciente». Estos especialistas estudian cómo cada uno de los miembros interactúan y se comunican. Intentan compartir sus puntos de vista y tratan de ayudar a los individuos para conseguir un cambio constructivo en el seno de la familia. En una sesión de terapia familiar, por ejemplo, un paciente puede expresar su ira hacia los seres queridos que cree que no le apoyan. Su cónyuge o su hijo, que a veces pueden comunicarse con más facilidad bajo la tutela del terapeuta, pueden responder que el paciente no muestra ninguna necesidad de apoyo. Este podría expresar entonces su miedo y su tristeza y liberarse así de su ira. De esta forma, durante la hora de la sesión, la familia puede comenzar a comunicarse con más franqueza de modo que el sistema familiar cambie y responda mejor a las necesidades de todos. Trabajar con una familia en este delicado proceso de aprendizaje requiere el uso de unas técnicas especiales. Por esta razón es útil buscar un terapeuta que se dedique a este trabajo global.

Para escoger un terapeuta se debe adoptar la misma actitud que la que se utiliza para elegir cualquier otro profesional. Como personas que han realizado unos estudios, han aprendido un conjunto de técnicas que sirven para la comunicación, la afirmación de las necesidades, etc.

Una gran parte de la mística en contra de la psicología proviene del hecho de que muchas personas no entienden el papel que puede desempeñar el terapeuta. No cabe duda de que no es un signo de fracaso contratar los servicios de un asesor financiero o de un abogado para algunos problemas específicos. De la misma forma, no es un signo de fracaso buscar a un terapeuta, sino más bien una señal de voluntad de crecimiento.

El primer paso para localizar un buen terapeuta puede ser consultar a personas conocidas que hayan tenido buenos resultados en la terapia. Las asociaciones psicológicas locales son asimismo una buena cantera para disponer de los nombres de psicólogos licenciados y terapeutas. También tu médico u otro buen profesional de la salud puede que conozcan a alguien de buena reputación. Los profesionales de la salud son una fuente especialmente buena para conseguir los nombres de los terapeutas que trabajen con individuos o familias que se enfrentan con enfermedades que amenazan la vida.

Una vez que dispongas de varios nombres, tal vez te convenga programar una reunión teniendo presente que lo que estás haciendo es investigando a ese terapeuta. De hecho, la mayor parte de los terapeutas consideran esa primera sesión como un contacto de evaluación mutua. En la evaluación que estás haciendo, puedes plantear preguntas sobre la experiencia que tiene en cuanto al hecho de enfrentarse a enfermedades serias y puedes tomar nota de si se siente cómodo o no cuando se habla del cáncer.

Después de todo, un terapeuta solo es un ser humano. Algunos pueden haber tenido experiencias personales con el cáncer que les hayan dejado aterrorizados por la enfermedad. No solo hay que considerar su habilidad y la facilidad que tiene para tratar a personas enfermas. También es importante que te guste, que le respetes y que confíes en él. Esta es una necesidad especial asociada con la terapia. Puedes contratar a un fontanero cuya personalidad no le guste pero que trabaje bien. Sin embargo, en el caso de un terapeuta, esta relación solo funcionará si sientes que le importa de verdad lo que sucede y si es alguien en quien puedes confiar.

Al final de la primera entrevista con el terapeuta, posiblemente te plantee la cuestión de si deseas trabajar con él. Vale la pena responder que quieres meditar sobre la reunión y que lo llamarás dentro de uno o dos días. Esto también le dará al terapeuta la oportunidad de pensar si realmente quiere trabajar contigo. Es una decisión que hay que respetar.

Si no estás seguro de que la terapia psicológica vaya a serte de utilidad, emplea el método de la primera sesión y comprueba qué te ofrece. Sin lugar a dudas la terapia psicológica puede ser uno de los apoyos más potentes del paciente y de su familia y hay que considerarla como una posibilidad para el futuro.

PARA LOS PACIENTES QUE VIVEN SOLOS

El paciente que vive solo debe crear su propio ambiente de recuperación de la salud sin la ayuda de la familia nuclear. Esto implica que tiene una necesidad más urgente de buscar apoyo en su familia extensa, en grupos e incluso quizás en un terapeuta. Cuando nos enfrentamos con situaciones de crisis aterradoras, necesitamos confiar y apoyarnos en los demás. El aislamiento aumenta la depresión y la ansiedad y puede funcionar en contra de la recuperación. Por esto es muy importante que los pacientes que vivan solos desarrollen amplias fuentes de apoyo.

Una forma sencilla de tener un cierto consuelo consiste en cultivar plantas o adoptar una mascota. Una reciente investigación realizada en la Universidad de California en San Francisco descubrió que los pacientes que sufren ataques al corazón y tienen plantas o animales a los que cuidar se recuperan más rápidamente que los que no los tienen. Es evidente que el hecho de que un ser vivo dependa de nosotros para sobrevivir nos da una razón para vivir y nos hace sentirnos necesarios.

La mayor parte de las personas que viven solas descubren cuando examinan sus vidas que tienen una relación primaria. Aunque puede que sea una unión sentimental con alguien del sexo opuesto, también puede ser un lazo íntimo con un pariente o un amigo.

Cuando quienes viven solos se enfrentan con los efectos de una enfermedad como el cáncer en sus vidas, deben tener en cuenta todo lo dicho en este libro sobre el impacto del diagnóstico en el cónyuge y en la familia. Los que constituyen su «familia suplente» fuera del hogar van a experimentar el mismo choque, miedo y negación de los que he venido hablando y tendrán la necesidad de hablar de sus sentimientos sobre la enfermedad.

La persona sola tiene una mayor necesidad de estar con otra gente que la que tienen los pacientes con familia. Hay innumerables modos de hacerlo. Un ritual excelente que se puede establecer con un pequeño grupo de amigos consiste en cenar juntos o en reunirse la misma noche todas las semanas.

Las personas solas pueden asimismo pasar el tiempo con amigos casados o con parientes que tengan niños. También pueden conseguir apoyo exterior haciendo ejercicio o formando un grupo para correr, montar en bici, jugar al tenis u otro deporte. O buscar un grupo para jugar a las cartas o a algún otro juego de mesa. Lo más importante es que cuando el paciente vive solo debe tomar la iniciativa para reunir un sistema de apoyo.

Especialmente importante para quien vive solo es estar dispuesto a pedir ayuda. Si sientes la necesidad de compañía, resulta más fácil pedirla si tienes presente que otras personas que viven solas tienen la misma necesidad y que probablemente acogerán la compañía con tanto agrado como tú. Las relaciones suelen profundizarse cuando alguien llama y dice:

—Me siento algo solo esta noche. ¿Te importaría venir?

O incluso:

—¿No te importaría venir a pasar la noche? Sería bonito tener a alguien cerca.

Un tipo importante de ayuda de la que hay que disponer es del amigo que nos puede ayudar en caso de una emergencia. Digamos que, en términos ideales, es un acuerdo recíproco: se puede recurrir a esa persona para una urgencia en medio de la noche, igual que ella puede recurrir a nosotros para lo mismo.

Para este tipo de acuerdo un vecino es lo ideal. Algunas personas que viven solas intercambian sus llaves con los amigos, lo cual puede simplificar extraordinariamente las cosas si alguien es hospitalizado de urgencia o se encuentra incapacitado.

Joe Ayoob, el paciente soltero mencionado anteriormente, descubrió que su solicitud de tiempo de meditación por parte de sus amigos llevaba a otros tipos de ayuda y consideración por su parte. Le visitaban con frecuencia y solían llevarle o enviarle libros que sabían que podían motivarle. Uno de estos amigos adquirió una gran intimidad con él y le proporcionó un gran apoyo:

Un verdadero amigo que estaba a mi lado, diciéndome que me recuperaría, hablándome de todas las cosas por las que tenía que vivir –contaba.

La experiencia de Joe demuestra muy bien que cuando un paciente pide ayuda y apoyo, suele encontrarlos incluso en mayor medida que lo que esperaba.

GENTE QUE NECESITA A LA GENTE

Una canción popular afirma que «la gente que necesita a la gente es la gente más afortunada del mundo». Podríamos volver a escribir esa línea para leer: «La gente *que sabe* que necesita a la gente...» pues todos necesitamos a otras personas, aún más cuando estamos enfermos.

Tanto los pacientes que viven solos como las familias desean a veces no depender más que de ellos mismos para todo tras conocer el diagnóstico de cáncer. Pero a causa de su naturaleza crónica, el cáncer obliga a buscar la ayuda de sistemas exteriores de apoyo y de una familia más amplia. En las primeras etapas las familias suelen poder satisfacer sus necesidades sin ayuda, pero, si persisten en esta actitud, pueden llegar a consumirse. Hay tantas actividades nuevas que absorben tanto tiempo, como las relacionadas con el tratamiento, la nutrición, el ejercicio, etc., que los que tratan de hacerlo «en solitario» no hacen más que consumir sus recursos.

Teniendo esto presente, cada paciente y su familia pueden desear desarrollar sistemas exteriores de apoyo. Son incontables los modos que hay de hacerlo y nadie puede afirmar si ese grupo de pacientes, ese equipo deportivo o esa religión es lo más adecuado para un individuo en particular. Cada familia y cada paciente deben encontrar lo que es válido para ellos. Una cosa es segura: el apoyo exterior es esencial.

6. EL TRATO CON EL MÉDICO

Las personas con cáncer trabajan muy en contacto con sus médicos durante un largo periodo de tiempo. En mayor o menor medida, tanto la comodidad del paciente como su creencia en la eficacia del tratamiento dependen de la relación que mantienen con ellos. Esta relación médico-paciente es un elemento vital en el proceso de recuperación. Por razones obvias, la elección del médico, siempre que exista esa opción, es una de las decisiones más importantes que puedan tomar el paciente y su familia. Aunque en definitiva es una decisión del paciente, la familia puede ayudarle recogiendo la información necesaria para la elección. Si más tarde se presentan dificultades de algún tipo con el médico, la familia tiene que animar los esfuerzos del paciente para superarlas.

ELECCIÓN DEL MÉDICO

El proceso de selección de un médico comienza lógicamente cuando el paciente solicita una segunda y una tercera opiniones. Ya he señalado que esto es preferible a la simple aceptación del diagnóstico inicial por dos razones: en primer lugar, siempre es posible que médicos diferentes interpreten de forma diferente los datos y lleguen a diferentes diagnósticos; en segundo lugar, incluso aunque se muestren de acuerdo en el diagnóstico, pueden tener ideas y enfoques distintos en lo que se refiere al tratamiento.

Cuando un paciente y su pareja acuden a la consulta de varios médicos, tienen la oportunidad de evaluarlos. Para hacer esta evaluación, el paciente debe saber qué espera de un médico. La experiencia, obviamente, es muy importante (aunque quiero señalar prudentemente que muchas veces «el mejor cirujano de la ciudad» no tiene por qué ser más experto que otros muchos...; solo es más conocido). En lo que a experiencia se refiere, la mayor parte de los pacientes de cáncer quieren estar bajo los cuidados de un oncólogo. Pero para muchos tal vez sea tan importante el tipo de relación que mantienen con su médico como su experiencia.

El paciente que sabe de antemano qué tipo de relación desea suele ser el que más satisfecho queda de su elección final. Las posibilidades van desde la relación tradicional fuertemente dirigista hasta otra en la que el médico actúe como un consultor, siendo el paciente el que dirige el tratamiento. Para algunos, este tipo de participación activa en el propio tratamiento conlleva una disminución de la ansiedad. Estos pacientes prefieren tomar sus decisiones finales sobre su tratamiento y sobre el manejo de los posibles efectos secundarios. Desean leer todos los artículos médicos disponibles sobre el tema e incluso hacen sus propias sugerencias al médico. Son personas que necesitan un médico que tenga un talante negociador, que les presente varias posibilidades de elección en lo que al tratamiento se refiere y que discuta detalladamente con ellos los beneficios potenciales y los posibles efectos secundarios.

Otros sienten que este tipo de responsabilidad lo único que hace es incrementar su ansiedad. Tal vez no se sientan cómodos teniendo que tomar importantes decisiones relacionadas con su salud, especialmente cuando hay de por medio una enfermedad del estilo del cáncer. Estos pacientes se sienten a veces muy tranquilizados cuando trabajan con un médico que los dirige y les dice qué necesitan sin el menor asomo de duda. Entonces pueden relajarse y seguir esas órdenes con un sentimiento de seguridad. Este tipo de relación les parece adecuado y correcto, mientras que otras personas pueden sentirse coaccionadas, e irritarse por un trato de esta índole. Por esta razón, un elemento que hay que considerar es el grado de «dirección» que se desea conceder al médico.

Otro elemento que tiene importancia para muchos es la personalidad del médico. Aunque la personalidad puede parecer irrelevante, a muchos pacientes les resulta muy importante, especialmente cuando no se sienten bien. Algunas personas experimentan mucho consuelo con los médicos tradicionales que solían sentarse junto a la cabecera del paciente, que eran amables y cariñosos y daban golpecitos de aliento en las manos. Otras se sienten más seguras cuando son tratadas por médicos más directos y menos emocionales que se limitan a los hechos. Otras más no se encuentran cómodas con ninguno de estos dos extremos y prefieren a un doctor amigable y conversador. Si la personalidad del doctor tiene importancia para el paciente, hay que tenerla en cuenta al hacer la elección. Yo tuve una vez un paciente que estaba trabajando con «el mejor» doctor que había en ese terreno, pero se daba cuenta de que su personalidad imposible le dejaba siempre deprimido. Cuando este tipo de cosas suceden, el paciente debe considerar la posibilidad de buscar otro buen médico con el que sintonice mejor.

En casi todas las ocasiones, el paciente no suele haber formulado sus preferencias en lo que a médicos se refiere a la hora de comenzar el proceso de selección. En lugar de eso, dichos criterios y valores tienden a emerger a medida que él y su cónyuge hablan sobre lo que dijo el médico y el modo en que se sintieron entonces. Tras visitar a varios médicos, el paciente puede reflexionar, definir esos criterios por escrito y ver cuál de ellos se ajusta mejor a lo que busca. Esta es otra ocasión en la que la familia se alegrará de haber tomado notas de esas consultas o incluso de haber grabado las conclusiones del doctor. Por consiguiente, conseguir otras opiniones no solo proporciona una información médica mayor, sino que también le da al paciente la oportunidad de seleccionar el médico que desee.

LA INFORMACIÓN QUE DAN LOS MÉDICOS

Casi todos los que reciben un diagnóstico de cáncer se enfrentan con algo bastante desconocido... y necesitan una buena cantidad de información. Cuando les dijeron a Pamela y Bob Mang que su hija tenía un sarcoma osteogénico, tuvieron una reacción típica:

—Nos sentimos totalmente fuera de control... Era un choque brutal pensar que la vida de Jessica estaba en peligro —dijo Pamela—. Entonces nos dimos cuenta de que cuanta más información tuviéramos de más poder dispondríamos para manejar la situación. Al adquirir conocimiento podíamos recuperar algo de nuestro control.

Los Mang también sabían que su hija tenía la misma enfermedad que había sufrido el hijo de Ted Kennedy y por la cual le habían amputado la pierna. La amputación era una decisión de tratamiento con la que tenían que enfrentarse y no querían tomar una decisión de esa magnitud sin información. Bob decidió hacer acopio de información llamando por teléfono a los mejores especialistas del país. Pidió a cada uno de los médicos con los que estuvo hablando el nombre de varios especialistas que obviamente eran considerados como expertos por sus colegas. No dudó en llamar a esos especialistas, identificarse y decirles que quería hacer una consulta telefónica y que deseaba que le enviasen después la factura de sus honorarios.

—A fin de cuentas –decía–, su tiempo vale dinero.

Todos los médicos hablaron con él, algunos durante largo rato, pero solo unos pocos le enviaron la cuenta después.

Los Mang almacenaron esta información de forma muy metódica. Bob tomaba notas mientras hablaba con los médicos y luego él y Pamela se sentaban y repasaban la conversación. También comenzaron a coleccionar libros médicos de consulta que les ayudaban a comprender la terminología y la propia enfermedad.

Al obtener la información directamente de los médicos, adquirieron un conocimiento básico. Tras esto pudieron plantear preguntas más sofisticadas y entender las respuestas que recibieron. Una de sus preocupaciones fundamentales cuando Jessica comenzó el tratamiento era saber cuáles eran los posibles efectos secundarios, qué era lo peor que podía suceder. Su conocimiento demostró ser de crucial importancia cuando se le prescribió a Jessica un fármaco que podía ser tóxico para el corazón, si bien era un efecto secundario apenas probable.

—Si no hubiéramos considerado esa posibilidad –dice Pamela–, habría sido horrible. Incluso sabiéndolo, fue un fuerte golpe para nosotros.

Los Mang sabían bastante sobre esa posibilidad para saber dónde podían buscar más información. Algo que descubrieron tras su búsqueda fue que si le daban a Jessica altas dosis de vitamina E, le serviría para reparar los posibles daños del corazón. La vitamina E es un antioxidante, mientras que la adriamicina que estaba tomando es un oxidante. Lo hablaron con el médico que habían elegido y este se mostró de acuerdo, pues pensaba que –como mínimo– el suplemento vitamínico no le haría ningún daño.

Igualmente se enteraron de que el medicamento que Jessica tomaba para el corazón llevaba consigo una eliminación del potasio, por lo que se hacía preciso el uso de diuréticos.

—Toda esa química era muy liosa –comentó Pamela–. En cuanto acabó la quimioterapia le dijimos al cardiólogo que queríamos que redujera un poco la medicación. Sabíamos por nuestras investigaciones que eso no causaría ningún problema súbito y que podría ser controlado. Redujimos poco a poco la medicación hasta que ya no tomaba nada. Hoy Jessica no necesita ningún medicamento, lo que, según los cardiólogos, nunca sucedería, y su corazón funciona perfectamente.

Los Mang pudieron asumir la responsabilidad del tratamiento de Jessica porque habían considerado cuidadosamente todas las posibilidades, porque estaban informados.

Además, comprendían la naturaleza del tratamiento médico. Especialmente cuando nos referimos al cáncer, toda decisión que se tome en lo que a tratamiento se refiere constituye un riesgo calculado.

—Nadie sabe con seguridad qué funcionará mejor –señaló Pamela– y ese «nadie» incluye a los médicos. Tal vez tengan más información que nosotros, pero deben hacer juicios humanos. Y no tienen ningún poder de origen divino para asumir esas responsabilidades. Saber esto hacía que nuestro enfoque fuera diferente, pues comprendíamos que teníamos la capacidad de tomar decisiones más cuidadosas e informadas y sentíamos que teníamos tanto el derecho como la responsabilidad de hacerlo por Jessica.

Incluso aunque su hija no tenía más que diez años, los Mang creyeron que también necesitaba información y debía asimismo participar en el proceso de adquirir conocimiento sobre la enfermedad. Creían que la información la ayudaría a sentir un mayor control personal y una mayor seguridad durante el tratamiento, así que cuando ella hacía preguntas sobre su cáncer, le respondían como buenamente podían. Pero siempre la animaron a que escribiera sus preguntas y a que se las planteara al médico durante su consulta. De esta forma Jessica adquirió una idea de lo que eran sus derechos y sus responsabilidades en lo relativo a su enfermedad. Los miembros de una familia que tienen que vérselas con niños, o con un paciente adulto que por la razón que sea no tiene la capacidad de controlar su tratamiento, pueden animar de un modo similar al paciente a que busque información.

Llegar a la consulta del médico con numerosas preguntas es un acto de afirmación y quizás no todos los pacientes se sientan cómodos con esta idea. Conviene recordar que el sosiego mental que se consigue con el conocimiento es un factor importante en la recuperación. Y ya que se trata del cuerpo del paciente, es él el que debe tomar las decisiones necesarias sobre sí mismo así como tener la información precisa para decidir correctamente. Este proceso puede ser más fácil si hay una buena técnica de comunicación con el médico, técnica que es esencial, un elemento clave para tener una relación ágil y fluida a la hora de tratar con él.

COMUNICACIÓN CON EL MÉDICO

Una queja común entre los pacientes es que no tienen la oportunidad de hablar con sus médicos. La comunicación es una vía de dos direcciones y puede ser muy cierto que el médico no dé el tiempo necesario para este intercambio vital de información. Puede tener un horario sobrecargado, especialmente en un hospital grande, y demasiados pacientes para ser todo lo receptivo que debiera a las necesidades emocionales de cada uno. Sea cual sea el caso, el paciente puede cambiar esa situación.

Lo primero que puede intentar el paciente es hacer saber al médico que necesita más tiempo para hablar. Es posible hacerlo de un modo que sea franco sin ser hostil:

—Doctor, hay algunas cosas sobre las que me gustaría charlar con usted. Necesito un cuarto de hora de su tiempo.

Esta es una solicitud específica que el médico puede atender. Si el paciente desea concertar una cita pidiéndosela a la enfermera, puede decirle:

—Me gustaría que el doctor me dedicara quince minutos para preguntarle algunas cuestiones.

Esta es una forma limpia de hacerlo, pues tal vez las citas del médico son tan numerosas y apretadas que le supondría un trastorno concederle al paciente ese tiempo adicional. Lo que estoy sugiriendo es que no es una buena idea esperar a que venga el médico en un momento en que esté muy atareado para soltarle a bocajarro las cuestiones pendientes. Programar ese tiempo de comunicación es práctico y razonable. También es una buena idea mantenerse dentro de los límites de tiempo preestablecido y no insistir para estar media hora preguntando y escuchando las respuestas cuando se han solicitado quince minutos.

Obtener el tiempo del médico no es el único problema que se les plantea a algunos pacientes. Puede ser más difícil comunicar los problemas derivados del estrés emocional que rodea al cáncer. Una paciente que yo traté tenía un médico que le dijo llanamente:

—Vamos a intentar esta combinación de tratamientos, pero su pronóstico es malo. Creo, con franqueza, que es poco realista que espere recuperarse.

La paciente tuvo que decidir en primer lugar si deseaba continuar o no con ese médico, por cuya experiencia tenía un gran respeto. Decidió continuar con él, pero se dio cuenta de que cada vez que hablaba con él solía hacer referencias bastante sombrías sobre su pronóstico. Discutimos el dilema en el que se encontraba. Esas referencias la deprimían. Sentía que no podía dejar que la situación fuera más lejos. Pero decidió darle una oportunidad de cambio a esa relación expresando sus sentimientos. La siguiente vez que vio al médico le dijo:

—Mire, ya me ha dicho varias veces cuál es mi pronóstico y yo sé lo que usted cree que va a suceder, pero me resulta deprimente oírlo una vez tras otra. Comprendo lo que usted piensa. Y desde ahora deseo que no me hable más de mi pronóstico.

El médico, a quien nadie había le dicho antes algo parecido, se sorprendió un poco, pero después trató de cooperar con ella.

Si el paciente cree que es imposible ser tan directo con el médico como en este caso, puede hacerlo de otro modo discutiendo el problema con su médico de familia. Este posiblemente estará de acuerdo en llamar al oncólogo y decirle que el paciente se altera con esos comentarios y que es mejor evitarlos en el futuro. Como los médicos tienen un trato especial entre ellos, este enfoque le parecerá razonable al médico de familia. Si no se lo parece, un miembro de la familia puede buscar unos minutos para estar a solas con el oncólogo y explicárselo. Se haga como se haga, es importante que el paciente exprese sus sentimientos si se siente desbordado por comentarios de ese tipo.

No quiero en modo alguno dar la idea de que los problemas médico-enfermo son siempre debidos a fallos por parte del médico. Este está entrenado para curar enfermedades y no necesariamente para enfrentarse con los problemas de comunicación muy cargados emocionalmente que pueden surgir de una enfermedad del tipo del cáncer. El trabajo con una enfermedad que amenaza la vida presenta dificultades para los médicos. Me he dado cuenta de que la mayor parte de los pacientes se relacionan mejor con sus médicos cuando desarrollan una cierta empatía por los problemas del doctor.

Una dificultad con la que tienen que enfrentarse todos los médicos que trabajan con personas que tienen cáncer es su propia frustración. La mayor parte de ellos llegan a la medicina con el fin de aliviar los sufrimientos y sanar a los enfermos, pero en el caso del cáncer se ven forzados a trabajar con una gran incertidumbre en lo que al resultado se refiere. Esto es muy estresante para el médico. A menudo los pacientes incluso le piden que cargue con toda la responsabilidad en lo que al tratamiento se refiere. La relación de Pamela y Bob Mang con los diferentes médicos que atendieron a Jessica fue tan fluida porque comprendían lo difícil de la situación y sintonizaban con ellos.

—A pesar de que nos encontrábamos personalmente en una posición muy estresante —explicó Pamela—, teníamos claro que los médicos son también seres humanos. Cuando me sentía muy desbordada en mi relación con un médico, me forzaba a detenerme y a imaginar cómo me sentiría si estuviera en su pellejo..., cómo lo veía él. Llegué a comprender que los médicos tienen también sus miedos, tantos como cualquier otra persona. En particular, los oncólogos que trabajan con niños se encuentran en una posición muy difícil. Durante el tratamiento de Jessica vi quemarse a un buen número de médicos y tirar la toalla porque no podían soportarlo. Y yo no podía reprochárselo.

Algunos especialistas de cáncer resuelven su incomodidad y frustración personales distanciándose emocionalmente de los pacientes. Todos los médicos sienten un cierto grado de conexión personal con sus pacientes y, cuando están viendo constantemente la muerte entre aquellas personas que les importan, suelen sentir dolor, aunque puede que sea a un nivel muy profundo, casi inconsciente. Este dolor puede minar la energía emocional de un médico y hacer que le cueste más ser paciente y comprensivo. También le puede llevar a adoptar una postura fría y distante para su propia autoprotección. No hay nada malévolo en esto. Es una forma de enfrentarse con una profesión muy difícil. Digamos una vez más que cuando un paciente se siente desbordado por la conducta de su médico, puede que se vuelva más tolerante si se imagina en su posición.

Aunque los médicos pueden crear de forma inadvertida unas pobres relaciones con sus pacientes a causa de las dificultades de su profesión, estos pueden asimismo crear problemas por sus expectativas. Muchos de nosotros acudimos al médico como si fuera Dios. Desgraciadamente, el sistema médico del pasado reforzaba esta actitud. Hasta hace muy poco, tanto el doctor como el paciente pensaban que el primero debía ser el que llevara la voz cantante. Este fenómeno se reforzaba de muchas formas, tal como el hecho de que las recetas se escribían en el venerable latín, idioma que normalmente no era entendido por los pacientes. Mientras prevalecía esta actitud, no era frecuente que un médico discutiera con el paciente los posibles efectos secundarios y no se ponía énfasis en el concepto de consentimiento informado. El médico le decía simplemente al paciente lo que tenía que hacer. Los pacientes a su vez aceptaban la posición bastante cómoda de ser tratados como niños que no tienen responsabilidad de sus propios cuerpos. Es más, participaban en el juego colocando a su médico en un pedestal: el doctor tenía todas las respuestas.

En el caso del cáncer y de otras muchas enfermedades, los médicos no tienen todas las respuestas. Pacientes que hasta ese momento han confiado en sus médicos en lo que a su salud se refiere muestran una gran irritación cuando se enfrentan con este hecho. En cierta forma culpan al médico de su enfermedad. Y esta irritación tiene sus raíces en su creencia oculta de que los médicos son infalibles.

Hay otras características del cáncer que tienden a que aumente la irritación de algunos pacientes con sus médicos. Una es el hecho de que el cáncer es con frecuencia una «enfermedad silenciosa», es decir, el paciente va a la consulta del médico para un examen físico, sintiéndose perfectamente bien, y es golpeado con un diagnóstico de cáncer: «Me sentía estupendamente hasta que me dijo que tenía cáncer». Lo que puede suceder a continuación es que el paciente sienta una ira natural contra la propia enfermedad y contra el hecho de que tenga cáncer... pero en vez de admitir esta ira, puede desplazarla hacia el doctor. Este fenómeno es tan frecuente que motivó la realización de un estudio en un centro de tratamiento contra el cáncer. Los resultados mostraron que con frecuencia los pacientes abandonan al médico que realizó el primer diagnóstico y eligen a otro para que se haga cargo de su salud. Los investigadores llegaron a la conclusión de que los pacientes suelen considerar al médico que les dijo por primera vez que tenían cáncer como el verdugo. Incluso los pacientes que se mantuvieron con el mismo médico sentían tanta ira y resentimiento que no cooperaban en absoluto en el tratamiento. Los miembros de la familia, por supuesto, pueden tomar la misma actitud. Si el paciente o su familia sienten mucha agresividad hacia el médico, vale la pena examinar si esta agresividad no se refiere en realidad a la enfermedad. Esa ira es muy natural... pero si se desplaza al médico puede cortar de un modo muy significativo la relación médico-paciente.

También es natural que un paciente se enfade si su tratamiento conlleva efectos secundarios desagradables, como pérdida de pelo, náuseas o debilidad. Él ha aceptado ese plan de tratamiento con la mejor intención del mundo, comprendiendo que esos síntomas se pueden presentar. Pero cuando quince días más tarde no se siente bien, es posible que empiece a pensar que mejor «sería mandarlo todo al diablo y salir de allí». Generalmente, no suele ser útil que el paciente no exprese esa ira natural. Todos lo hacemos cuando algo nos duele profundamente. Solemos quejarnos con amargura, pero así sacamos el resentimiento de nosotros y podemos continuar. Al expresar el disgusto se hace más fácil aceptar lo que es necesario.

Aunque los tratamientos como la quimioterapia y la radioterapia pueden ser deseables antes de comenzarlos, el paciente puede olvidar este hecho cuando las cosas comienzan a complicarse. En esos momentos vuelve a cobrar importancia la comunicación con el médico. Es una buena idea que el paciente se replantee el tratamiento y le pregunte a su médico si le parece necesario continuar con todo el proceso. Así se sentirá mucho más tranquilo y sabrá que vale la pena hacerlo en el momento en que lo está haciendo. Por otra parte, puede darse cuenta de que su médico tal vez considera que el tratamiento es negociable... y a veces lo es. Tanto si el paciente decide modificar el plan de tratamiento como si no, hablar al respeto le ayudará a sentirse dueño de la situación. De hecho, *es* dueño de la situación y está decidiendo tomar ese tratamiento.

Es fácil perder esto de vista y creer que de alguna forma el médico se lo está imponiendo. Cuando esto sucede, el paciente tiene la sensación de haber perdido el control, de tener que *someterse* al tratamiento… aunque esto no es cierto, pues es su cuerpo y su elección.

El paciente que decide seguir un plan de tratamiento y experimenta efectos secundarios desagradables no debe pensar que no hay nada que hacer con su desgracia. Muchos pacientes no hablan nunca de los problemas que les causan los efectos secundarios con sus médicos. En lugar de hacerlo adoptan una posición estoica. Deben recordar que el médico está allí para intentar solucionar *cualquier* problema físico que se presente y no solo para combatir la enfermedad. Por ejemplo, pueden decirle al médico que se sienten debilitados por las náuseas, que les producen sensaciones horribles. Pueden incluso preguntarle si no hay modo de evitarlas. Los médicos tienen una gran variedad de opciones para tratar los efectos secundarios y pueden prescribir en algunas ocasiones lo necesario, o manipular de cierta forma el tratamiento para que el paciente se sienta más cómodo.

La comunicación con el médico, soy consciente de ello, puede ser difícil. A veces los esfuerzos del paciente para cambiar la relación no se ven culminados por el éxito, aunque opine que la experiencia del médico es tan grande que no le apetezca cambiar a otro profesional. He conocido pacientes que vacilaban ante esta alternativa, repitiéndose que aunque no les gustaba el médico quizás llegara a cambiar, y en caso contrario lo abandonarían. Esta actitud resignada puede provocar una gran cantidad de frustración en el paciente. Generalmente es mejor que él mismo tome sus decisiones, pues así se alivia la ansiedad propia de la indecisión. Estas decisiones pueden ser algo tan limitado como darle al médico un plazo de tiempo para que cambie y si no, reconsiderar la situación.

Un paciente en esa situación también puede sentirse mejor tras expresar sus sentimientos negativos a su familia y a su grupo de apoyo. Esto libera una parte de la frustración y de la ira, incluso aunque no cambie la relación. Si el paciente va a continuar con el mismo médico, la supresión de esos sentimientos no sirve para nada. Mejor es volver a casa y decir:

—¡Maldita sea, no me gusta nada ese tío! ¡Creo que sabe lo que se hace, pero es un insensible y desagradable!

Si se permite al paciente que manifieste su frustración, se sentirá mucho mejor al hacerlo.

SOBRE LA DESPERSONALIZACIÓN

Algunos pacientes se quejan de que sus médicos y otros profesionales de la salud los tratan fríamente y sin respeto. Son quejas tan frecuentes que tengo que referirme a ellas.

Un ejemplo típico de este problema es el tiempo que se desperdicia en la sala de espera. Algunos médicos y clínicas parecen carecer de la habilidad necesaria para citar correctamente a los pacientes. No es extraño oír que alguien se queja de haber esperado tres horas en la sala de espera para una consulta de diez minutos. Desde luego, si esto sucede, el paciente es muy dueño de pedir que su propio tiempo sea más respetado en el futuro.

Algunas personas se enfadan enormemente ante situaciones de este tipo, pero reprimir la ira y gritarle luego abruptamente al médico no suele dar buenos resultados. Suele ser más efectivo emplear un modo más directo de comunicación. Se puede, por ejemplo, decirle al médico que no nos gusta esperar durante tres horas y preguntarle qué se puede hacer para que no vuelva a suceder.

Puede ser más difícil resolver las quejas sobre el trato impersonal por parte de una institución, que suelen ser las que presentan con más frecuencia los usuarios de los grandes hospitales. Acuden a ellos porque esos grandes centros de tratamiento contra el cáncer disponen de los medios más avanzados y suelen estar dirigidos por personas de mucha experiencia. Muchas de estas instituciones ofrecen unos cuidados muy personalizados, pero algunos pacientes se han quejado del trato excesivamente impersonal que han recibido cuando estaban pasando unos momentos muy difíciles. También se han encontrado con que tenían dificultades para asumir el control de la situación. Uno de mis pacientes, Bob Gilley, reaccionó frente a esa despersonalización de una forma tanto agresiva como imaginativa. Aunque no consiguió grandes cambios en el modo en que estaba siendo tratado, causó un impacto y se sintió mucho mejor por haber sido capaz de expresarse. Su estilo, como veremos más adelante, es su estilo personal. Su respuesta frente a la despersonalización que estaba experimentando fue directa y expresiva.

Bob se sintió inicialmente desbordado por las nueve horas que fueron precisas para conseguir su admisión en el hospital. En primer lugar, tanto él como BJ, su esposa, se sintieron aterrorizados por la larga permanencia en la sala de espera con personas que estaban en estadios avanzados de cáncer.

—Nos dimos cuenta de que me aguardaba lo mismo que a ellos –dijo Bob.

Al final le dieron una habitación doble con un cuarto de baño que tenía que compartir con otros treinta y cinco pacientes. Esto no era en sí un problema, pero un médico joven le dijo que según las últimas investigaciones parecía ser que el cáncer era contagioso. Muy abrumado, Bob solía esterilizar dos veces los sanitarios antes de usarlos.

En alguna ocasión se permitió decir a los miembros del personal que si él llevara su negocio del modo en que ellos llevaban el suyo, estaría en el paro.

—Su manejo del tiempo era totalmente absurdo –explicó Bob–. Querían que esperara nueve días antes de conseguir los resultados de las pruebas, cuando ajustando el horario era posible hacerlo en cuatro días. Estaban totalmente preparados solo para desperdiciar mi tiempo.

Bob también se enfrentó con el personal médico:

—En una ocasión vino un quimioterapeuta a mi habitación para hacer unos controles, ¡y estaba fumando e incluso me tiró la ceniza encima! Yo estaba furioso... y él lo hacía todo sin ni siquiera disculparse. Le dije que saliera de mi habitación y que no volviera nunca más.

»Ese centro de tratamiento contra el cáncer era también un hospital clínico y cuanto más larga era la bata blanca del médico, mayor era su posición. Bueno, pues un día llegó un médico con una bata que le llegaba hasta los tobillos y todos los estudiantes y ayudantes le seguían con sus cuadernos de notas. Ni siquiera me dio los buenos días. Se dedicó tan solo a darme golpecitos por todo el cuerpo y a contar mi historia.

»Me sacó totalmente de quicio. «¡No me haga eso!» le dije. Naturalmente, se quedó muy cortado. «¿Cómo dice?», respondió. «Le he dicho que no me toque hasta que se presente y me pida permiso para hacerlo», le contesté. Esto le molestó, porque él era el gran doctor. «Quiero que entienda algo», añadí. «Quiero ser un buen chico, pero soy un cliente de pago, así que no me haga eso. No me gusta».

En este caso y de forma quizás bastante predecible, no se respetaron los sentimientos de Bob.

—Ese médico se enfureció. Me dijo que *yo* era insolente y arrogante. Y yo le dije que saliera de mi habitación… aunque quizás no se lo dije con muy buenos modos.

Tal vez Bob tuvo las mayores dificultades con la actitud descuidada de los miembros de la institución hacia sus necesidades personales o, dicho con otras palabras, la total ausencia de ternura y de trato cariñoso.

El conflicto estalló un día en que tenían que llevarle desde su habitación, que se encontraba en el anexo, hasta unas dependencias para someterle a unas pruebas y luego, tras una espera, al edificio central del hospital para recibir su dosis de quimioterapia. Bob ya había observado que los enfermeros que le sacaban de la habitación y le llevaban en ese trayecto de cuatro kilómetros eran muy poco escrupulosos en el control del horario.

—En una ocasión me dijeron que volverían a las once y no aparecieron hasta después de la una. Yo estaba sintiendo unos efectos secundarios muy fuertes y además no me gusta esperar tanto… Solo quería estar de nuevo en mi cama.

»De modo que, cuando aquella vez vinieron a buscarme, les pregunté que cuándo volverían a por mí. Y una vez más me dijeron que a eso de las once. Esta vez les dije: «Chicos, me habéis dicho esto en varias ocasiones, pero nunca lo habéis hecho. Quiero que ajustéis vuestros relojes con ese de la pared, porque si no estáis aquí para cuando marque las once, me iré andando». Naturalmente, me dijeron que no me preocupara, que vendrían a recogerme con puntualidad. También le expliqué esto a la enfermera. Le dije que me estaba poniendo malo, verde y de todos los colores de estar tanto tiempo en la sala de espera.

»Tras las pruebas, estuve echado en la sala de espera en una especie de posición fetal, con las piernas contra el estómago..., lo que ayuda a sentirte mejor cuando tienes náuseas..., y estaba pendiente del reloj.

A las once le pregunté a la enfermera si quienes tenían que trasladarme estaban ya allí. Ella me dijo que no y yo le anuncié que me iría caminando. «¡Pero no puede hacer eso!», exclamó la enfermera. «Sí puedo, porque soy más grande y más fuerte que usted», respondí.

La enfermera intentó agarrar a Bob por el brazo, pero él se resistió. Ella comenzó a pedir auxilio mientras Bob, en bata y pijama, realizó los cuatro kilómetros hasta el edificio principal del hospital para gran asombro de todos los automovilistas que pasaban a su lado. Cuando llegó, se metió en la cama. Y, como él dice, se sintió bien haciendo aquello.

Bob protestaba por cosas que muchos pacientes soportan como inevitables: que los despierten innecesariamente de madrugada con luces potentes, que los manipulen impersonalmente médicos sin nombre, etc. El enfrentamiento con una institución que despersonaliza no es fácil, como muestra la experiencia de Bob, pero cuando se trata de recibir un cuidado vital o de conseguir un respeto personal mínimo, puede que sea necesario afirmar enérgicamente los propios deseos, tanto de forma verbal como con acciones. De hecho, parece que sea necesario hacer esto para conseguir mejores cuidados en los hospitales. Un sociólogo estudió las interacciones paciente-personal sanitario en el hospital dc Stanford y en su disertación expuso uno de sus hallazgos que tenía bien documentados: descubrió que la grasa se le aplica al engranaje que chirría. Si alguien se enfrenta con personal médico que tiende a tratar a los pacientes como si fueran números, puede que sea necesario que «chirríe» un poco para conseguir el respeto y las atenciones necesarias.

Unas palabras de precaución para los aspirantes a «engranajes que chirrían». A veces es muy tenue la línea que separa a los engranajes que chirrían de los pelmazos integrales. Aunque recomiendo hablar y asegurarse de que las necesidades sean atendidas, los pacientes deben ser cuidadosos para no enemistarse innecesariamente con los médicos y las enfermeras y llegar a malograr relaciones que hubieran podido ser buenas.

También es conveniente recordar que en muchos hospitales el personal médico está sobrecargado de trabajo. Los médicos y las enfermeras que tienen un horario muy apretado no disponen de tiempo para dar atención personal sin límites –del estilo de la que reciben los pacientes del doctor Marcus Welby de la televisión– y muy raramente los profesionales de la salud de carne y hueso se comportan como el mencionado doctor Welby. Esto es especialmente cierto en los grandes hospitales, que suelen estar sobrecargados.

Al mismo tiempo, es útil no olvidar que lo que he señalado sobre el estrés que tienen que soportar los médicos se aplica asimismo a los demás miembros del personal sanitario. Los que trabajan en centros de tratamiento contra el cáncer, de forma muy especial, puede que se sientan desbordados por el dolor y por su incapacidad para ayudar a los pacientes del modo que quisieran. Para ellos puede ser agotador verlos como seres humanos y relacionarse de forma cálida con ellos en medio de toda la incertidumbre del cáncer.

Aunque este capítulo se ha referido a los problemas que tienen los pacientes y sus familias para comunicarse con los médicos, no quiere en modo alguno indicar que esos problemas sean universales. Muchos de mis pacientes tienen con sus médicos excelentes relaciones gobernadas por el respeto mutuo. Las ideas expuestas aquí son para los que tienen dificultades en este aspecto crítico. Si alguien de tu familia tiene problemas de esta índole, debe ser apoyado por todos los medios en sus esfuerzos para superarlos. Una nueva lectura de este capítulo muestra que, de una u otra forma, todos los problemas mencionados tienen como eje la comunicación. Cuando se aspira al objetivo de crear un ambiente familiar que favorezca la recuperación, una clave fundamental es que exista una buena comunicación. En el capítulo siguiente aún nos centraremos más en este tema al hablar de la comunicación de los sentimientos, asunto de máxima importancia en toda familia y que es todavía más necesario cuando la familia se encuentra bajo el estrés de una crisis.

7. COMUNICACIÓN DE SENTIMIENTOS

La expresión sincera de los sentimientos en el seno de una familia tiene una importancia tan crucial para la salud general de sus miembros que el tema ya ha surgido repetidamente en este libro y seguirá apareciendo. Este capítulo está íntegramente dedicado a la comunicación de los sentimientos, por qué los negamos, por qué necesitamos expresarlos, cómo animar su expresión y cómo responder a ellos. La razón por la que hago tanto énfasis en este tema es que la comunicación de los sentimientos en el seno de la familia es capital para crear un ambiente que favorezca la recuperación de la salud y para ayudar al paciente a aumentar la fuerza psicológica necesaria para trabajar en dicha recuperación.

Si los ejemplos de este libro te convencen de que tú y tu familia tenéis problemas de comunicación, no te alarmes…: todas las familias los tienen en una u otra área, incluso las más saludables. Pero la comunicación es un tipo de comportamiento que puede aprenderse y los malos hábitos pueden ser reemplazados por buenos hábitos. Ten igualmente presente que esos problemas familiares suelen ser magnificados cuando se da una crisis, como puede ser un diagnóstico de cáncer. Las crisis hacen que la comunicación sea aún más importante y con mucha frecuencia nos damos cuenta de nuestras dificultades para hablar con otra persona precisamente en el momento en que tenemos algo realmente importante sobre lo que hablar.

Está firmemente establecido que la comunicación de nuestros sentimientos a los demás es necesaria para conseguir el bienestar mental y emocional. Para las personas que tienen cáncer esto es cierto por partida doble. Muchos pacientes de cáncer parece como si aparentemente se comunicaran bien, pero una mirada un poco más profunda muestra que los únicos sentimientos que comunican son el cariño, el optimismo y la esperanza en la recuperación. Lo que no comunican es la amplia gama de sentimientos que solemos llamar «negativos» y que incluyen la depresión, la ansiedad, la desesperanza y la ira frente al hecho de que tienen cáncer. Se ha observado que estos sentimientos embotellados, como ya mencioné en el capítulo 1, están muy relacionados con el cáncer. Las personas a las que se les diagnostica esta enfermedad suelen sufrir esta represión de sentimientos, lo que parece que disminuye el eficaz funcionamiento del sistema inmunitario. Sin duda disminuye también la calidad de la propia vida, ya que los sentimientos reprimidos suelen llevar a la depresión.

Los pacientes y las familias que comprendan lo íntimamente unida que está la salud a la libre expresión de los sentimientos, pueden pensar en la posibilidad de cambiar los modelos familiares de comunicación. Aunque se hayan mantenido bien hasta entonces, la crisis de una enfermedad puede hacer que el cambio sea imprescindible. Las familias que cambian se dan cuenta de que, irónicamente, han obtenido un beneficio de la crisis...: sin ella habrían vivido para siempre unas «vidas de tranquila desesperación».

LOS PACIENTES DE CÁNCER Y LA REPRESIÓN DE LOS SENTIMIENTOS

En nuestra cultura, muchas personas niegan o reprimen las emociones «negativas». De día en día se va incrementando nuestro conocimiento sobre el impacto significativo que tiene esta represión sobre la salud. Las enfermedades de corazón, por ejemplo, han sido asociadas con la represión de la ansiedad. El cáncer se ha visto vinculado con cierta frecuencia con la represión de la ira. Esta represión suele significar que los pacientes no solo se niegan a hablar de la ira, sino que se niegan a sentirla. Ten en cuenta, desde luego, que esa represión puede estar presente en otros miembros de la familia; raramente es el paciente el único dentro del núcleo familiar que mantiene sus sentimientos en la trastienda ya que nuestra cultura en su conjunto anima a rechazar una cierta gama de sentimientos.

Quienes se enfrentan con el cáncer y su círculo más cercano no solo tienen que ocultar su ira, sino que incluso deben ocultar y negar la depresión resultante. Parece que tengan que mostrarse encantados, contentos y en la cima del mundo. Tuve una paciente de este estilo que se mostró de acuerdo en realizar unos tests psicológicos que revelaban un yo interno totalmente deprimido. Cuando hablé con ella y con su marido a este respecto, ella se sentó en silencio, pensando sobre aquello, pero estaba completamente irritada.

—¿Depresión? ¿Quién…, Julia? Es la mujer más despreocupada y feliz que conozco. ¡No tiene ni un solo problema! –aseguró su marido.

A la persona que era más allegada a Julia le parecía que era excepcionalmente alegre y animada. Pero a mí me parecía que la causa de su depresión –represión de sus sentimientos– se hacía cada vez más patente a medida que el marido hablaba.

—¡No hay nada que pueda desbordarla! –seguía diciendo—. Hemos tenido algunos problemas financieros importantes, hemos creído que íbamos a perder nuestra casa, nuestro hijo ha tenido algunos tropiezos con la ley… pero ella *nunca* se sintió desbordada. A mí esas cosas me sobrepasan y tiro la toalla… pero Julia no pierde su sangre fría.

La propia Julia llegó incluso a afirmar que lo que él decía era cierto y no podía comprender qué habría sucedido con los resultados de los tests. Yo sabía que era sincera. Cuando una persona reprime sus sentimientos, no los oculta tan solo a los miembros de su familia, sino que se los oculta a sí misma. Esto indica que cuando alguien comienza a comunicarle a su familia sentimientos reprimidos durante mucho tiempo, está comportándose de una forma muy valerosa al descubrir «un nuevo yo». Esa persona suele sorprenderse más que cualquier otra ante los sentimientos que emergen.

De un día a otro no aprendemos a expresar nuestros sentimientos, sino que es un proceso que se hace a lo largo del tiempo en que comenzamos a prestarles más atención. La represión puede tener sus raíces en la más temprana infancia. Generalmente es el resultado de una represión de algún tipo cuando éramos niños. De manera ideal, un niño recibe una aceptación incondicional por parte de sus padres, que le animan para que afirme libremente sus necesidades y exprese sus sentimientos.

Pero un padre que se muestre desaprobador, u otro que rechace las muestras de cariño, pueden hacer que el niño se sienta inseguro. Un niño pequeño puede aprender que si se enfada con su madre y le grita «¡no!», ella puede enfadarse y no hacerle caso esa tarde. Ese niño puede aprender a reprimir su ira afirmativa y asimismo un buen número de sentimientos adicionales. Tal vez la aceptación del padre está condicionada a que el niño esté feliz y contento, así que aprende a poner «cara de felicidad». Cuando crece, llega a ser un adulto que se irrita raramente, que no expresa tristeza o que está demasiado pendiente de las opiniones de los demás.

—No te preocupes por mí –dirá–. No necesito nada. Estoy bien.

Es sincero, por supuesto, pero en su interior tal vez sea muy desgraciado.

Esa persona puede reprimir internamente no solo su ira, sino una parte de su persona que considero que es su yo más desvalido y vulnerable. El niño cuyo llanto se inhibe suele llegar a ser un adulto que no desea molestar a nadie. Como resultado, cuando se encuentra sometido a una gran cantidad de estrés y se siente triste, desvalido y vulnerable, suprimirá estos sentimientos antes que buscar a alguien que le escuche y le apoye. Esto puede dar una imagen de fuerza y de autosuficiencia, pero ni siquiera él mismo ni nadie de sus íntimos saben lo triste y desvalido que está en realidad. Ya que no se permite verter unas lágrimas en el hombro de nadie, no podrá tener nunca el apoyo que necesita para manejar el estrés.

Hay, por tanto, una consecuencia muy importante de esta represión. Como está reprimiendo su ira y no permite ningún alivio a la presión que siente, puede deprimirse o llegar a experimentar una de las enfermedades relacionadas con el estrés. Investigaciones recientes en el campo de la medicina psicosomática indican que la represión de los sentimientos puede provocar una gran variedad de enfermedades, como afecciones de corazón, colitis ulcerosas, problemas de úlcera e, incluso, cáncer. Se ha observado que la represión potencia cualquier trastorno existente. En uno de los estudios psicológicos más tempranos sobre el cáncer, Bruno Klopfer pudo predecir qué pacientes tendrían un crecimiento rápido o lento de sus tumores midiendo la cantidad de represión de cada uno de ellos. Los que tenían una gran necesidad de aparentar que estaban bien cuando sufrían dolores emocionales eran portadores de los tumores que crecían más rápidamente.

Los hijos primogénitos son los que presentan más probabilidades de sufrir el síndrome que acabo de describir. Esto es significativo, porque las estadísticas indican una mayor incidencia de cáncer en hijos primogénitos. Una de las razones de este fenómeno podría estar en el hecho de que las familias suelen presionar más al hijo mayor para que crezca con mayor rapidez, con lo que se le está animando para que reprima su yo vulnerable a una edad muy temprana. De forma típica, el hijo segundo, que puede haber nacido cuando el primogénito tenía entre dieciocho y treinta y seis meses, recibe todas las atenciones. Naturalmente, el mayor se siente aterrorizado y rechazado. Se encuentra en una edad en la que debería desafiar y afirmarse diciéndole «¡no!» a su madre en un esfuerzo para autodefinirse. Los niños a los que se anima a que se comporten de este modo y que encuentran límites adultos firmes, pero que no son rechazados por sus sentimientos, aprenden que no hay inseguridad en el hecho de estar separados de la madre y enfadarse ocasionalmente con ella. Pero cuando un hermanito pequeño entra en la escena, todo se ve de forma diferente. Entonces ya *no* es seguro chillarle a mamá. Las cosas adquieren un matiz de incertidumbre. Estos factores se presentan, naturalmente, combinados con los propios temperamentos de los padres y con sus creencias sobre la ira y la vulnerabilidad. Si fuera educado de una forma estereotipada, ese pequeño sería animado para «comportarse como un hombre» desde el mismo momento en que sepa caminar, lo cual quiere decir que no debe llorar ni mostrar dependencia. De modo que si la madre se encuentra desbordada por el cuidado de un segundo hijo algo difícil, puede animar, por ejemplo, a la hija mayor a que se comporte como una «pequeña madre» a los dos años de edad. En mayor o menor medida, estos son algunos de los factores que contribuyen a crear un adulto que reprime sus sentimientos y que suele desarrollar síntomas físicos cuando se encuentra sometido a estrés.

ALENTAR LA EXPRESIÓN DE LOS SENTIMIENTOS

La ira y la depresión tienden a disiparse cuando los experimentamos plenamente y los expresamos. A muchas personas les puede parecer arriesgado y aterrador dejar que los sentimientos salgan libremente. Una de mis pacientes sentía un gran dolor por la pérdida de su hija, que había muerto hacía unos meses. Dorothy, como otras muchas personas, había sufrido el dolor sin perder la compostura, había hecho los arreglos necesarios y se había enfrentado a aquella situación con gran entereza. Cuando se sentía muy triste, se aislaba para llorar. Y no podía salir de su depresión. Yo la animé a que se permitiera llorar, a que dejara que alguien la consolara y la apoyara, sabiendo que, cuando lo hiciera, se disiparía una gran cantidad de su cansancio y de su falta de energía. Cuando por fin lo hizo, se me presentó mucho menos deprimida. La supresión de sus sentimientos no hacía más que profundizar su depresión.

Uno de los sentimientos más comunes de la gente que se enfrenta con el cáncer y uno de los que más se tienden a reprimir es el miedo a la enfermedad. Algunos se reconocen a sí mismos que tienen miedo, pero se lo ocultan a los miembros de su familia para no hacer más pesada su carga. Esto suele implicar que el paciente se siente aislado y solo, lo cual incrementa su miedo. Al ocultar esta emoción «indeseable», se siente más y más turbado emocionalmente, de forma que el miedo aumenta en lugar de disminuir por el consuelo de alguien querido. Sus cónyuges también suelen hacerlo: «Lo último que necesita mi esposa es preocuparse por mí». La ironía de esta disimulación es que con frecuencia invita al paciente a que se preocupe más de lo que lo haría normalmente. Esta persona puede pensar que algo va mal y empezar a preguntarse si habrá algo que no sepa del diagnóstico, o si los negocios estarán yendo mal, o si piensa abandonarla ahora que está enferma. Sean cuales sean sus especulaciones, generan mayor ansiedad que la simple expresión del hecho de que su cónyuge siente miedo de perderla.

Los hombres suelen tener más dificultades que las mujeres para expresar el miedo por el papel que les imponen los estereotipos culturales. Un hombre que cree que tiene que actuar como John Wayne puede sentirse aterrado ante la idea de que el cáncer está minando su fuerza, e igualmente aterrado ante la idea de mostrar su miedo. Si su esposa siente este tipo de dificultades, tiene que ser muy sensible y cuidadosa en la forma de enfocarlas. Puede ser consciente de que él siente terror, pero no resulta efectivo preguntarle si eso es cierto. El paciente necesita definir y expresar sus propios sentimientos. La mejor manera de alentarle a que lo haga consiste simplemente en abrir la puerta a esa expresión. Así, puede preguntarle si hay algo que le preocupa. Si no responde, puede preguntarle si tiene algún tipo de dificultad. Esto le da la oportunidad de que entre en contacto con sus sentimientos, algo que no suelen hacer las personas que los tienen embotellados. Probablemente el marido no sea consciente de que el miedo le está afectando de forma tan profunda. De hecho, la imagen que tiene de sí mismo ha causado la represión de todos los sentimientos del miedo. Sin embargo, su mujer comprende que está aterrado y desea que se enfrente con el miedo… y que se dé cuenta de que no está mal sentir de ese modo.

Hay muchas formas de abrir la puerta a la comunicación de sentimientos desde el momento en que la pregunta se plantea de un modo abierto, sin presiones ni expectativas de conseguir una respuesta inmediata. Si se le pregunta a la persona si hay algo de lo que desee hablar en ese momento, se le está dando la oportunidad de que se abra y responda.

De la misma forma, una persona que no esté acostumbrada a expresar sus sentimientos puede responder que no le sucede nada. Si la respuesta suena muy a la defensiva, hay muchas probabilidades de que algo *esté* yendo mal, pero lo único que se puede hacer con una respuesta de ese tipo es respetarla, dejar que la persona sepa que no se la va a forzar o a tratar de definir sus propios sentimientos. En esos casos la respuesta que se le dé puede ser del tipo de:

—De acuerdo, ya te he oído. Me pareció que había algo que te hacía sentirte mal. Si en algún momento pasa eso, quiero que sepas que estoy aquí. Nada más.

En esencia, el miembro de la familia que invita a una expresión de este tipo y muestra respeto por los límites del paciente está creando un ambiente en el que este podrá hablar de los sentimientos difíciles cuando los haya. Puede incluso que el paciente se marche y piense en lo que ha sucedido, dándose cuenta de que no está siendo perseguido ni presionado para hablar, por lo que quizás vuelva y acepte la invitación que se le ha hecho.

Ayudar a un enfermo a que abra sus sentimientos reprimidos es un proceso delicado que precisa la comprensión y la paciencia del amor. Preguntar sobre los sentimientos no es nunca un gesto vano; incluso si el paciente no vuelve a hablar de ello, ha aprendido que la otra persona se interesa, que respeta sus límites y que está dispuesta a escuchar cuando él necesite hablar. Ni que decir tiene que la invitación a la autoexpresión es igualmente apropiada para los demás miembros de la familia que parezcan turbados. La mera oferta de hablar *es* una buena comunicación y ayuda a crear una familia más sana y con un mayor grado de intimidad.

EL IMPULSO DE LA JOVIALIDAD

Mucha gente de nuestra cultura cree que el mejor modo de tratar emocionalmente el cáncer consiste en proyectar una «actitud mental positiva» en todos los momentos.

Sin embargo, en lugar de ser útil, este comportamiento puede ser nocivo. Si el paciente o su familia no se están sintiendo de forma «positiva», ese comportamiento puede llevar a la represión de los sentimientos.

Un hombre, por ejemplo, puede comentar con su esposa que está preocupado por su enfermedad y por cómo se las van a arreglar tanto ella como los niños si él muere. La esposa «positiva» tal vez ignore el mensaje de sentimientos ocultos que hay en ese comentario, que está comunicando miedo, ansiedad y preocupación, y responderle que no hay nada de que preocuparse, que va a ponerse bien. Quizás ella lo crea sinceramente, pero no se trata de eso, sino de que en esta situación no es útil que responda ante la ansiedad de su marido con esa negación. Sin duda él tiene razones para sentirse inseguro ante el futuro y necesita enfrentarse directamente con esa ansiedad. Considerar la posibilidad de la propia muerte es algo que nos parece sobrecogedor a casi todo el mundo, pero reprimir la ansiedad ante ese futuro desconocido es bastante poco realista. Las personas suelen sentirse mejor cuando reflexionan sobre la incertidumbre y tratan de prepararse para lo que podría suceder. Si el hombre de este ejemplo se pone a examinar el futuro financiero de su familia y se queda tranquilo porque ve que podrán arreglárselas pase lo que pase, se sentirá mucho más relajado. Así tanto él como su esposa tendrán más fuerzas para defenderse de lo peor y trabajarán con mayor dedicación hacia la recuperación.

Cuando un paciente expresa su miedo a morir —o cuando cualquier miembro de la familia expresa su ansiedad ante el futuro del paciente—, hay que aceptar que esos miedos son reales e importantes, incluso aunque parezcan exagerados.

Por consiguiente, una respuesta sensible podría ser decirle que se comprenden sus miedos y reconocer que la situación es difícil. Esto le da la oportunidad al paciente de abrirse y hablar sobre sus miedos, de llorar, de encolerizarse o de expresar su ansiedad del modo que desee. Es incluso posible que se sienta mejor por el mero hecho de haber sido escuchado. Una vez que ha tenido la oportunidad de hablar, puede adoptar una postura más positiva y en esta ocasión es más probable que se trate de optimismo auténtico, no de una represión o de un «silbar en la oscuridad». Para esto, un miembro de su familia puede decirle:

—Sé cómo te sientes y voy a seguir haciendo lo que sea preciso para ayudarte a recuperarte. Sé también que tal vez no te recuperes, que quizás mueras. Pero, de todos modos, voy a darte mi mejor empujón.

Es obvio que esta es una forma muy diferente de animar la expresión de los miedos del paciente en vez de decirle que no se va a morir, que es mejor no pensar en eso, pues esta respuesta solo potencia la represión y la desesperanza. La respuesta más abierta ofrece un optimismo realista al reconocer que la muerte es posible. Le ofrece también al paciente algo que no da la respuesta de negación...: el genuino apoyo de un miembro amante de la familia que desea trabajar con él y estar a su lado pase lo que pase. Si nos metemos en los zapatos del paciente, resulta fácil imaginar el consuelo y el calor que se desprenden de ese apoyo. Naturalmente, los miembros de la familia no son los únicos que tienen la tentación de interpretar el papel de la jovialidad y menospreciar de esa forma los sentimientos difíciles del paciente. Desgraciadamente, los amigos también lo hacen, e incluso los profesionales de la salud.

Cuando el médico de Pat McNamara hablaba con ella y con Tom, su marido, tras su segunda mastectomía, ellos querían comentarle la ansiedad y el dolor naturales a cualquier persona que hubiese experimentado un cambio tan traumático. El médico salió con una frase de pensamiento positivo algo dudosa:

—No se preocupe tanto por la pérdida de un pecho. Hay otras partes del cuerpo que también son atractivas.

Tom sabía que estaba tratando de darles ánimo, pero ellos se sentían tan desbordados por el dolor y la confusión que necesitaban a alguien que comprendiera esos sentimientos y no los negara como si fueran triviales y de escasa importancia.

La actitud positiva es algo que algunas personas mantienen hasta el amargo final. En su forma más extrema esa jovialidad niega el derecho del paciente a tener cualquiera de estos sentimientos difíciles y a trabajar con ellos al comunicárselos a alguien. Un adulto tiene más capacidad de buscar a alguien con quien hablar que un niño. Con mucha frecuencia los padres de niños con cáncer deciden que lo mejor es protegerlos de todo dolor emocional... y, naturalmente, esto no es posible. Cuando se le niega al niño la posibilidad de experimentar su miedo y su ira, estos sentimientos se hacen subterráneos y pueden provocar una enorme indefensión y depresión. A lo largo de mis investigaciones he encontrado muchos padres que alentaban el «optimismo» hasta extremos patológicos.

Una madre, a la que llamaré Mary Ann, tenía una hija de doce años, Lisa, que tenía un cáncer de huesos muy avanzado cuando se le hizo el diagnóstico. La reacción de la madre consistió en negar tanto su dolor como el de Lisa.

—Mi hija y yo teníamos personalidades análogas –dice–. Cuando los médicos nos daban malas noticias, a pesar de lo terribles que fueran, siempre encontrábamos algo de lo que reírnos. No lo creerá, pero conseguí que Lisa se riera solo cinco minutos después de que le dijeran que probablemente tendrían que cortarle la pierna.

Ni que decir tiene que una amputación no es cosa de risa. Como contraste, Pamela y Bob Mang ayudaron a su hija Jessica a expresar sus sentimientos cuando le dijeron que iban a cortarle la pierna o a quitarle parte del hueso. Incluso le permitieron que participara en la toma de la decisión. De primeras, Jessica les hizo unas preguntas y luego hablaron sobre la opción por la que decantarse.

—Después me puse a llorar –cuenta Jessica– y luego nos sentamos y lloramos y nos abrazamos y hablamos. Por fin dejé de llorar y dije: «Ya basta. Vamos a dejarlo y lo consultaré con la almohada».

Mientras lo hacía, su padre sollozaba. Los Mang pudieron salir de este punto con optimismo realista y determinación ilimitada. Desgraciadamente, Mary Ann y su hija se quedaron atrapadas en la poco realista negación de su dolor y su miedo. Es más, Mary Ann evitó la posibilidad de conseguir una comunicación más íntima con su marido durante esa época, pues se llevó a Lisa a dormir a la cama matrimonial durante los meses que le quedaban de vida. No quería que estuviera sola para que no tuviera malos pensamientos... pero al hacer esto eliminó de hecho cualquier posibilidad de que Lisa entrara en contacto con sus sentimientos y suprimió al tiempo la oportunidad de tener intimidad con su marido durante esos meses.

La negación familiar de los sentimientos era evidente en la relación entre Mary Ann y su marido a lo largo de la crisis que supuso la muerte de Lisa.

—No nos sentíamos bien los últimos días –dice Mary Ann–, pero jamás discutimos. Él sabía que tenía que ser así y, mientras lo hizo, todo fue bien. Si no estaba de acuerdo con algo, yo no le escuchaba. No combatía. Si él me presionaba, yo me retiraba, eso es todo. Estoy segura de que Lisa no sintió ningún tipo de fricción entre nosotros.

Trágicamente, se negó a Lisa cualquier oportunidad para que expresara sus sentimientos a medida que se acercaba la muerte. Cuando su madre le dijo que iba a morir pronto, respondió que no tenía miedo. Después de eso no volvieron a hablar de ello.

Mary Ann es un ejemplo de persona que niega rígidamente sus propios miedos y su dolor. Durante la enfermedad le prohibió a su marido mostrar tristeza diciéndole que no era necesario tener una cara tan larga, cuando sí lo era. En el funeral no lloró y desde que la conozco no sé que nunca haya llorado en el hombro de nadie, ni siquiera de su marido. Ella explicaba que provenía de una familia que le había enseñado ese tipo de «fortaleza».

—Había una regla tácita en nuestra familia de que no había que llorar nunca. Así que me mantuve muy fuerte a lo largo de toda la ceremonia sabiendo lo orgullosos que se sentirían mis padres de mí…

Este orgullo lo consiguió a un precio muy alto. Esa negación rigurosa de los sentimientos «negativos» la alienó de su marido, llevó a su hija a la soledad y al silencio e hizo que enfermase: en la actualidad está recibiendo tratamiento por tener la presión arterial peligrosamente alta. No volvió al trabajo tras el diagnóstico de Lisa y ahora se pasa la vida a oscuras en el cuarto de estar de su casa, intentando protegerse de un ejército de sentimientos dolorosos que se niegan a seguir reprimidos. Tanto su salud mental como la física se encuentran en peligro.

Sin duda el caso de Mary Ann es extremo, pero es un ejemplo de cómo la represión de los sentimientos por parte de un miembro de la familia puede tener un profundo impacto sobre el paciente, sobre los otros miembros de la familia y sobre sí mismo. Tanto si el paciente es un niño como si es un adulto, sus seres queridos pueden ser enormemente útiles al alentar la expresión de toda la gama de sentimientos naturales a la enfermedad. A lo largo de la enfermedad de Jessica los Mang aprendieron lo peligrosos que pueden ser los sentimientos reprimidos del niño. Enseñaron a su hija a expresar su cólera al escucharla y aceptarla. Cuando esta de vez en cuando exclamaba que no era justo, ellos solían admitir que tenía en efecto toda la razón. En vez de tratar de calmarla actuaban como cajas de resonancia. Este tipo de ayuda satisfizo una de las necesidades más profundas de Jessica y le mostró que sus padres la amaban de una forma valiente y auténtica. Creo que contribuyó a la calidad de la experiencia de Jessica. Mantuvo una autoimagen increíble, sobre todo teniendo en cuenta que solo tenía doce años cuando le amputaron la pierna como consecuencia del cáncer.

¿CÓMO SE LO DECIMOS A LOS NIÑOS?

Cuando el paciente es un niño, los padres se enfrentan con un reto específico al tener que ayudar al niño a expresar la ira, el miedo, el dolor y la incertidumbre que siente todo paciente de cáncer. Apenas hay que hablar de si es conveniente decírselo o no al niño, pues el tratamiento médico hace en general que sea necesario. Pero cuando el paciente es el padre o el abuelo, los adultos tienen que saber cómo decírselo a los niños de la casa, tema que a veces se complica por sus edades. Muchos adultos emplean una forma de negación al decidir que no hay que decirles a los niños qué está pasando. Al hacerlo están estableciendo en la casa un precedente de negación de la verdad.

Los niños, aunque solemos olvidarlo, son muy observadores. Cuando de repente los adultos están serios, silenciosos, o participan en conciliábulos secretos, o desaparecen sin razón, cualquier niño sabe que algo importante ha sucedido. Los mayores tal vez vislumbren la verdad de una u otra manera, mientras que los más pequeños se sienten muy ansiosos y desconcertados por este cambio inexplicable. Cualquier niño en esa situación puede imitar a los adultos y tratar de rechazar su miedo ante este problema desconocido. Pero para los niños, igual que para los adultos, lo desconocido suele ser aún más espantoso que lo conocido.

Los padres pueden cometer un serio error si excluyen a los niños de una discusión abierta sobre la enfermedad del paciente y si desalientan la expresión de sus sentimientos al respecto. A veces guardan silencio incluso cuando la enfermedad está cambiando físicamente al paciente.

Un niño en esta situación puede ver que su madre o su padre está enfermo y llegar a creerse que él tiene alguna culpa de ello, tal vez por armar mucho escándalo o por ser muy molesto. Irónicamente, cuando los padres tratan de proteger a sus hijos de la responsabilidad de saber algo sobre la enfermedad los niños reaccionan responsabilizándose en exceso de ella.

Cuando se les da información a los niños sobre la enfermedad, se alivia su ansiedad y se los protege de miedos irracionales. Esto no quiere decir que haya que darles una lección magistral sobre el cáncer, pero tampoco que los adultos depositen sus propias ansiedades en ellos. En lugar de eso, se le puede dar al niño tanta información como pida, no del modo en que se habla a los niños del sexo por primera vez. Se puede empezar dándole la información esencial, diciéndole por ejemplo que mamá tiene cáncer y permitiéndole luego que haga todas las preguntas que desee.

Los niños dicen cuánto pueden digerir. En el caso de los más pequeños, suele ser útil hacerles saber que no tienen ninguna responsabilidad en la enfermedad y dejarles que expresen su enfado y su miedo al saber que su madre o su padre están enfermos y no están disponibles para ellos. Esto alivia cualquier sensación de culpa que pueda resultar al experimentar estos sentimientos naturales.

COMUNICACIÓN SALUDABLE DE LOS SENTIMIENTOS

Recordarás que la estrategia de Mary Ann para que su marido percibiera que estaba enfadada consistía en escapar. Como todo el mundo sabe, enfadarse y gritar con frecuencia no es una manera saludable de comunicar la ira, aunque sea una expresión de sentimientos. La mejor forma de expresar los sentimientos en familia es siendo respetuosos e intentando dejar abierta la puerta para que los demás miembros puedan también manifestar sus propios sentimientos. El objetivo es ser abierto y directo, pero respetando la autonomía de los demás..., su derecho a tener sus propias opiniones y emociones.

La jovialidad sobre la que he hablado en este capítulo es un ejemplo de falta de respeto hacia los sentimientos de otras personas y suele tener lugar en las familias cuando no se apoya la autonomía individual. En otras palabras, uno de los miembros desea determinar cuáles deben ser los sentimientos del paciente, así que cuando este dice que está triste, aquel responde que es una tontería, que no puede estar triste, que basta con que observe lo que todo el mundo está haciendo por él. En las familias que no apoyan la autonomía se da otra falta similar de respeto por parte de los miembros que suelen hablar rutinariamente en lugar de los demás. Yo puedo preguntar a una paciente cómo se encuentra… y su marido responde que se encuentra bien. Al hacer esto una y otra vez, demuestra que la línea divisoria entre ellos no está muy bien definida y que no se permiten el uno al otro ser individuos separados. Se apoya una buena comunicación cuando se permite que todo el mundo exprese sus propios sentimientos y cuando se anima a que nadie hable por los demás.

Cuando esto es un problema, las familias pueden desarrollar formas saludables de comunicación para superarlo. Después de que Pat se enterara de que tenía cáncer, comenzó a percatarse de que su familia, tan cariñosa y tan como una piña, tenía la tendencia de insistir para que todos fueran siempre con la mayoría, sin tener en cuenta los sentimientos de uno u otro. Al aprender a tener cuidado con sus necesidades y proteger su salud, Pat tuvo que enfrentarse con este problema.

—Por ejemplo –explicó–, aunque estuviera muy cansada, mi familia esperaba que preparara la comida de los domingos para diez personas. Y yo solía hacerlo simplemente para complacerlos. Bueno, hoy tenemos una expresión en casa que utilizamos cuando sentimos que sucede algo de este tipo: «Baja de la apisonadora». Ahora todo el mundo comprende que si no quiero preparar esa gran comida, no van a aplastarme. Puede que esté en minoría, pero tienen que respetar mis derechos. Y la misma regla se aplica a mi marido y a mis hijos. Ya nunca se apisona a nadie.

El aprendizaje de una comunicación mejor implica inevitablemente que habrá momentos en los que nadie responda a la expresión de sus sentimientos o que salgan por la tangente con algún chistecito o cualquier otra reacción. Si necesitas expresar sentimientos dolorosos pero te das cuenta de que otro miembro de la familia intenta «interpretar» cómo deben ser esos sentimientos, es importante que le hagas saber cómo te sientes ante esto teniendo siempre en cuenta que a él quizás le resulta difícil escucharte. Tal vez puedas decirle:

—Espera un momento. Que me digas que no me preocupe por mi cáncer no me resulta de una utilidad excesiva. Preferiría que me escucharas y que supieras cómo me siento. Si no puedes hacerlo ahora, está bien. Pero lo que haces no me sirve.

Y ya basta. En ese momento ya has dicho bastante.

❁

El modelo básico de comunicación de los sentimientos es muy simple: alguien los expresa libremente y otra persona los escucha y los admite. Quien escucha no tiene que interpretarlos. Muchas veces personas bienintencionadas cuando oyen a un miembro de su familia que expresa su tristeza, le dicen:

—¿Sabes lo que vamos a hacer? Vamos a irnos a ver una película divertida.

Hay un tiempo y un lugar para este tipo de sugerencias, pero no es cuando alguien está expresando su tristeza. Un respeto por la autonomía de los demás lleva implícita la consideración de que la otra persona puede cuidarse a sí misma.

De forma paradójica, el mejor modo de que una persona pueda superar sus sentimientos negativos consiste en escucharlos y simpatizar con esos sentimientos difíciles sin intentar interpretarlos por ella: «Comprendo que tengas miedo... Yo también lo tendría» o «Ya sé que estás muy triste». Viene bien continuar con una afirmación de nuestro cariño y simpatía: «Lamento profundamente que las cosas te sean tan difíciles en estos momentos». Probablemente lo mejor que se puede hacer en esa situación sea asegurar nuestro amor y nuestro apoyo: «Quiero que sepas que te quiero y que estoy pendiente de ti. Y trataré de que podamos hablar siempre que lo necesites». Esta es la forma óptima de comunicación de sentimientos... y resulta más útil para la superación de las emociones negativas que cualquier otra cosa que se haga.

8. SUPERVIVENCIA Y PROGRESO EN FAMILIA

Cada capítulo de *Familia contra enfermedad* trata sobre el modo en que una familia que se enfrenta con el cáncer puede sobrevivir y prosperar, pero este capítulo tiene un énfasis especial. Invita a la familia a evaluar el modo de manejar de forma efectiva una larga enfermedad y a invertir sus energías para una vida más alegre y satisfactoria.

Esta idea puede parecer chocante, pues en nuestra cultura solemos creer que cuando tiene lugar una crisis que amenaza la vida, hay que dejar de vivir y concentrarse en el dolor. Cuando la crisis es una enfermedad, tal vez se presione a los miembros de la familia para que se dediquen solo al paciente. Esto no suele servir de nada y resulta muy frustrante. La vida debe continuar.

LA VIDA ES PARA VIVIRLA

Como ya he dicho anteriormente, cuando una familia se encuentra sometida a estrés, sus miembros necesitan desesperadamente satisfacer sus propias necesidades.

Por desgracia, vivimos en una sociedad que no comprende bien qué es la salud ni cómo se relaciona con el estrés. A veces los miembros de una familia necesitan ejercer una considerable presión para reprimir sus necesidades, para abandonar todo lo que tiene importancia para ellos y concentrarse en el paciente. Una pareja con la que trabajé acusaba muy directamente esta presión. La esposa, que tenía cáncer de pulmón, se mostraba de acuerdo con que su marido debía ir a jugar al golf como siempre había hecho los sábados por la tarde. Él trabajaba mucho, pasaba las tardes con ella y le encantaba olvidarse de todo jugando un partido de golf.

No bien hubo llegado al campo comenzó a escuchar los comentarios de los amigos con los que se encontraba:

—¡Vaya! ¡Creía que Marjorie estaba enferma!

Algunas personas no decían nada, pero la expresión de sus caras era fría, como si le estuvieran juzgando. El pobre Don comenzó a sentirse culpable: era todo lo que necesitaba para tomar la decisión de no volver a jugar al golf. El mensaje oculto que comprendió era que debería avergonzarse de pasarlo bien mientras su mujer estaba enferma.

La ironía es que lo cierto suele ser lo opuesto. Se debería felicitar a los miembros de una familia que se cuidan a ellos mismos. No quiero decir con esto que la deban tratar de comportarse tras el diagnóstico como si no pasara nada. Eso niega la tensión real de vivir con una enfermedad. Pero lo opuesto, pensar que porque alguien tenga cáncer todo debe detenerse, es, como mínimo, igual de dañino. Para todos los miembros de la familia, el paciente incluido, es más saludable que exista un equilibrio que ayude a cada individuo a buscar la mayor calidad de vida posible.

Para que puedan lograrlo, es necesario que se den cuenta de que su presencia constante no es esencial para el paciente. Es posible que el cónyuge que se encuentra permanentemente a su lado sea excesivamente controlador y sobreprotector... y se está exponiendo además a tener dificultades con su propia salud. No creo que sea preciso que nadie sacrifique su propia vida por otra persona por cariño, pero ni siquiera es muy realista pensar que somos tan necesarios que no podemos disponer de tiempo para nuestras necesidades.

Un caso extremo de esto era Mary Ann, la madre de la que hablé en el capítulo anterior. Abandonó la oficina en la que trabajaba para llevar a Lisa al cirujano ortopédico. Cuando se le diagnosticó el cáncer a la niña, Mary Ann se hundió en la resignación. No volvió a trabajar. Durante las primeras tres semanas de la enfermedad de Lisa, ella y su marido estuvieron permanentemente en el hospital infantil al lado de su hija. Después él volvió a trabajar mientras que Mary Ann se quedó con su hija todas las noches. Los ocho meses siguientes estaba junto a Lisa veinticuatro horas al día. Cuando la niña se puso peor y se dio cuenta de que se estaba muriendo, tuvo también que soportar la carga de la atención de su madre. Además de sus propios miedos, se sentía culpable por el dolor que le causaba a su madre. Un paciente en esa posición puede llegar incluso a sentirse culpable por morirse. Cuando un hombre, por ejemplo, centra toda su vida en su esposa, esta no puede más que sentirse abrumada por la responsabilidad de tratar de vivir para que a él no le suceda nada. No tiene nada que ver con el deseo de vivir y no resulta saludable para ninguno de los implicados. Mary Ann, como ya he comentado, fue bastante incapaz de continuar su vida desde la muerte de Lisa.

De vez en cuando veo a un hombre que adopta una posición igualmente insana hacia el diagnóstico separando por completo a su mujer enferma de su vida. Al creer que la tristeza y el miedo no son sentimientos varoniles, algunos hombres se ocupan excesivamente en el esfuerzo de intentar distanciarse de estos sentimientos. Se sumergen en el trabajo como medio de escape. Pueden parecer fríos y despreocupados superficialmente, pero la verdad es que se sienten tan desvalidos que están aterrados. No pueden soportar la idea de que su esposa puede morir, por lo que la abandonan antes de que esto suceda. Como piensan que va a morir, prefieren no depender en absoluto de ella.

Digamos que están aceptando su muerte antes de que suceda. A decir verdad, la larga enfermedad es una etapa muy solitaria tanto para ellos como para sus esposas. Pero su forma de eludir la enfermedad es tan poco realista como el martirio en el otro extremo.

Una posición intermedia para los miembros de la familia consiste en amar y apoyar al paciente mientras se mantienen las propias vidas y las propias satisfacciones necesarias para la salud y el bienestar. Walter Greenblatt, el agente de seguros de Dallas, tomó conciencia de que el cáncer de huesos de su esposa, Carol, iba a ser una larga enfermedad. Pensó que, por su propia salud, necesitaba tomar unas rápidas vacaciones por su cuenta. Carol apoyaba totalmente la idea, así que periódicamente su marido se marchaba durante un par de días. Un fin de semana del verano, por ejemplo, pasó dos días de acampada en las montañas de Colorado. Walter y Carol hablaron también sobre la necesidad que tenía de mantener una vida social, incluso cuando ella comenzó a sentirse demasiado fatigada para salir por las noches. Él continuó viéndose con sus amigos. Iba con ellos al teatro o a los conciertos y siguió saliendo a cenar. Hay una diferencia notable entre este comportamiento y el comportamiento elusivo mencionado en el párrafo anterior. Walter siempre incluía a Carol. Se sentaban juntos y él le contaba dónde había estado, qué había sucedido y le daba los detalles que le gustaban. Comentaba que al hablar con ella la incluía y sentía como si hubiera estado acompañándole.

Con frecuencia pensamos que cuidarnos cuando nos enfrentamos con una enfermedad de larga duración no es más que cuidar la salud. Aunque el sueño, la relajación, el ejercicio y la alimentación son esenciales, un ingrediente clave de la salud es el ocio y el placer. La vida es para vivir y no para durar. Hay una necesidad muy real de alegría y de felicidad en todas las familias, incluidas aquellas que tienen un miembro con cáncer.

MANEJO DEL «DESEO SECRETO»

Todos nosotros tenemos la necesidad imperiosa de conseguir que nuestras vidas estén estabilizadas y de satisfacer nuestras necesidades. Cuando los miembros de una familia se sacrifican, más tarde o más temprano se muestran resentidos con el paciente. No pueden hablar con nadie sobre esos sentimientos, por lo que se guardan para sí mismos el deseo de que... «todo acabe». Este pensamiento, que yo denomino el «deseo secreto», no es nada infrecuente y constituye una respuesta natural al autosacrificio extremo. También es natural que luego esa persona se consuma por los sentimientos de culpabilidad. No hay forma de progresar como individuo cuando se soporta una carga tal. De hecho, puede hacer que incluso la supervivencia se vuelva difícil.

Por muy complejo que parezca el problema del «deseo secreto», la solución puede ser bastante simple: no abdicar de las cosas que tengan importancia para uno mismo. Una buena póliza de seguros para evitar que esto suceda consiste en trabajar en familia para conseguir que se satisfagan todas las necesidades individuales, como ya describí en el capítulo 3. Si ya está sucediendo, suele ser porque el miembro de la familia cree que el paciente desea que todo se haga como se está haciendo. En este caso, la mejor solución consiste en sentarse y charlar al respecto.

Con mucha frecuencia cuando se hace esto se descubre que el enfermo no desea la autoinmolación de nadie en absoluto. El marido de una de mis pacientes pasaba en casa la mayor parte de su tiempo. Finalmente se armó de valor y se atrevió a decirle a su esposa que deseaba ir a jugar al golf. Se lo explicó, diciéndole que deseaba apoyarla en su recuperación, por lo que necesitaba hacer algo de ejercicio fuera de casa para eliminar el estrés y descansar un poco, que le gustaban los amigos con los que jugaba, que creía que su compañía le era muy beneficiosa y que luego se sentía muy refrescado y despejado.

Su mujer escuchó su exposición y luego le dijo que nunca había querido que dejara de ir a jugar, que era más encantador cuando volvía de sus partidos. Él hubiera podido reiniciar sus partidos sin decir nada, pero esta conversación hizo que no tuviera ni culpa ni ansiedad ante la reacción de ella.

No todos los pacientes apoyan desde el principio estas ideas. Es conveniente no olvidar que el objetivo no es conseguir un permiso para hacer algo, sino la comunicación en sí.

Una de mis pacientes se lo hizo pasar bastante mal a su marido cuando esto sucedió. Tenía un tipo de leucemia que la obligaba a estar confinada en el hospital aislada durante muchas semanas y solo su marido y sus hijos mayores podían visitarla. Tras varias semanas de pasar literalmente cada minuto libre en la habitación de Susan, Sam comenzó a sentirse enloquecer. En una sesión de terapia manifestó la necesidad que sentía de pasarse un fin de semana al sol y jugar al tenis... y a Susan no le parecía ni medio bien. Ella objetaba que estaba enclaustrada en esa habitación y que él era la única compañía que tenía.

Sam le dijo que se daba cuenta de lo duro que debía de ser para ella, pero que necesitaba hacer algo de ejercicio y disponer de algún tiempo de ocio... más o menos los mismos argumentos que he comentado anteriormente. Pero por mucho que expusiera sus necesidades, Susan se sentía herida y mohína. Sam fue a jugar al tenis y continuó haciéndolo todos los fines de semana desde entonces. Poco a poco ella llegó a aceptar su necesidad y, con el fin de evitar el aburrimiento, aprendió a pintar para tener algo que hacer cuando su marido no la acompañaba. Aunque Sam tuvo unas ciertas dificultades antes de conseguir afirmar sus necesidades, la consecuencia fue beneficiosa para ambos.

Sam tenía además que superar otro problema: sus amigos. Desde que Susan ingresó en el hospital algunos consideraban críticamente el uso que Sam hacía de su tiempo libre. Él les dijo que había hablado con Susan sobre el mejor modo de manejar esos tiempos difíciles y que habían pensado que todo iría mejor si él seguía con algunas actividades normales y que estaban haciendo todo lo que podían para que ella se recuperase de su enfermedad. Después de hablarlo no volvió a sentir ninguna resistencia por parte de sus amigos. Fue mejor que intentar evitar las críticas, porque de esa forma Sam mantenía su sistema de apoyo.

OTRO EXAMEN DE LAS PRIORIDADES

Desde el momento en que se diagnostica el cáncer, los pacientes y sus familias suelen comenzar a establecer sus prioridades. El choque repentino que supone la toma de conciencia de la mortalidad arroja una luz totalmente nueva en la vida cotidiana. La persona que intenta sobrevivir y progresar durante esta crisis suele sentirse perdida. He conocido pacientes que me han dicho que no sabían qué hacer, que solían trabajar seis días a la semana, pero que ahora les parecía que el trabajo no era tan importante. Con mucha frecuencia los pacientes y sus familias pierden el interés en lo que tiene que ver con el dinero y el éxito. Muchas veces surgen nuevas prioridades para sustituir las desechadas. En este caso, pueden transformarse en gente diferente.

A veces el paciente no considera detalladamente lo que le importa hasta que es demasiado tarde. Un multimillonario me dijo en una ocasión:

—Ahora que me encuentro aquí postrado... ¿sabe qué me gustaría hacer si pudiera? En lugar de perder tanto tiempo ganando dinero, me dedicaría a conocer un poco mejor a mi hijo...

Este hombre rico se daba cuenta de que no había disfrutado de la vida.

La mayor parte de los pacientes y de sus familias atienden sus prioridades antes de llegar a una situación límite como la descrita... y el impulso que esto proporciona puede ser uno de los efectos positivos de la enfermedad. Una enfermedad seria puede ser un mensaje claro y enérgico de que es preciso reducir la marcha, aunque solo sea porque haya que concederle tiempo a la enfermedad. Esto lleva implícito que algunas actividades tendrán que desaparecer. Las prioridades han de ser reordenadas. Casi siempre los miembros de la familia desean compartir más tiempo con el paciente, tiempo que no se dedica a la enfermedad sino simplemente a estar juntos.

Lo mismo que muchas personas dan una prioridad absoluta al trabajo sin pensarlo demasiado, otras gastan su tiempo libre en actividades poco satisfactorias. Quienes tratan de reordenar sus vidas suelen descubrir que hay cosas que no les importa abandonar.

Un hombre que se dedicaba muy activamente al trabajo cívico y social me confesó un día que había reflexionado sobre esos comités a los que había asistido una vez a la semana durante cinco años —y que le habían aburrido ese último año— y pensaba que había contribuido a su funcionamiento en todos los sentidos, pero que ya era hora de abandonarlos. Dimitió alegremente de sus cargos para poder disfrutar con su mujer, a la que se le acababa de amputar un pecho, de un día libre más a la semana. Walter Greenblatt no solo quería disponer de más tiempo para Carol sino también para sus cuatro hijos. Tomó la decisión de pasar regularmente una tarde con cada uno de ellos para ir normalmente a cenar a un restaurante de su elección. Cuando los chicos estaban en la universidad, solía hacer frecuentes viajes para verlos, con lo que llegó a conocerlos mejor, lo cual fue beneficioso para todos.

Mientras que algunas prioridades pueden ser muy claras, otros aspectos de la vida pueden sumirse en la confusión como consecuencia de la presencia del cáncer. A los pacientes y las familias que no sepan qué desean al máximo en sus vidas les sugiero que se planteen las siguientes preguntas: «Si mi vida fuera a acabar hoy, ¿cómo me sentiría ante lo que he hecho? ¿Qué tiene importancia para mí? ¿Qué he conseguido? ¿A quién he amado? ¿Qué voy a dejar detrás de mí?». Las respuestas a estas preguntas señalan el camino de lo que tiene realmente importancia para cada persona, aunque tal vez lo haya ignorado. Una reordenación de las prioridades puede crear una mejor calidad de vida, razón por la que vale la pena vivir y disfrutar los veinte años o las dos semanas que nos queden de vida.

EL DESEO DE VIVIR

Según mi experiencia, el deseo de vivir no es algo mágico e impredecible. Es una energía, un ansia de luchar a favor de la vida porque *hay algo por lo que vivir*. Es normal que un paciente de cáncer se sienta temporalmente perdido tras recibir el diagnóstico. El choque y la incertidumbre hacen que muchas personas abandonen la vida durante unas semanas mientras se adaptan a la idea de la enfermedad. Durante un tiempo el paciente puede pensar que nada le sirve, que no tiene nada que hacer, por lo que deja de tener interés en la vida. Su comportamiento indica a cualquiera que esté en su entorno que se siente desesperanzado.

Este suele ser un pensamiento de duración limitada. Cuando inicia el trabajo con sus sentimientos, suele aceptar el hecho de que tiene cáncer, se adapta a ese hecho y comienza a ocuparse en su recuperación. En este momento se puede percibir la fuerza de su deseo de vivir. Invariablemente, esa energía y esa capacidad de lucha son mayores en quienes sienten que sus vidas valen la pena, que tienen algo que los empuja hacia delante.

Algunos pacientes entran en un periodo de intenso repaso de sus prioridades y actividades. Se descubren a sí mismos despertándose por las mañanas y preguntándose para qué tienen que levantarse. Estas personas están recibiendo un mensaje muy significativo sobre sus vidas en el momento en que han tomado conciencia de su propia mortalidad. Su deseo de vivir suele ser fortalecido por su búsqueda determinada de una mejor calidad de vida.

A tales pacientes yo suelo animarlos a que establezcan metas que puedan alcanzar dentro de tres meses, de seis meses y de un año. A veces dicen que no van a vivir tanto tiempo, pero yo siempre les respondo que ninguno de nosotros sabe lo que le queda de vida. Un modo útil y saludable de enfrentarnos con la incertidumbre consiste en tener metas por las que avanzar. Los objetivos claros son asimismo una fuente muy potente de energías. He visto a pacientes de cáncer muy enfermos que vivían meses «extra» para conseguir ver la graduación universitaria o la boda de sus hijos. Uno de ellos vivió hasta que completó un manuscrito en el que había trabajado durante muchos años. Era como si no se diese permiso para morir hasta terminarlo. Este tipo de comportamiento demuestra la energía interna que recibimos cuando deseamos alcanzar objetivos que valgan la pena.

Los miembros de la familia no pueden establecer objetivos por el paciente, pero sí alentarle para que haga planes para el futuro. Los pacientes que rehúsan hacerlo están abandonando la vida. He conocido a muchas personas que tras recibir el diagnóstico dejan hasta de comprarse ropa porque piensan que no van a tener tiempo de disfrutarla. El marido de una paciente deseaba planear un largo viaje a Europa para realizarlo un año después de que ella recibiera el diagnóstico, pero ella pensaba que era excesivo hacer planes con tanta antelación. Una actitud así indica que el paciente tal vez ha decidido inconscientemente que todo ha terminado y necesita con urgencia algo que le motive y le haga ver que vale la pena levantarse de la cama.

En sus estudios sobre los campos de concentración nazis en la Segunda Guerra Mundial, Viktor Frankl observó que los supervivientes eran los que sentían que sus vidas tenían más significado y propósito. El deseo de vivir es fortalecido por el propósito.

❀

El cáncer es una crisis importante... pero, ¿acaso no necesitamos adaptarnos continuamente a un cambio u otro? Debemos adaptarnos en todo momento para sobrevivir y, a medida que la vida sigue, podemos mejorar y progresar. No hay razón alguna para que no podamos mantener una buena calidad de vida durante una crisis que amenace a nuestra supervivencia. El diagnóstico de cáncer no es una garantía de muerte automática que obligue que tanto el paciente como su familia dejen de vivir.

9. APOYAR LOS CAMBIOS EMOCIONALES DEL PACIENTE

Como decía el filósofo griego Heráclito: «Lo único permanente es el cambio». A lo largo de nuestra vida experimentamos cambios, tanto a nuestro alrededor como en el interior de nuestros propios pensamientos y sentimientos. Cualquier acontecimiento significativo provoca algún cambio en nosotros... por lo que es razonable esperar que un acontecimiento tan importante como es el diagnóstico de cáncer cambie al paciente y a su familia, incluso de forma espectacular en algunas ocasiones. En muchos casos, es el primer encuentro que tiene la familia con la posibilidad de la muerte de uno de sus miembros y ese mero pensamiento dispara una serie de repercusiones. Al margen de cuál sea el resultado para el paciente, se dan de forma inevitable un conjunto de cambios en él y en su familia. La familia que espera el cambio puede estar preparada emocionalmente para manejarlo mejor.

Los ajustes que se efectúan para crear un ambiente familiar que facilite la recuperación suponen un cambio para la familia en su conjunto; dan ánimos al paciente para que crezca de una forma positiva. Las personas que responden a este ambiente con la decisión de participar en su recuperación y asumen una mayor responsabilidad en sus propias vidas pueden cambiar enormemente, y la familia puede ayudar a este crecimiento si comprende por lo que está pasando el paciente.

NECESIDAD DE CAMBIO DEL PACIENTE

En nuestro Centro de Terapia e Investigación sobre el Cáncer hemos trabajado con pacientes que han determinado firmemente cambiar de un modo positivo porque estiman que eso puede ayudarles en sus esfuerzos de recuperación. Han decidido cambiar una conducta que forma parte de un modelo asociado con el cáncer. Desean romper el hábito de reprimir sentimientos tales como el dolor, la ira y la vulnerabilidad y aprender a prestar más atención a sus propias necesidades para así poder comenzar a cortar el ciclo de depresión crónica y el bajo nivel de autoestima con los que han estado viviendo. Son pacientes que responden al diagnóstico con el propósito de hacer lo que puedan para incrementar sus oportunidades de recuperación y mejorar la calidad de sus vidas a partir de ese momento. Otros pacientes trabajan con terapeutas en sus ciudades, incluso con profesionales que se han preparado con nosotros. Otros más, aunque no estén recibiendo ningún tipo de asistencia terapéutica, se dan cuenta de que sus prioridades están cambiando rápidamente desde el momento en que han tomado conciencia de su propia mortalidad: desean que sus vidas sean más satisfactorias y comienzan a buscar lo necesario para conseguirlo.

En nuestro centro intentamos facilitar el cambio en los pacientes alentando una actitud con la que algunas familias no se sienten cómodas al principio y que pueden considerar como «egoísta». Hacemos énfasis en que los pacientes necesitan orientarse hacia ellos mismos, concentrándose en sus propias vidas en vez de intentar agradar siempre a los demás. Quien consigue este objetivo obtiene una mayor autoestima y cae menos en la depresión. No creemos en el egoísmo sino en la conveniencia de afirmar los propios deseos y necesidades y de estar en contacto íntimo con ellos. Este aprendizaje precisa una buena cantidad de dedicación y trabajo por parte del paciente, facilitándose enormemente el proceso cuando es apoyado por los miembros de su familia y sus amigos.

EFECTOS DEL CAMBIO DEL PACIENTE EN SU FAMILIA

Cuando uno de sus miembros cambia, toda la familia, como sistema que es, se ve afectada por ese hecho. Apenas resulta sorprendente que cuando algunas familias ven que la madre expresa su ira por primera vez, o cuando dice no, o cuando insiste en que *ella* necesita el coche, reaccionen con alarma notoria. Al mismo tiempo y en el otro extremo, cuando los miembros de la familia comprenden lo que está tratando de conseguir, suelen mostrarse dispuestos a cooperar y dar apoyo. Pero incluso así no resulta fácil responder de un modo útil a los cambios del paciente.

Causa, en un primer momento, perplejidad la toma de conciencia de que el paciente tiene toda una gama de sentimientos, pasados y presentes, que tal vez nunca haya expresado anteriormente (un adolescente dijo de su padre, que era el paciente: «¿Quién *es* este tío?»). Es más, estos sentimientos suelen expresarse al principio con bastante fuerza ya que el paciente está permitiendo que se bajen barreras que habían estado establecidas durante largo tiempo y tiene muchos sentimientos esperando para surgir. Para la familia puede ser algo similar a ver el agua que hace saltar una presa y lo inunda todo. El paciente, empujado por la creencia de que tiene que aprender a dejar fluir sus sentimientos si desea ponerse bien de nuevo, puede explotar ante problemas aparentemente triviales e insignificantes. Después de todo, con lo encantador, sacrificado y servicial que ha sido todos esos años, necesita soltar un poco de vapor.

A una familia le resulta mucho más sencillo enfrentarse con el proceso cuando comprende lo útil que es para el paciente. Repasemos el mecanismo: los sentimientos reprimidos suelen llevar asociada la depresión, que a su vez puede deprimir el funcionamiento del sistema inmunitario. Esto lo entendió muy bien el adolescente al que me referí anteriormente y que dijo:

—Mejor es que papá esté enfadado y que esté *aquí*.

Además de las cuestiones de la salud física, el paciente que se hace más enérgico y expresivo comienza a disfrutar de una calidad de vida superior.

También hay beneficios para la familia que responde positivamente a los cambios del paciente. Cuando alguien ha estado psicológicamente enfermo, suele ser un síntoma de la existencia de problemas en el seno de todo el sistema familiar. No es probable que uno de sus componentes sufra aisladamente. Por esta razón, suele suceder que si la madre desarrolla la energía que tanto precisa, otros miembros de la familia se den asimismo permiso para ser más enérgicos. Cuando alguno de ellos incrementa su salud, la familia entera se beneficia.

CÓMO MANEJAR LA IRA

Cuando comenzamos a expresar nuestros sentimientos, una de las emociones más obvias e importantes es posiblemente la ira. El perfil típico de la persona que tiene cáncer indica que esta persona no ha expresado muy bien sus sentimientos en general ni la ira en particular, por lo que esta expresión será para ella —y para su familia— algo nuevo y diferente. Tal vez se sienta sorprendida por la ira y, como se encuentra en un proceso de aprendizaje, es posible que cometa errores al principio y que no llegue a expresarse de forma totalmente adecuada. A veces a las familias les resulta duro saber cómo responder a este comportamiento nuevo. Un error común que cometemos cuando aprendemos a expresar la ira consiste en echar la culpa a los demás. El paciente que comienza a extraer su ira puede empezar a acusar y culpar a quienes le rodean por cuestiones de todo tipo, tanto del presente como del pasado. Tal vez lo haga a voces, tal vez use algunos improperios y tal vez sea una compañía muy desagradable. La forma de culpabilizar también puede ser un poco más sutil; quizás diga algo del tipo: «*Me estás* volviendo loco», en vez de decir simplemente: «Me estoy volviendo loco».

Los miembros de la familia suelen intentar hacer concesiones al principio, pero aunque también llega para ellos el momento en que necesitan expresar sus propios sentimientos, deben evitar devolver la culpa y las injurias. Como respuesta a una diatriba enfurecida, acusatoria y hecha a voces, se puede decir algo del tipo: «Mira, lo que estás diciendo me está haciendo daño. Comprendo que es muy interesante que expreses tu ira y sé que estás enfadado conmigo... pero me parece que te estás pasando un poco y que no es para tanto.

Y eso me duele, aunque deseo que sigas trabajando en esa dirección». Así se apoyan los esfuerzos del paciente al mismo tiempo que se expresan las necesidades propias.

Si el paciente expresa muy intensamente una emoción y parece reaccionar de forma desmesurada, a los miembros de la familia les será útil recordar que parte de su ira tiene que ver con acontecimientos del pasado con los que no se había enfrentado anteriormente. Es decir, no hay que personalizar la ira excesiva, sino que conviene considerarla como parte del proceso de aprendizaje del paciente. Esta perspectiva supone una ayuda inmensa en el intento de adquirir paciencia y compasión por su lucha. El paciente necesita esta comprensión. Suele estar aterrado por lo que está haciendo y tal vez tenga miedo en particular a que si libera sus sentimientos hostiles la gente le rechazará. De hecho, a veces los familiares llegan a sentirse ofendidos y a decirle que ya basta, que es demasiado, que no van a aguantarlo más. Esto confirma los peores miedos del paciente, por lo que quizás se diga para sí: «¡Lo sabía! No es una buena idea expresar la ira. Es la última vez que voy a hacerlo». Con lo que vuelve al punto cero: reprime sus sentimientos, no satisface sus necesidades, se deprime y vuelve a embotellar sus emociones. Al igual que en el caso de la culpa, los miembros de la familia necesitan expresar sus propios sentimientos ante las reacciones excesivas, pero alentando al paciente a seguir manejando su ira.

PACIENTES QUE EMPIEZAN A SER ENÉRGICOS

La segunda área con la que comienzan a trabajar muchos pacientes es la energía para hacerse valer. Si han sido gente «encantadora» que hacía lo que fuera preciso por los demás y no sabía decir que no, deben mirar al modo en que esto ha afectado sus vidas y el gravamen que ha supuesto en su salud. Ahora tienen que aprender a exigir a los demás. La mujer que siempre solía decir que no le importaba ir a ver una película u otra comienza a decidir de repente qué película quiere ver y cuál no. El hombre que comía lo que le ponían en el plato empieza a decirle a su mujer que esa noche quiere pollo, desafiando quizás el menú impuesto por vez primera tras no haber rechistado durante treinta años de matrimonio. Quizás incluso comience a «dar órdenes» del tipo de pedirle a alguien que recoja su traje en la tintorería cuando antes siempre lo hacía por todos los demás. Es de esperar que también pida apoyo personal, solicitando de vez en cuando un abrazo o que le rasquen la espalda.

Todo esto puede parecer ingenuo, pero cuando los miembros de una familia están acostumbrados a que uno de ellos sea blando y no se haga valer, suelen irritarse ante su nuevo estilo. Algunos pueden tratar incluso de desanimar al paciente pidiéndole que no esté tan enfadado permanentemente. Otros pueden lamentarse ante la pérdida del ser dulce, cariñoso y sumiso que siempre fue. Hacerse valer también lleva implícito la capacidad de expresar las necesidades más vulnerables, lo cual puede asimismo aterrar a la familia. Una mujer me dijo:

—No sé qué pasa. Joe era siempre tan fuerte. Nada le preocupaba. ¡Ahora se pone a llorar por menos de nada! Es como si se estuviera haciendo pedazos.

En nuestra cultura se considera tabú que los hombres lloren..., es algo poco «viril». Pero Joe ni carecía de virilidad ni se estaba haciendo pedazos; no hacía más que expresar su miedo y mostraba enérgicamente la necesidad que tenía de ser consolado. Es completamente natural sentirse algo confuso y desbordado cuando una persona amada comienza a actuar de forma diferente. Cualquier tentación que se tenga de decirle al paciente de forma tajante que cese de comportarse de ese modo es algo sobre lo que la familia debe reflexionar cuidadosamente. Para conseguir que esos sentimientos se disipen, tal vez ayude comentarlos con un amigo.

Aunque los miembros de la familia pueden resentirse ante la nueva energía del paciente, también pueden llegar a un punto en que se sientan extenuados. Cuando un familiar se encuentra agotado, siempre le cabe la posibilidad de decir no. No tenemos que estar de acuerdo en todo solo porque sea un paciente de cáncer quien lo ha pedido. Decir no a la persona que comienza con su nuevo comportamiento enérgico es parte del proceso, pues ser enérgico conlleva el aprendizaje de aceptar los noes. Siempre que pedimos algo, corremos el riesgo de que nos sea rechazado. Quisiera señalar que el paciente puede que sea, en estos momentos, muy sensible ante la negación por varias razones. Una persona puede tener el hábito de no pedir nada hasta que se encuentra desvalida y desesperada. Si este es el caso, el no suele doler bastante.

Otros pacientes tal vez tengan el hábito de pedir las cosas tan solo a una persona, quizás a su cónyuge. Si la esposa desoye, por ejemplo, la petición de cariño de su marido porque está muy cansada, tal vez él crea que no tiene a nadie más a quien pedir ese cariño, por lo que el rechazo es muy duro de admitir. En este caso, se trataría de ampliar su sistema de apoyo, que obviamente no es demasiado extenso. Cuando los pacientes muestran una gran sensibilidad ante el rechazo, los familiares pueden hacerles saber que valoran sus intentos de ser más enérgicos, pero que no pueden decirles que sí a todo lo que pidan.

Decir no con cariño es un elemento importante dentro del manejo de la nueva energía del paciente. Fundamentalmente porque evita el resentimiento que se deriva del hecho de construir una familia total y absolutamente complaciente. Además, supone que los familiares están satisfaciendo también sus propias necesidades, a lo cual, por supuesto, tienen todo el derecho. Si descuidan sus necesidades, comienzan a sentirse despojados y los despojados tienen muy poco que dar a los demás. En definitiva, el paciente sufre. Un hombre que se siente resentido ante las peticiones enérgicas de su esposa debería intentar hablar con ella. La comunicación entre los miembros de la familia ayuda a mantener la posición del paciente como miembro que contribuye, lo cual resulta esencial para que mantenga su propia autoestima.

CAMBIOS EN EL EQUILIBRIO DE FUERZAS DE LA FAMILIA

El conjunto de cambios que se operan en el paciente suele afectar a toda la familia. Uno de los efectos potenciales, que vale la pena señalar, es un cambio en el equilibrio de fuerzas. Si un hombre está acostumbrado a llevar la voz cantante, le resulta amenazador que su mujer, la paciente, comience a ser menos sumisa y más enérgica. Pero aunque lo sienta como algo amenazador, puede ser igualmente beneficioso para él. Si un familiar dominante soporta toda la responsabilidad, lleva una pesada carga y puede verse gratamente sorprendido cuando compruebe cómo se siente cuando esta se aligera. Es más, si esta desigualdad de fuerzas se da entre marido y mujer, puede dañar el grado de intimidad de su relación. Si él examina sus sentimientos, tal vez se dé cuenta de que ha habido muchos momentos en que no ha respetado a su esposa porque la dominaba. Esa falta de respeto es una barrera a la intimidad. De ahí la culpa que tal vez sienta. Además, puede contribuir igualmente a su distanciamiento emocional de formas que ni siquiera imagina.

Cuando alguien se hace más enérgico, cambia por completo la homeostasis de toda la familia y el equilibrio de fuerzas. Esto puede ser amenazador y angustioso para los demás familiares... pero también puede que sea finalmente bueno para todos los implicados. Si la familia se mantiene y maneja los sentimientos que se encuentran al borde del cambio, puede transformarse en una familia mucho más saludable. Cuando se da un cambio significativo en el equilibrio de fuerzas entre los esposos, el marido debe plantearse si desea tolerar a una mujer que no es sumisa en absoluto, pero que está bien y *está* allí.

❁

El cambio, incluso el crecimiento positivo, trae sus propios problemas y confusión a la familia. La gente debe trabajar con el cambio largo tiempo, antes de darse cuenta de sus beneficios. En lo que se refiere a los cambios provocados por el diagnóstico y el tratamiento, puede que resulte difícil manejar directamente los sentimientos involucrados en ellos, pero hay que considerar que la adquisición de una salud emocional óptima no es una tarea sencilla. Si se trata de vivir con un paciente que ha tomado la decisión de cambiar personalmente, tal vez resulte difícil para los miembros de la familia, ya que exige también ciertos cambios por su parte.

El proceso de cambio se asemeja al proceso que tiene lugar cuando se empieza a hacer ejercicio físico. Durante las primeras semanas los músculos están doloridos y con agujetas y uno se plantea si vale la pena seguir adelante. Si se reflexiona al respecto, se puede llegar a la conclusión de que los dolores y las agujetas no pueden ser tan saludables como se dice. Los que superan los tiempos difíciles de los comienzos y siguen haciendo ejercicio suelen tener presente una meta positiva y saludable que van a conseguir en el futuro. Para alcanzar esa meta están dispuestos a pasar las fatigas y los dolores actuales. De la misma forma, el cambio psicológico puede que sea difícil al principio, pero resulta más fácil si se tiene presente el objetivo definitivo de conseguir una vida más saludable para el paciente y para toda su familia.

10. HACER INVENTARIO

Cuando la familia es emocionalmente sana, puede manejar con más facilidad el diagnóstico de cáncer de uno de sus miembros. Esta premisa constituye el entramado de los nueve primeros capítulos de este libro. Teniendo esto presente, este capítulo tratará de definir en qué consiste la familia ideal, pero no te sientas incómodo si la tuya no satisface todas esas cualidades. La misma palabra *ideal* implica que tanto la familia perfecta como el ambiente hogareño óptimo son metas siempre inalcanzables: incluso las mejores familias se quedan cortas en algunos aspectos. No tengo la menor intención de sugerir que tu familia debe ajustarse a los cánones ideales dados en este capítulo, sino que pretendo darte unas líneas esquemáticas con las que contrastar sus puntos fuertes y sus puntos débiles. Al realizar dicho contraste tal vez observes que hay una o dos áreas a las que convendría dedicar mayor atención. Ten en cuenta que el mero hecho de abordar una de esas áreas supone una mejora de la calidad de vida para toda la familia.

Este capítulo se basa en los estudios sobre las familias sanas llevados a cabo por los doctores Beavers y Lewis, del hospital psiquiátrico Timberlane de Dallas. Dichos estudios han identificado los rasgos fundamentales que se detallan a continuación. Ten bien presente que la mayor parte de las familias fallan en alguna de dichas áreas; lo importante es el grado en que lo hacen. Asimismo es importante y saludable que se tenga conciencia de cuáles son los puntos fuertes.

Las nueve categorías que quiero someter a tu consideración no se encuentran en ningún orden determinado; son parte significativa del funcionamiento de la familia.

RESPONSABILIDAD INDIVIDUAL

El grado en que cada miembro de la familia se responsabiliza de sus propias acciones y sentimientos es un determinante importante de la salud de la familia. A veces se puede percibir incluso en el lenguaje cuando se rechazan las responsabilidades. Una mujer que hace reproches a su marido porque nunca la lleva a ninguna parte está colocando sobre él la responsabilidad de *su* diversión. En vez de esto, cuando alguien dice que «me gustaría dar un paseo por el parque el domingo por la tarde», está responsabilizándose de sus propias necesidades de forma más directa.

Las frases acusatorias en segunda persona indican que se culpa a los demás en vez de intentar resolver los problemas por sí mismos o comunicar los sentimientos y necesidades. A veces esto es debido a que el individuo no siente que le es posible expresarse directamente con frases como: «No me gusta lo que está pasando». En lugar de eso, dice: «Me estás haciendo desgraciado».

En esencia, las frases culpabilizadoras en segunda persona suelen indicar que el que habla responsabiliza a otro de su felicidad o su desdicha. Es como si dependiera de otras personas para asumir la responsabilidad de ser consciente de sus necesidades y buscar el modo de satisfacerlas. Otro tiene la obligación de tomar las decisiones en su lugar... y si luego algo no marcha bien, siempre puede culpársele. En una familia saludable, los miembros suelen emplear frases en primera persona que expresan sus propias necesidades, sentimientos, gustos y disgustos. Aunque den un apoyo enorme, siempre hay una comprensión clara de que cada individuo es responsable del modo en que le van las cosas en la vida.

LIDERAZGO FAMILIAR

En las familias que tienen un funcionamiento óptimo están marcados claramente los límites generacionales; todo el mundo sabe que los padres son los que tienen el mando y todos trabajan unidos como un equipo. Tener el mando no implica que los padres tengan necesariamente que ser autoritarios y dominantes. Significa que su autoridad es tan respetada que raramente tienen que ejercerla.

De forma característica, los padres comparten el liderazgo en una familia saludable, respetándose el uno al otro y tomando las decisiones conjuntamente. Esto implica que no hay un miembro dominante y otro sumiso, del estilo de la madre que nunca se atreve a llevarle la contraria al padre. Ambos trabajan juntos como equipo aunque puedan existir áreas de responsabilidad específica de uno u otro. Tal vez el padre se ocupe del coche y del jardín mientras que la madre prepara las comidas o vela por la casa. Pero, a pesar de esta división del trabajo, cada uno de ellos comparte con el otro la responsabilidad de la toma de decisiones y los hijos lo comprenden.

Un signo frecuente de que el liderazgo familiar no está claro es cuando los hijos pueden llegar a conseguir el enfrentamiento entre los padres, provocando a veces dissensiones considerables. Igualmente, en estas familias puede darse el hecho de que los padres discutan interminablemente asuntos relacionados con la educación de los hijos.

RESPUESTAS AL MUNDO EXTERIOR

En una familia saludable los límites suelen estar bastante abiertos; los miembros saben que no hay problema en aventurarse más allá de la familia, en entrar en contacto con el mundo exterior. En contraste, también hay familias que piensan que el mundo exterior es amenazador. En ellas los miembros dependen exclusivamente de sí mismos y se imponen no compartir nada con nadie de fuera. Pueden decir cosas del estilo de que «solo se puede confiar en la propia familia».

Una familia saludable también cree que la confianza en sí misma es importante, pero reconoce el valor que tiene mantener otras relaciones. Los padres no se sienten amenazados cuando los hijos desarrollan relaciones especiales con profesores, con tíos, con vecinos y con otros adultos. También animan la amistad de sus hijos con otros chicos. Algunas familias enfermizas consideran que estas relaciones suponen una deslealtad y sus miembros temen los desconocidos peligros del mundo exterior. Cuando una familia de este tipo se enfrenta con una crisis como el diagnóstico de un cáncer, continúa esperando que sus miembros satisfagan todas las necesidades de cariño y apoyo sin buscar ayuda en el exterior. Esto supone una presión enorme sobre ellos. La familia saludable permanece unida en la crisis, pero sus miembros salen al mundo y tienen extensos sistemas de apoyo.

AUTONOMÍA

Cuando en una familia se llega a potenciar la autonomía, cada miembro tiene una clara conciencia de sí mismo y se ve animado a expresar tanto sus pensamientos como sus sentimientos. En caso contrario se desalienta la expresión de ciertos sentimientos e ideas. Si una persona comenta que se siente triste, otra le responde que es culpa suya, que no hay razón alguna para estar triste, que esté contenta. En vez de esto, en las familias en las que se potencia la autonomía se caracterizan por el respeto que muestran a los sentimientos de los individuos y por plantear preguntas abiertas sobre esos sentimientos del estilo de: «¿Qué te hace sentirte así?».

Las familias que optan por rechazar la autonomía les suelen imponer a sus miembros un sistema de roles externos. En el ejemplo mencionado, a quien expresa su tristeza se le dice de forma explícita que no se sienta de ese modo. A veces se le puede llegar a preguntar por qué no es feliz como su hermano…, que es lo mismo que decirle que no sea él mismo, que sea otra persona. Este tipo de comunicación inhibe los intentos de los individuos de considerar quiénes son y qué sienten. Una forma más saludable de respuesta consiste en preguntar qué pasa, qué le hace sentirse así, en pedir más información. De esta forma se le anima a que exprese sus sentimientos, lo cual es la base de la conciencia del yo. Únicamente cuando el ambiente familiar se encuentra abierto a las diferencias individuales, los miembros son animados para que se expresen libremente y para que desarrollen autoconciencia y autodeterminación.

EXPRESIÓN DE OPINIONES

Una característica relacionada con las familias saludables es el aliento que le dan a la libre expresión de las opiniones individuales. No existe una «línea ideológica» a la que tengan que adherirse todos. En familias menos saludables se puede ignorar o incluso ridiculizar a los miembros por expresar sus opiniones personales. Algunas son tan severas a este respecto que se aprende a no tener opiniones propias. En estas familias tan perturbadas la mínima pregunta sobre una preferencia puede ser acogida con apatía. Si se les pregunta si prefieren un helado de vainilla o de chocolate, pueden murmurar: «No sé... No importa... Me da lo mismo».

Otro tipo de ambiente familiar, menos perturbado pero aún bastante limitado, permite la expresión de las opiniones, pero la actitud general es que hay una forma de pensar acertada y otra equivocada sobre cualquier tema. Si alguien dice que le parecería una buena idea ir al campo el domingo, los otros responden que es una idiotez, que ese día hay que limpiar la casa: no hay lugar para la diferencia de opiniones. Aunque los miembros tienen el derecho a tener sus propias opiniones, el ambiente impone que todos estén de acuerdo en todo: no existe término medio.

En las familias más saludables se permite expresar claramente las diferentes opiniones. Puede haber desacuerdo, pero se respeta el derecho del individuo a disentir. Es más, la familia no necesita que todo el mundo esté de acuerdo. Comprende que es posible que dos opiniones opuestas sean igualmente válidas. Este respeto de los puntos de vista diferentes potencia en todos los individuos un sentimiento de autodeterminación y autoestima.

EXPRESIÓN DE SENTIMIENTOS

Otro signo del grado de apertura a la autonomía individual es la buena disposición para permitir la libre expresión de los sentimientos en el seno de la familia. Algunas familias llegan casi a suprimir todo intercambio emocional: los miembros solo intercambian información, datos sobre lo que ha sucedido en su vivir cotidiano y tal vez opiniones. Pero no suelen expresar casi nunca sentimientos de tristeza, de miedo, de ira o incluso de alegría o de ternura. La atmósfera es emocionalmente estéril. Otras familias limitan la expresión a los sentimientos de una clase determinada. La alegría puede estar permitida, e incluso la tristeza o el miedo, pero la ira no se tolera de ninguna manera. Si alguno se salta los límites y expresa su ira, los demás se pueden sentir confusos y desbordados y optar por las malas caras o por la retirada. El miembro de la familia capta rápidamente el mensaje: más le vale guardarse esos sentimientos para él mismo. Algunas familias permiten y animan tanto la expresión de la ira que sus miembros están casi permanentemente irritados. Pero estas familias no suelen permitirse nunca o casi nunca la expresión de la ternura. Tal vez piensan que eso es tener un grado excesivo de intimidad. De este modo evitan estar «demasiado cerca» el uno del otro. La misma familia puede que prohíba el miedo y utilice la ira para ocultar ese miedo. En una familia de este tipo todo el mundo tiene que parecer rudo y fuerte y raramente atemorizado o cariñoso.

Las familias que restringen la expresión de los sentimientos lo hacen pues de formas muy diferentes. El ambiente más saludable es aquel en que los sentimientos no son limitados y la tristeza, la alegría, el miedo, la ira y el amor se expresan abierta y frecuentemente.

CAPACIDAD PARA RESOLVER CONFLICTOS

Las familias saludables no solo toleran diferencias de opinión, sino que tienen la capacidad de resolver los conflictos que se plantean cuando hay que tomar una decisión. Las más limitadas, por el contrario, pueden ser tan poco efectivas en lo que se refiere a la resolución de conflictos que los puntos de vista opuestos no llegan a ser expresados nunca. Por ejemplo, todo el mundo sabe que el padre tiene puntos de vista muy enérgicos sobre una cuestión determinada, por lo que aunque los demás miembros estén en desacuerdo no suelen sacar el tema cuando él está presente, pues saben que sería una invitación a la discusión. Otras familias permiten que cada miembro exprese creencias fuertes y definidas, pero todos piensan que *su* punto de vista es el correcto y que es un error que los demás no se den cuenta de ello. En este tipo de familia el conflicto es permanente, pues todos creen tener razón y que los demás están equivocados. No se reconoce la realidad subjetiva de los otros sino que se cree que hay una verdad absoluta. Por consiguiente, el conflicto suele concluir en una lucha abierta y no se resuelve nada, ya que nadie está dispuesto a variar su posición o a tomar en consideración las opiniones de los demás.

En estos dos tipos de familia o bien no se expresa una opinión contraria o bien se dejan expresar puntos de vista opuestos pero sin escuchar las razones de los demás. Las familias saludables se caracterizan porque permiten que sus miembros expresen sus opiniones, incluso las que son diametralmente opuestas, y desalientan las actitudes polarizantes. Cada uno expresa lo que cree aunque sabe que puede estar equivocado, pero es su opinión y se muestra asimismo dispuesto a escuchar las de los demás. En estas familias tal vez la madre sea progresista y el padre conservador: todo el mundo lo sabe. Tienen puntos de vista diferentes y pueden discutirlos, pero respetan el derecho del otro a su propia opinión.

La resolución de conflictos puede ser significativa para quienes se enfrentan con el cáncer. En una familia saludable el paciente y su cónyuge pueden visitar a varios médicos para hacer su selección y que al final el paciente prefiera al doctor Martínez y su cónyuge al doctor Vázquez. Ambos pueden tener un convencimiento firme aunque comprendan que sus opiniones se basan en sus creencias personales de lo que es importante en un médico. El cónyuge puede expresar enérgicamente sus creencias y la pareja debatirá la cuestión durante algún tiempo, pero ninguno de ellos cree tener razón y que el otro esté equivocado. Tal vez el paciente decida en última instancia quedarse con el médico que había seleccionado, pues tanto él como su cónyuge saben que es en definitiva el paciente el que debe tomar la decisión. Su respuesta suele mostrar que respeta el punto de vista del otro y que lo apoya, aunque tenga una opinión diferente.

Los enfermos de cáncer y sus familias pueden tener conflictos en una gran cantidad de áreas, tales como las elecciones alimenticias del paciente. Si este decide seguir un régimen estricto con gran cantidad de suplementos vitamínicos, quizás un miembro de la familia no crea que tenga ninguna utilidad.

Pero no es probable que le diga que es estúpido pensar que esas vitaminas sirvan de algo. En vez de eso puede que le indique que él tiene creencias diferentes a ese respecto, pero que respeta su opinión y su elección y que si él cree que tiene importancia, debe hacerlo.

EMPATÍA

Para los pacientes de cáncer tiene mucha importancia la capacidad que muestre la familia de comprender los sentimientos de otra persona cuando los expresa y de responder con calor y cariño. A veces las familias permiten la expresión de los sentimientos pero no consiguen corresponder a ellos con empatía. Por ejemplo, si el paciente dice que está aterrado, no vale de nada responderle que no hay razón para ello, que él sabe que todo está marchando bien. Esto puede percibirlo como un rechazo de los sentimientos que ha expresado. A veces el rechazo puede hacerse incluso con bastante brusquedad, diciéndole que «es una tontería tener miedo». En otras familias los miembros no llegan a rechazar los sentimientos, simplemente no responden. Es como si el paciente dijera que a veces siente terror ante la idea de la muerte y su cónyuge, sin levantar la vista del periódico, le respondiera: «¿De veras?»..., o como si no dijera nada y saliera de la habitación. Tal vez en otra familia alguien pueda responder que sabe cómo debe de sentirse, pero hacerlo sin respuesta emocional o calor que acompañe sus palabras.

En las familias saludables la respuesta a la expresión de los sentimientos está llena de empatía. En el ejemplo comentado anteriormente el cónyuge del paciente escucharía sus miedos sintiendo que también tienen que ver con él y le diría algo de este tipo: «Sí, puedo comprender que es muy duro para ti. Me gustaría poder superarlo por ti. Odio verte tan asustado». A continuación puede expresar esa empatía reconfortándolo con el contacto físico, como sentarse a su lado y abrazarlo.

INTIMIDAD

La empatía ayuda a crear intimidad en el seno de la familia. En muchas familias se comparte bastante poco y, al contrario de lo que pueda creerse, si no hay intimidad es porque sus miembros ni se expresan ni responden emocionalmente. A veces pueden tener intimidad con amigos pero no la toleran dentro de casa…: está demasiado cerca.

En el peor de los casos, las familias no comparten nada, ni siquiera los mismos códigos de valores. Están separados y distantes aunque vivan bajo el mismo techo. Otras familias que carecen de intimidad creen en los mismos valores y «reglas de comportamiento», como en esa especie de ética de que todo el mundo debe trabajar duro, pero no se tiene intimidad con nadie de la familia.

En una familia saludable los miembros se encuentran ligados por una intimidad respetuosa. Expresan el deseo de estar unidos y trabajan para conseguir esa proximidad. Al mismo tiempo, respetan las fronteras de los demás. Esto significa que un paciente puede decirle a su esposa que quiere comentarle algo triste que le ha sucedido y ella no tiene por qué sentirse obligada a escucharle si está preocupada por algo que le haya ocurrido a ella. El respeto del paciente a las limitaciones de su esposa puede llevarle a pedirle que le cuente qué le ha sucedido y guardar lo que a él le inquietaba para comentarlo con otra persona, tal vez con un amigo. Este respeto a las necesidades del otro potencia la intimidad a lo largo del tiempo: si uno siente que tiene que escuchar y compartir cuando se le pide que lo haga, puede llegar a desarrollar resentimiento, lo cual dificulta cualquier tipo de apoyo emocional.

Al mismo tiempo, los miembros de una familia saludable permiten la vida privada de los demás. Un paciente puede llegar a casa muy agitado tras una visita a su terapeuta, pero cuando su mujer le pregunta qué le pasa no tiene por qué responder si piensa que aún no lo ha asimilado. En lugar de acorralarle, su esposa puede abrazarle, decirle que lo comprende y esperar un mejor momento.

Naturalmente, si alguien dice siempre que no quiere hablar «en ese momento», eso significa que hay un problema. Pero, en general, en las familias saludables todos tienen el derecho tanto de no compartir como de compartir sus pensamientos y sus sentimientos mutuamente. Son cálidos, afectuosos y respetuosos, lo cual potencia la intimidad (en el capítulo 16, «Cariño e intimidad», trataré este tema con más detalle).

MARCADORES DE LA FAMILIA SALUDABLE

Al hacer el inventario de la salud de una familia en varias áreas, el terapeuta familiar suele pedirles a sus miembros que trabajen como equipo en un proyecto determinado durante un periodo de tiempo definido, tal vez un cuarto de hora, mientras los observa. El proyecto puede ser planear las próximas vacaciones. En una familia saludable la discusión puede comenzar del siguiente modo:

—Bueno, chicos, ¿qué queréis que hagamos?

—No sé. Me gustaría que nos fuéramos a la sierra.

—Yo no. Yo preferiría ir a la playa, a tomar el sol.

—Si decidimos ir la playa a mí me gustaría que fuera a...

Al principio cada miembro expresa sus propios deseos, pero también escucha los deseos de los demás. Si la familia se plantea entonces la cuestión de dónde podrían ir para tratar de satisfacer algunas de las necesidades de todos, eso es una señal de que están en el buen camino. Su capacidad de negociar y de llegar a una decisión se basa en si, como familia, pueden potenciar la autonomía, el respeto a los sentimientos de los demás y dar respuestas llenas de empatía. La autonomía viene indicada por el hecho de que cada miembro tiene sus propias necesidades individuales y aunque esto parezca chocar con la idea de un armonioso trabajo en equipo, lo cierto es lo contrario. En cualquier equipo sus componentes funcionan como individuos. Si cada jugador de un equipo de baloncesto estuviera en la delantera y ninguno se encontrara en las otras posiciones, el equipo no funcionaría bien. Una familia saludable funciona bien como equipo cuando cada miembro sigue siendo un individuo.

❁

Como conclusión, recordemos que a pocos de nosotros se nos enseñaron buenos modos de comunicación o a formar parte de una familia. En la infancia contrajimos algunos hábitos no muy buenos que hemos llevado con nosotros a nuestras propias familias. Por tanto, si el inventario mental de tu propia familia te sugiere que aún tienes mucho por delante, no te desanimes...; la mayor parte de las familias ni siquiera llegan a estar cerca de ese ideal y ninguna lo alcanza totalmente. Una familia que se encuentra decidida a cambiar como consecuencia de un diagnóstico de cáncer puede darse cuenta de que se encuentra en un momento muy oportuno. Una crisis saca a las personas de sus rutinas creando la oportunidad del cambio. Pero incluso de este modo, nadie debe esperar la perfección instantánea. Es importante que todo individuo o familia que esté trabajando para cambiar tenga bien presente que es un proceso que suele necesitar un largo periodo de tiempo. Cuando los pacientes comienzan la terapia con nosotros en nuestro centro, les decimos que recuerden que el cambio no tiene lugar de inmediato. De la misma forma, la familia que crece y se hace cada vez más saludable se dará cuenta de que es un proceso prolongado... pero que tiene muchas recompensas a lo largo del camino.

11. CONTROLAR EL ESTRÉS

La conexión entre estrés y enfermedad ha sido totalmente establecida. Numerosos estudios han confirmado que
nuestras respuestas emocionales al estrés pueden disparar
un proceso fisiológico que incrementa directamente nuestra susceptibilidad a la enfermedad. Como ya he indicado,
ser consciente de esto tiene una importancia crítica para una
persona con cáncer. Ya que el estrés puede ser relacionado
con el derrumbamiento de las defensas naturales del cuerpo, aprender a controlarlo es un factor vital cuando se trabaja
hacia la recuperación.

Los datos obtenidos por los doctores Holmes y Rahe en
sus investigaciones llevadas a cabo en la Universidad de Washington indican que la enfermedad tiene más probabilidades
de tener lugar durante acontecimientos profundamente estresantes o inmediatamente después. No solo en forma de cáncer, sino también como úlceras, presión arterial alta, trastornos cardiacos, jaquecas, enfermedades infecciosas y dolores
de espalda se presentan con una frecuencia muy superior en

los individuos que experimentan una cantidad inhabitual de cambios o estrés. Todos sabemos que ciertas experiencias dolorosas son estresantes, como la muerte de un ser querido, el divorcio o la pérdida del empleo, pero los estudios de Holmes y Rahe revelaron que incluso los acontecimientos placenteros —como el matrimonio, el embarazo o la jubilación, por ejemplo— generan igualmente un considerable estrés. Lo que se deduce de esta información es que el *cambio* en sí mismo ya sea positivo o negativo, hace que conflictos emocionales salgan a la luz, lo cual puede provocar unos efectos fisiológicos adversos. En otras palabras, al hablar sobre el estrés estamos hablando sobre el efecto que cualquier cambio importante tiene sobre nuestra vida.

La gente se adapta a los acontecimientos estresantes de formas variadas. Para una persona los cambios que trae consigo la jubilación son emocionantes y positivos; para otra persona, la experiencia es desastrosa. Algunos individuos jubilados recientemente se sienten encantadas con su tiempo libre, pero otros se aburren y se sienten inútiles. Casi todo el mundo cree que va a disfrutar con el cambio, pero si piensas en la gente que conoces y que se ha jubilado, seguramente conocerás a algunos cuya salud disminuyó repentinamente poco tiempo después. El divorcio, otro cambio importante, puede ser amargo y decepcionante para unas personas y una experiencia relativamente tranquila y amistosa para otras. Como puedes observar, es difícil anticipar lo estresante que puede ser una experiencia concreta para un individuo.

Un nivel elevado de estrés incrementa las probabilidades de enfermedad. Es más, un diagnóstico de cáncer lleva asociados unos cambios considerables en la vida del paciente y, por consiguiente, un enorme estrés. Teniendo esto presente, dedicaré el resto de este capítulo a los métodos de «autoayuda» para manejar este estrés. Estos son los métodos específicos en los que hacemos énfasis en nuestro Centro de Investigación y Terapia sobre el Cáncer y que han ayudado a muchos pacientes a superar unas épocas realmente muy estresantes.

RELAJACIÓN

Un diagnóstico de cáncer provoca mucho miedo y tensión. Por lo general los pacientes se sienten abrumados por visiones de una muerte prolongada y dolorosa y por el hecho de convertirse en una carga para sus seres queridos. Estos sentimientos terribles de ansiedad pueden llevar a largas noches sin sueño, lo cual pone en peligro la salud. Las personas que no duermen lo necesario pueden llegar a agotarse físicamente, gastando una cantidad considerable de energía nerviosa y disminuyendo así la fortaleza que necesitan para combatir la enfermedad. Para contrarrestar este estrés, el paciente puede aprender a relajarse durante unos minutos todos los días, consiguiendo así un cierto alivio de su preocupación constante y permanente del cáncer. La práctica regular de la relajación y el hábito de hacerlo a diario proporciona una perspectiva diferente y una renovación de las energías. Las baterías se cargan de nuevo.

Obviamente, el tipo de relajación al que me refiero no tiene que ver con «relajarse» realizando actividades placenteras como ver la televisión, tomar unas copas con los amigos o jugar una partida a las cartas. La distracción es diferente a la relajación. Los efectos físicos de la relajación total han sido detallados por el doctor Herbert Benson, de la Universidad de Harvard, en su libro *La respuesta relajación*, en el que muestra que esta práctica tiene beneficios específicos superiores a las distracciones convencionales.

En resumen, el doctor Benson afirma que se deben tomar de diez a veinte minutos al menos una vez al día y preferiblemente dos veces al día, buscar un lugar tranquilo, cerrar los ojos y relajarse. Así uno se aísla de los estímulos exteriores. Algunas personas puede que se queden dormidas, pero un estado meditativo produce mejores resultados. Yo recomiendo la visualización como forma de conseguir ese estado. Si cierras los ojos, relajas el cuerpo y diriges la mente a una imagen tranquila, como la de estar descansando en la playa o junto a un arroyo en las montañas, gradualmente sintonizas con una «zona crepuscular» lejos de la vida cotidiana. Practica para estar plenamente en la escena: siente el calor del sol en la piel, escucha las olas del mar al romper o el rumor de un arroyo y recuerda lo tranquilo y relajado que estabas y lo maravillosamente saludable que te sentías. Cuando lo hayas hecho durante diez o veinte minutos, tu cuerpo habrá experimentado unas breves vacaciones y ya puedes levantarte y continuar con tus actividades.

Este ejemplo breve y sencillo tiene un efecto profundo y positivo sobre el cuerpo, amortiguando su reacción excesiva ante el estrés. Algunas de nuestras dificultades actuales con el estrés provienen del primitivo sistema de respuesta de nuestro cuerpo. Nuestro sistema nervioso ha existido durante miles de años, pero los seres humanos solo hemos respondido de una forma civilizada al estrés una pequeña porción de ese tiempo. Para los pueblos primitivos la supervivencia dependía de una preparación fisiológica casi instantánea para combatir o escapar cuando se presentaba una amenaza. El sistema nervioso ayudaba con una descarga de adrenalina y otras sustancias endocrinas que proporcionaban energía. Hoy, nuestros cuerpos siguen respondiendo de la misma forma, pero ya no descargamos esa energía en luchas o huidas que nos salven la vida. Tenemos que quedarnos en nuestro puesto y aguantar.

Como solo descargamos esa energía de tarde en tarde, el proceso endocrino-hormonal puede causar diversos daños físicos. Los vasos sanguíneos pueden contraerse y provocar presión arterial alta. La acidez excesiva del estómago puede provocar úlceras. Estos problemas de salud y otros más suelen darse cuando se acumulan los efectos fisiológicos del estrés. Para proteger nuestra salud, podemos eliminar regularmente los resultados de la reacción del cuerpo al estrés. Esa «estabilización» se da cuando nos colocamos en ese estado de descanso.

Aunque las técnicas de meditación se han empleado durante muchos siglos por las culturas orientales, aún no comprendemos del todo cómo consiguen la normalización del organismo. Este efecto parece estar asociado con la actividad de las ondas cerebrales más lentas que predominan durante la relajación mental y es similar al proceso por el que el cuerpo descansa y se normaliza durante el sueño. Aún resulta más interesante que, para las personas que practican el ritual de la relajación a diario, los efectos de cada sesión duran mucho más que lo que el corto tiempo que se dedica a la relajación hace prever, debido a que los niveles endocrino y hormonal se estabilizan y se normalizan. Esta es la razón por la que se suele recomendar la relajación cotidiana como medio de mantener la salud.

En nuestro centro recomendamos este proceso a todos nuestros pacientes. Pero solo ellos pueden decidir practicar la relajación. Si lo hacen, los miembros de su familia deben apoyarles. En primer lugar han de respetar su necesidad de un tiempo ininterrumpido y tranquilo. En segundo lugar, pueden animarles a que tomen el tiempo que precisen. En tercer lugar, pueden ayudarles haciéndoles saber que opinan que es una buena decisión. Una buena forma de apoyo consiste en que ellos también comiencen a practicar la relajación. No cabe duda de que ellos también están sometidos a un gran estrés y necesitan descansar y dejar que sus cuerpos se recuperen.

Aunque la relajación produce sensaciones de bienestar, no todo el mundo es capaz de practicarla a diario. Requiere cierta autodisciplina, especialmente para los que tienen la costumbre de estar ocupados y atareados la mayor parte del tiempo. Los miembros de la familia que la practican de vez en cuando comprenderán mejor las dificultades del paciente para incorporarla a su rutina cotidiana. No ayuda en absoluto repetirle que debe hacer sus tareas. Un familiar puede expresar su interés preguntándole si hay algo que pueda hacer para ayudarle a mantener su rutina. Cuando se practica la relajación a diario a una hora determinada, puede llegar a ser algo tan habitual como cepillarse los dientes.

EJERCICIO

El ejercicio es otra forma excelente de superar los efectos del estrés, y se ha observado que tiene una relación muy significativa con la salud. En 1921, Silversten y Dahlstrom analizaron los historiales de ochenta y seis mil muertes y descubrieron que el índice de fallecimientos por cáncer era más elevado entre las personas cuyo trabajo implicaba menor cantidad de ejercicio físico. Este dato, junto con otros que muestran la menor incidencia del cáncer entre los pueblos menos «civilizados», sugiere que se trata de una enfermedad de la edad industrial.

Estudios posteriores han mostrado que la correspondencia entre el ejercicio y el índice más bajo de cáncer puede estar relacionada con el hecho de que el ejercicio parece disipar el estrés y ayudar a la normalización del cuerpo. Se ha observado en animales expuestos a grandes cantidades de estrés que cuando se les da la oportunidad de liberarlo físicamente, tienen muchas menos enfermedades que cuando no se les da esa posibilidad. Estos estudios y otros muchos sugieren que el ejercicio practicado de forma vigorosa puede estimular el sistema inmunitario y canalizar los efectos fisiológicos del estrés. Una persona que hace ejercicio aeróbico durante veinte o treinta minutos, aumentando su ritmo cardiaco y su aporte de oxígeno, pasa por un proceso físico que limpia su sistema de todo desequilibrio hormonal producido por el estrés.

Aunque se comprende menos, también se produce una «limpieza» psicológica, pues se ha observado que las personas que practican ejercicio con regularidad experimentan menos depresión y ansiedad, y tienen más tranquilidad y conciencia de su valía.

Por estas razones, el ejercicio es otra ayuda importante para la recuperación del enfermo de cáncer. Naturalmente, las capacidades físicas de los pacientes son diferentes, pero siempre es posible una cierta cantidad de ejercicio. He visto a familiares que ayudaban a pacientes a que realizaran ejercicios de brazos o piernas solo unos días después de una operación quirúrgica importante. Muchos pueden comenzar a hacer ejercicio dando cortos paseos y aumentando la distancia y la velocidad poco a poco. He conocido a otros que comenzaron corriendo un poco y acabaron participando en una maratón. Otro estaba tan impaciente por volver a jugar al tenis tras una operación de consideración que salía cojeando al patio para golpear la pelota contra el muro unos minutos. Hoy juega a diario al tenis y disfruta con la idea de que no solo es divertido sino que también es beneficioso para él.

Este paciente, como debe hacer cualquier persona que tenga cáncer, consultó con su médico sobre su programa de ejercicio. Cuando nos enfrentamos con una enfermedad de estas características, no es aconsejable empezar a practicarlo a todo ritmo sin supervisión médica. Por otra parte, el ejercicio es muy importante y al trabajar con el médico, e incluso con un fisioterapeuta, los pacientes de cáncer pueden realizar una gran cantidad de ejercicio.

DIVERSIÓN

Aunque las diversiones no producen la misma descarga del estrés que la relajación, son muy valiosas. Recomiendo a mis pacientes y a sus cónyuges que determinen dedicar un tiempo, digamos una hora diaria, simplemente al entretenimiento. Puede ser desde jugar al tenis hasta echar una partida a las cartas, o desde ir al cine hasta salir a cenar fuera. Lo que es importante es romper la rutina normal para hacer algo que simplemente es agradable. El mero hecho de hacer algo por la única razón de que nos gusta es en sí una buena terapia. Esto no supone «egoísmo» como algunos pueden creer, sino que es una forma de estar seguros de que nos cuidamos.

Aunque el paciente puede necesitar alguna diversión para realizar en solitario, suele ser beneficioso que toda la familia busque actividades de diversión conjunta. Al hacerlo todos pueden aumentar su experiencia.

EXPRESIÓN DE LOS SENTIMIENTOS

La libre expresión de los sentimientos es tan vital para la salud que la he recalcado a través de todo el libro e incluso he dedicado el capítulo 7 al tema. La expresión de los sentimientos guarda una clara relación con el estrés y merece que la discutamos aquí.

Como ya he explicado, nuestros cuerpos están diseñados para responder con la «lucha o huida» cuando nos sentimos estresados. Sin embargo, lo más frecuente es que no hagamos ninguna de las dos cosas. Puede que te irrites mucho durante una discusión con tu jefe, pero no puedes darle un puñetazo, ni abandonar la escena, ni decirle siquiera que se largue. Tienes que quedarte allí y soportarlo conteniendo tus sentimientos. Este tipo de embotellamiento de las emociones es esencial para la supervivencia en nuestra sociedad. El problema estriba en que la emoción se queda allí, dando vueltas hasta que la expresas como sea. Si pasas todo el día sin hablarlo con nadie, es posible que cuando te tomes un momento de descanso recrees la escena en tu mente. Si continúas sin expresar tus sentimientos, tal vez sigas representándote la escena una y otra vez. Cada vez que lo hagas, tu cuerpo recibirá la correspondiente dosis de estrés. Con lo que al final estás experimentando todo el mecanismo fisiológico del estrés causado por este episodio no solo una sino muchas veces.

Por consiguiente, hablar de tus sentimientos con alguien te permite sentirlos plenamente, lo que ayuda a su liberación. Puedes entrar en tu casa y decirle a tu esposa: «¡He tenido una discusión *de mil demonios* con mi jefe esta mañana! Él me dijo... Yo le dije...». Al expresar tu ira por el incidente de esta forma, es menos probable que continúes repitiendo obsesivamente la escena y sigas enfadándote todas las veces. Es diferente cuando simplemente hablas sobre lo que sucedió; una narración pormenorizada de lo sucedido en un tono frío y racional no es en absoluto lo mismo que la *expresión* de la ira, del miedo o de lo que sientas. Suele ser mucho más útil una exposición directa de los sentimientos. Cuando una persona con cáncer reconoce que tiene miedo y lo siente en el momento en que lo expresa, esto ayuda a descargar la emoción. El resultado es que la sobrecarga hormonal provocada por ese sentimiento estresante puede empezar a normalizarse.

El miedo es una emoción muy estresante cuando se reprime. Es una emoción natural para la familia de alguien con cáncer. La esposa de un paciente aumenta su propio estrés si trata de «ser valiente» y no comparte sus propios miedos con nadie. Es mejor que confíe a algún amigo próximo lo horrible que es pensar que su marido tiene cáncer, el terror que siente ante la posibilidad de que pueda morir y la incertidumbre incluso por el porvenir económico de su familia. Expresar este miedo no significa que no se esté portando de forma valiente; y, desde luego, la ayudará considerablemente a reducir su estrés durante esta época.

Muchas personas se imaginan la expresión de la ira como una explosión total de rabia. No creo que la ira deba expresarse de ese modo. Cuando la ira no es embotellada y almacenada, puede manifestarse con calma y tranquilidad con motivo de un incidente específico... sin demasiados fuegos artificiales. Un individuo puede decir que se siente muy irritado por lo que otro ha dicho. Quienes explotan suelen haber reprimido sus sentimientos durante demasiado tiempo. En general, la persona que tiene mal genio de forma casi permanente arrastra una enorme carga de ira retenida tal vez desde su infancia. Cuando alguien le provoca es como si tuviera una excusa para expulsar toda la rabia que guarda contra su padre ¡desde que tenía diez años! Este tipo de expresión de los sentimientos puede ser una señal de que necesita psicoterapia.

En términos generales, los pacientes y los miembros de su familia que sienten que están ansiosos y sometidos a estrés deben tener presente que expresar sus sentimientos en estos momentos de crisis es una forma importante de reducir los efectos del estrés así como de construir intimidad y apoyo mutuo en el seno de la familia.

❀

Cuando el manejo del estrés es una necesidad crucial, como sucede cuando hay un diagnóstico de cáncer, la relajación, el ejercicio y la expresión de los sentimientos son las formas más importantes de reducirlo. Muchas de las demás sugerencias de este libro funcionan de la misma manera, incluido el desarrollo de un sistema de apoyo más íntimo y más amplio. Si tus esfuerzos para manejar el estrés no se ven coronados por el éxito y especialmente si parece que sentimientos almacenados durante largo tiempo comienzan a aflorar y a escapársete de las manos, piensa en la posibilidad de acudir a un psicoterapeuta. Estos profesionales han sido entrenados para ayudar a sus pacientes a que se enfrenten con éxito con los sentimientos difíciles y a que manejen el estrés de forma efectiva.

Aunque he discutido diferentes modos de manejar el estrés, lo más importante es reconocer que se está sometido a él. Mientras no lo reconozcas, no podrás pensar cómo hacer para manejarlo con efectividad. Un diagnóstico de cáncer implica que para todos los miembros de la familia hay un incremento del estrés..., un estrés añadido a los problemas normales y cotidianos de la vida. Incluso aunque creas que estás haciéndolo bien, es importante evaluar cuánto está haciendo para aliviar el estrés y cuánto para ajustarte a las nuevas prioridades y responsabilidades. Por encima de todo, son unos momentos en que se debe evitar echarse sobre los hombros cargas excesivas: el objetivo durante esta crisis es aliviar el estrés, no tratar de aumentarlo.

12. MANEJAR EL MIEDO

El cáncer es la enfermedad más temida en nuestra cultura. Probablemente se debe a que se asocia con la muerte. Para los pacientes de cáncer el miedo suele incluir horribles visiones de una muerte lenta y dolorosa que agota financiera y emocionalmente los recursos de la familia y de los amigos. Muchos están totalmente obsesionados por estos miedos y los mantienen en su interior. Algunos se dan cuenta de que cuando expresan su miedo, los miembros de su familia eluden ese sentimiento con una frase como: «¡Deja de hablar así! No vas a morirte».

Por supuesto, todos vamos a morir; lo que importa es saber cuándo y cómo. Esto no quiere decir que una persona que tenga cáncer no se encuentre en una posición dolorosa y generadora de ansiedad, sino que hay que ser consciente de que ninguno de nosotros sabe cuánto tiempo le queda. Una buena cantidad de la angustia que sienten los pacientes de cáncer viene del hecho de que toman conciencia por vez primera de su propia mortalidad. Los que pueden hablar de ello con sus familias suelen aceptar con mayor facilidad la incertidumbre de su futuro. Uno de mis pacientes lo expresó muy bien en una sesión reciente de terapia de grupo:

—Sí, tengo una enfermedad potencialmente terminal y no sé cuánto tiempo voy a vivir. Pero ¿quién lo sabe? *La vida es una enfermedad terminal.*

Cuando los pacientes y sus familias superan el miedo inicial a la posibilidad de la muerte, suelen comenzar a temer la propia enfermedad. Casi todos los pacientes temen el efecto que esta pueda tener sobre ellos, si será dolorosa, si los consumirá, si afectará a su aspecto físico, o si terminarán de forma semiconsciente y fuera de control. Los miedos de la familia tienden a localizarse en el pensamiento agonizante de ver a la persona amada sufriendo y no teniendo ninguna posibilidad de ayudarla. Muchos cónyuges me han comentado que estaban aterrados ante la perspectiva de no saber qué hacer en una situación de esa índole. Se imaginaban a sí mismos perdiendo la fortaleza necesaria para estar allí y dar el apoyo necesario cuando fueran más importantes para resolver la crisis.

EL LEGADO DEL MIEDO

Aunque estos temores son normales y naturales, suelen ser exagerados por el legado del miedo que el cáncer lleva consigo en la actualidad. Muchas personas siguen creyendo que el cáncer es incurable. Otras se muestran espantados ante el rumor ocasional que sugiere que puede ser causado por un virus. Tales informes sin fundamento unidos a viejas supersticiones han llevado a algunas familias al extremo de hervir los platos tras las comidas y a evitar todo tipo de contacto físico con el paciente. Esto resulta especialmente triste ya que este tiene una necesidad aún mayor del cariño y consuelo que supone ser abrazado y recibir amor mediante el contacto físico y la intimidad.

Los miembros de la familia suelen arrastrar otra pesada carga de miedo. Una vez que el cáncer se diagnostica, todos los implicados comienzan a rastrear el historial familiar del cáncer. La enfermedad es tan frecuente que apenas hay familias que no hayan tenido una muerte debida a ella, y si son amplias, pueden haber sufrido incluso varias. Los que buscan en el historial médico pueden obtener una mejor perspectiva si se dan cuenta de cuántos miembros de la familia han padecido otros tipos de enfermedad, como trastornos cardiacos. Una cierta incidencia del cáncer en la familia no es infrecuente, pero a menudo sus miembros se preocupan en exceso por su propia salud y no dejan de pensar si acaso ellos no tendrán también cáncer.

Tal vez la razón principal de que el cáncer dé tanto miedo sea que no lo comprendemos plenamente y no podemos predecir su curso. Incluso una enfermedad seria genera menos ansiedad cuando nos parece comprensible y en cierta forma controlable. Las dolencias de corazón, por ejemplo, constituyen un problema mecánico en el que participa un músculo que es una bomba y cuyo funcionamiento entendemos. La diabetes puede también ser una enfermedad que amenace la vida y aunque no la conocemos perfectamente (no sabemos por qué el páncreas del diabético no produce suficiente insulina), tenemos medios para intervenir y controlarla. Sin embargo, el cáncer es menos comprendido, menos predecible y más difícil de controlar. Un paciente en remisión tiene siempre conciencia de que la enfermedad puede estar dormida durante largos periodos de tiempo para reaparecer de repente. Todos estos misterios despiertan sentimientos de incertidumbre; más que de cualquier otra cosa, tenemos necesidad de certezas. Como no las tenemos, nos sentimos muy frustrados. Por desgracia, en algunos casos los miembros de la familia se sienten tan desbordados por su falta de certidumbre sobre el futuro del paciente que empiezan a evitarle. Para otros, el diagnóstico de cáncer hace que sea necesario enfrentarse por vez primera con uno de los grandes problemas de los seres humanos: no podemos controlar todo lo que está a nuestro alrededor. Cuando esta toma de conciencia golpea, es natural sentir cómo surgen el miedo y la ansiedad.

A causa de los miedos que rodean al cáncer, los pacientes solo han comenzado recientemente a dejar que otra gente sepa de su enfermedad. De gran importancia a este respecto han sido los abiertos comportamientos de Betty Ford y de Happy Rockefeller, que con toda valentía contaron en público sus experiencias con el cáncer. Su franqueza para hablar de lo que hasta entonces había sido considerado un asunto privado y personal fue de gran ayuda para que otras personas también se atrevieran a salir a la luz. Hoy, la Sociedad Americana contra el Cáncer suele informar sobre personas muy conocidas que afirman que han tenido cáncer y que lo han vencido. Todo esto ayuda a eliminar algunos de los miedos que se apoderan de nosotros. No cabe duda de que las personas que sufran cáncer no tienen por qué sentirse tan aisladas como antaño, ahora que tantas figuras públicas hablan sobre su propia enfermedad.

Sin embargo, el legado de miedo del cáncer sigue siendo mayor de lo que debiera. Hay cientos de formas de cáncer, muchas de las cuales tienen índices de supervivencia favorables. Muchos tipos de cáncer son menos dolorosos y debilitantes que otras enfermedades graves. La moderna investigación sobre el dolor nos ha dado muchos modos de controlar este aspecto de la enfermedad. En resumen, aunque el cáncer es sin duda una dolencia seria que no debe tomarse a la ligera, su reputación de pavoroso asesino no es totalmente exacta.

EL PRECIO DE SUPRIMIR EL MIEDO

Sin duda, es natural que los pacientes de cáncer y sus familias sientan una cierta cantidad de miedo. Pero se hacen un gran daño si no se enfrentan con él. Cuanto más trata de evitarlo un individuo, más crece su miedo. Cuando aún más que evitarlo consigue reprimirlo totalmente, su ansiedad asciende hasta unos extremos tales que su comportamiento puede hacerse totalmente irracional. El intento de enmascarar un sentimiento tan poderoso y real como el miedo lleva a una alienación con respecto a los demás.

Reprimir y negar el miedo también se paga caro en lo que se refiere a energía personal. El individuo que intenta evitar a toda costa que el miedo aflore llega a agotarse y consumirse y apenas puede enfrentarse con sus actividades cotidianas. Es más, el miedo suprimido no se disipa; al no haber sido atendido, se hace crónico, produciendo un auténtico desgaste en la propia energía. Esto puede llegar a ser un peligro real para la salud, ya que el estrés crónico del miedo suprimido crea un cataclismo fisiológico, un desbordamiento de adrenalina que supone un equilibrio endocrino anormal. Aunque tenemos mucho que aprender sobre estos procesos, sabemos que cuando el sistema endocrino se altera, al cuerpo se le hace cada vez más difícil funcionar de forma saludable. Hay bastantes evidencias que sugieren que es probable que esas alteraciones hagan progresar la enfermedad a mayor velocidad.

El riesgo para la salud física y emocional se incrementa por el hecho de que el miedo reprimido suele interrumpir los esquemas normales de sueño. Al individuo se le hace cada vez más difícil quedarse dormido, o tal vez se despierte de repente presa del pánico en medio de la noche. Esta pérdida del sueño no debe tomarse a la ligera. Una persona que no duerme lo que normalmente necesita durante días o semanas terminará padeciendo problemas físicos y emocionales. La razón de esto es nuestra necesidad de sueño REM adecuado; el sueño REM tiene lugar al final de cada ciclo de sueño y es importante tanto para los procesos físicos como psicológicos del cuerpo. Los síntomas iniciales de la privación consisten en manías e irritabilidad. Tras muchas noches sin sueño la persona puede acabar psicótica. Todo individuo que sea privado de la cantidad suficiente de sueño experimenta alteraciones psicológicas graves. Algunas películas bélicas que muestran prisioneros de guerra que son sometidos a la tortura de privación del sueño han ilustrado los síntomas. La teoría subyacente a esta forma de tortura era que el prisionero se derrumbaría psicológicamente, y es cierto: es muy probable que toda persona que haya pasado demasiado tiempo sin dormir adecuadamente se derrumbe.

Además de los malos hábitos de sueño, hay otros signos que se acusan al reprimir el miedo. En general, la persona suele exhibir una irritación desproporcionada con lo que esté sucediendo. Puede ser extraordinariamente activa, y trabajar durante largas horas. Tal vez comiencc a mostrar un comportamiento obsesivo, o esté siempre pensando en muchas cosas a la vez. Puede que se retire de la escena y no esté disponible para el resto de la familia. Todo esto es dañino para todo el mundo, pero especialmente para el paciente, que precisa de todos sus recursos para combatir la enfermedad.

Un antídoto para todos los problemas causados por la supresión del miedo consiste en expresarlo y conseguir apoyo de este modo. En algunas ocasiones, cuando el aterrado paciente —o miembro de la familia— comienza a manifestarlo, o al menos a intentarlo, solo encuentra la negación por parte de los demás: «No te preocupes. Ya verás como todo se va a arreglar». Desde luego, nadie sabe si alguien con cáncer va a recuperarse o no, pero no resulta nada beneficioso recibir palabras de aliento... para suprimir el miedo.

Los miembros de la familia deben ser receptivos ante la expresión del miedo. Si el paciente no lo exterioriza en absoluto, las técnicas del capítulo 7 pueden ser útiles. El contacto físico también ayuda a la gente a mostrar sus sentimientos. A un paciente se le puede decir que se comprende lo duro que tiene que ser para él y abrazarle. Este contacto físico le da el valor que necesita para enfrentarse con su temor.

El miedo es una respuesta normal frente a una enfermedad que amenaza la vida. Desgraciadamente, en nuestra cultura se nos insta a que *tengamos miedo de tener miedo.* Estamos tan condicionados a «pensar positivamente» que muchas personas creen que si se atreven a vivir su miedo y a reconocerlo frente a alguien, se producirá un colapso y nunca podrán superarlo. Esto no es verdad. Una vez que se reconoce y se expresa el miedo, este tiende a disiparse. Conviene recordar que el miedo es una respuesta natural a la incertidumbre. Tememos siempre a lo desconocido y muchos de los acontecimientos de nuestras vidas tienen desenlaces que no podemos prever, desde comenzar a estudiar en la universidad hasta emprender un nuevo negocio o contraer matrimonio. En estas ocasiones es normal y previsible que exista ansiedad, y tener miedo no es dañino. El cáncer, una enfermedad con un desenlace desconocido, lleva consigo de forma natural una cierta cantidad de miedo tanto en el paciente como en los que le quieren. Este miedo no es peligroso en sí mismo. He conocido pacientes que parecieron consumirse por su miedo tras el diagnóstico y que reconocieron y expresaron sus sentimientos y están bien en la actualidad. El único peligro que tiene el miedo para nosotros es que lo neguemos.

EL CONOCIMIENTO: ANTÍDOTO DEL MIEDO

Una vez que se expresa y se reconoce el miedo, un antídoto excelente para vencerlo es el conocimiento. Cuanto más sabe una persona, menos incertidumbre siente. Muchas organizaciones contra el cáncer concentran sus esfuerzos en proporcionarle a la gente la oportunidad de entrar en contacto con otros pacientes para compartir información y sentimientos. Generalmente, estos grupos proporcionan un tipo de conocimiento e inspiración muy importante ya que presentan a personas que se han recuperado lo bastante para vivir de forma saludable y gratificante. Los que tienen la oportunidad de estar con otros pacientes suelen sentir cómo disminuyen sus miedos. Muchas veces es porque no habían conocido con anterioridad a nadie con cáncer que no hubiera muerto.

Entrar en contacto con otras personas que tienen cáncer presenta muchos beneficios positivos. Muchos pacientes me han dicho que a pesar del apoyo de sus familias, se sentían total y absolutamente solos con su enfermedad. Era una experiencia que solo podían compartir con alguien que también tuviera o hubiera tenido cáncer. Bob Gilley contaba que le había dicho a BJ, su esposa:

—Ya sé que me quieres, pero tú estás ahí fuera mientras que yo estoy aquí, en este cuerpo, con el cáncer.

Un paciente deprimido por los efectos secundarios de su tratamiento, puede recibir un gran consuelo cuando escuche a otro paciente que le diga lo mal que se sintió cuando se le cayó el pelo, o lo débil y hundido que estaba cuando tomaba ese medicamento. Aquellos que se han recuperado también pueden compartir su alegría e inspirar a los pacientes deprimidos que se están haciendo muchas preguntas sobre su futuro. Hay mujeres que se dedican a visitar a otras que acaban de sufrir la amputación de un pecho, para hacerles saber cómo se encontraban ellas después de haber pasado por la misma situación. Cuando la visitante dice que debe marcharse porque tiene una cita para jugar al tenis, la paciente toma una conciencia que nadie más puede darle. También tiene gran importancia que se dé cuenta de que no está sola con sus sentimientos.

El conocimiento sobre los procedimientos prácticos médicos también es un antídoto importante y específico contra el miedo. Mucha gente tiene algo parecido a una fobia en lo que se refiere al tratamiento en general, quizás debido a experiencias infantiles.

A veces sentimos miedo ante una técnica específica por razones que tal vez no entendamos del todo. Tuve una experiencia de este tipo hace unos años cuando me dieron una cita para una exploración tras una infección de riñón. Para hacer la prueba era necesario que me inyectaran un colorante que yo sabía que raramente producía una reacción anafiláctica con vértigos, desmayos, náuseas y pulsaciones irregulares. Esta reacción es infrecuente, pero estaba tan aterrorizada que no pude dormir la noche anterior a la prueba. Insistí para ver al doctor antes de que me la realizaran y le pregunté qué iba a pasar exactamente mientras duraba. A continuación y como consecuencia de lo aterrorizada que estaba, me derrumbé y me puse a llorar.

El médico me preguntó qué me ocurría y cuál era la causa de mi ansiedad. De repente me di cuenta de lo que había detrás de mi miedo. Unos años antes estaba trabajando en un proyecto sobre el cáncer en un hospital y una mujer tuvo una reacción anafiláctica frente a esta prueba y murió. Ahora era muy poco frecuente, pero hasta ese momento yo no había sabido cuál era la causa de mi miedo.

El doctor fue muy amable. Me explicó que eso no podría sucederme a mí, me mostró incluso todo el equipo de reanimación que había en la sala y me dijo que estaría todo el rato a mi lado y que si veía que tenía la más mínima reacción, me aplicaría de inmediato todo el procedimiento de urgencia. En cuanto tuve un conocimiento pleno de toda la prueba que tanto me había aterrado, pude tranquilizarme y pasarla sin problemas.

Con bastante frecuencia el miedo con respecto a una práctica médica es debido a algún prejuicio, como el mío, que no es del todo exacto. El conocimiento supone recorrer un buen trecho para que ese miedo se disipe. Algunos pacientes, por ejemplo, han oído historias terribles sobre la quimioterapia. He conocido a personas que sentían un pavor tal cuando llegaban a la clínica que se desmayaban o comenzaban a tener náuseas antes de que empezara el tratamiento. De forma similar, algunos tienen miedo de determinadas prácticas rutinarias, como que les saquen sangre o que los alimenten por vía intravenosa. A menudo sus miedos están basados en algún recuerdo infantil o en alguna idea no muy exacta sobre lo que va a suceder. En esos casos, lo mejor es hablar con el médico por anticipado y conseguir toda la información posible sobre aquello que se teme.

Al mismo tiempo, también resulta de utilidad plantearse preguntas como: «¿Qué me aterra exactamente de la medicina? ¿Es, tal vez, la idea de no estar a cargo de lo que sucede? ¿Es que no confío en mis médicos? ¿Es porque ha tenido alguna mala experiencia alguien de mi familia?». El miedo suele tener una base en alguna parte. Uno de mis pacientes había perdido un hermano porque el médico no le trató adecuadamente. Lo más probable es que su hermano no hubiera muerto si hubiera recibido la medicación adecuada.

Después de hablar conmigo, decidió discutir sus miedos con el doctor. Le explicó que aquella mala experiencia con los médicos y que necesitaba que se le tranquilizara y se le apoyara un poco más que al resto de la gente; tenía que saber que no se le iba a dar ningún fármaco sin avisarle con antelación. Tras hacerle estos comentarios, se dio cuenta de que su médico tenía muy buena disposición para discutir las recomendaciones de tratamiento. En casos como este, el conocimiento y la comprensión del propio miedo hacen posible que se dé la ayuda necesaria.

Cuando buscan de forma positiva el conocimiento que los médicos pueden proporcionar, los pacientes se dan cuenta de que frecuentemente estaban asustados por algo que nunca sucede. Muchos tienen miedo de los posibles efectos secundarios de su tratamiento y algunos incluso creen que los pacientes tienen que experimentar toda la gama de efectos secundarios. En realidad, esto está bastante lejos de ser cierto. Diez personas que toman el mismo producto pueden experimentar diez reacciones totalmente diferentes. Algunos sufren náuseas como consecuencia de la quimioterapia mientras que otros no las tienen nunca. Del mismo modo, las personas presentan percepciones del dolor totalmente diferentes. Un paciente que se preocupa por efectos secundarios muy importantes tal vez esté sintiendo miedo de algo que no va a suceder nunca. A causa de lo extendido de estas ideas yo opino que a los pacientes les suele beneficiar hablar con sus médicos antes de comenzar el tratamiento. Así podrán saber cuáles son los posibles efectos secundarios y preguntar qué va a hacer el médico para aliviarlos.

El conocimiento sobre nuestros propios cuerpos es, por último, una parte importante del antídoto contra el miedo. Los pacientes que se recuperan viven siempre con el temor a la recurrencia. Desgraciadamente, no se trata de un miedo irracional. Para estos pacientes, cada problema cotidiano como un tirón, un dolor de espalda o una epidemia de gripe dispara pensamientos de alarma. Creen que se trata del cáncer de nuevo. Los que trabajamos diariamente con el cáncer conocemos este fenómeno de primera mano porque solemos hacer exactamente lo mismo. Los pacientes que se sorprenden a sí mismos con estos miedos hacen bien en consultar a un médico. Vale la pena para aliviar la ansiedad que generan esos pensamientos.

SUPERAR EL MIEDO

Cuando Franklin D. Roosevelt recomendó al pueblo de los Estados Unidos durante la Gran Depresión que a «lo único que hay que tener miedo es al propio miedo», su recomendación tal vez resultó apropiada para evitar el pánico en la economía, pero no es en modo alguno un consejo adecuado para las personas que tengan cáncer. Tener miedo del miedo lleva a negarlo, pero lo cierto es que el miedo no puede ser superado hasta que lo reconocemos. Una vez que nos enfrentamos con él, hay muchas formas de aliviarlo o, cuando menos, de tratar de vivir con él confortablemente.

Una de las primeras técnicas modernas para superar el miedo es el proceso de desensibilización. Una persona se relaja y luego representa mentalmente el acontecimiento que teme imaginando que va tan bien como sea posible. Esto difiere de la negación en cuanto que el paciente está reconociendo su miedo al visualizarlo. Hacer esto ayuda a que la ansiedad se reduzca. Un paciente puede emplear esta técnica imaginando que todo va bien en el tratamiento y obteniendo en sus imágenes mentales todo tipo de apoyo: con su familia a su lado, con la ayuda y comprensión por parte de todo el equipo médico y así sucesivamente. Esta visualización puede incluir las sensaciones que tienen lugar a lo largo del tratamiento, intentando que sean todo lo agradables que se pueda imaginar y terminando con una imagen de no tener ningún tipo de efectos secundarios.

El miedo a que la enfermedad vaya a peor es una de las razones por las que algunos hacen lo que se ha dado en llamar «visualización inversa». Un paciente al que le duele el cuello puede pensar que tal vez es el cáncer que se está extendiendo, y comienza a visualizarlo formando una imagen negativa que puede ser aterradora. Sugiero que si alguien se observa a sí mismo haciendo esto, haga una pausa y dedique medio minuto a contrarrestar la imagen negativa. Aunque no sepa si su dolor es a causa del cáncer o simplemente de una tortícolis, puede visualizar a sus leucocitos, que llegan a esa zona en una misión de caza y captura. Al mismo tiempo, puede reconocer para sí mismo que tiene miedo, que tiene esa imagen en su mente, pero que también hay otras posibilidades. Muchos pacientes míos me han dicho que esta técnica les ha ayudado a superar sus miedos sobre la vuelta del cáncer. Puede ser utilizada con la misma efectividad para todos los demás miedos.

Las imágenes mentales bien desarrolladas pueden ser utilizadas asimismo para superar el miedo y, durante el proceso, también controlan los efectos secundarios. Si el sistema inmunitario puede ser influenciado por la mente, también pueden serlo otros procesos corporales como las náuseas. Uno de mis pacientes, que sentía grandes náuseas por los medicamentos que tomaba oralmente, empleó con mucho éxito sus imágenes mentales para disminuir este efecto secundario. Comenzó a visualizar cómo el medicamento descendía por el esófago hacia el estómago; en el estómago formó la imagen de un pequeño círculo al que llamó «el centro de las náuseas». Luego visualizó la quimioterapia manteniéndose solo en los alrededores de ese centro de las náuseas, de modo que no llegaba a sentirse mal. Como resultado sintió muchas menos náuseas. Otros pacientes han empleado sus imágenes mentales para controlar otros efectos secundarios. Los que se sienten afectados por la disminución de sus energías visualizan que la quimioterapia se mantiene alejada de los tejidos normales. Esto es una buena forma de contrarrestar la tendencia habitual de ver la quimioterapia como un veneno que afecta a todos los tejidos con los que entra en contacto. De hecho, algunos biólogos celulares apoyan la teoría de que las células normales tienen menos probabilidad de absorber el tratamiento químico que las malignas.

Los modos de utilizar la visualización para superar el miedo son ilimitados. En el capítulo 11, «Controlar el estrés», y en el capítulo 12, «Manejar el miedo», se incluyen otros ejemplos. Si el paciente utiliza la visualización para aliviar sus miedos, la familia puede jugar un papel muy significativo apoyando sus esfuerzos y mostrándose dispuesta a hablar sobre sus sentimientos.

Para muchas personas las creencias religiosas o espirituales son también de gran ayuda para mitigar el miedo. Desde luego, una situación en que la propia vida peligre tiende a plantear de nuevo las cuestiones sobre el propósito de la vida y sobre la supervivencia tras la muerte. Estas cuestiones se las ha formulado la humanidad desde sus comienzos. Y no hay respuestas absolutas para ellas. Pero muchas personas tienen un sistema de creencias que responde a estas preguntas.

Ya que la muerte lleva asociada tanta incertidumbre, muchos se sienten psicológicamente más tranquilos si exploran y desarrollan su sistema de creencias ante esta eventualidad. Y lo mismo que con el cáncer, podemos decidir esperar lo mejor o lo peor.

Enfrentarse con la posibilidad de la muerte puede añadir un mayor significado a la vida. Algunos pacientes encuentran un gran solaz en las religiones establecidas que ya profesaban. Otros, por vez primera en sus vidas, quieren llegar a comprender, aunque solo sea un poco, cómo funciona el universo y cuál es su papel dentro de él. Tal vez no les preocupe la cuestión de creer en Dios o en la vida después de la muerte y en su lugar se planteen si la esencia de ellos mismos seguirá viva después. Conozco a personas que han adquirido una gran paz al aceptar su propia idea de inmortalidad, la creencia de que vivirán en la memoria de los seres a los que han amado. Sea cual fuere nuestra creencia frente a la muerte, parece que el hecho de que podamos decir que ha tenido importancia estar aquí y que algo nuestro continuará viviendo tras nosotros añade un importante significado a la vida. La creencia de que nuestras vidas tienen significado suele disminuir el miedo a la muerte.

La calidad de la vida cotidiana tiene también un gran impacto en nuestra capacidad para manejar el miedo. Un paciente que sea activo y que disfrute de actividades placenteras dispone de menos tiempo para tener pensamientos taciturnos sobre su condición, los cuales incrementan además su miedo al llevarle a crear imágenes negativas. A este respecto, puede ser muy útil distraerse pensando en las cosas buenas de la vida, pero si esto se lleva al extremo se convertiría en negación. Normalmente, el cuerpo del paciente es el que le da información sobre lo que está haciendo. Un paciente que está en estrecho contacto con sus sentimientos suele pasarlo bien realizando un ejercicio físico vigoroso, que además le ayudará a sentirse con más fortaleza aún y con una mayor sensación de control. Si por el contrario trata de eludir sus sentimientos, por lo general no será capaz de hacer ese ejercicio. Del mismo modo, un paciente que se preocupe por el tratamiento que va a recibir puede irse a ver una película para dejar de pensar en eso. Puede ser una buena idea. Pero si lo que trata de hacer es evadirse y negar sus sentimientos, estará simplemente sentado en el cine a oscuras sintiendo cómo aumentan su ansiedad y su miedo. Una persona puede saber si una actividad es saludable o no midiendo la paz y el alivio que recibe de ella. Si el miedo reaparece en medio de la actividad placentera, enfrentarse con él y experimentarlo debería hacer posible disfrutar de nuevo de la actividad.

Hay algunas personas que están constantemente paralizadas por miedos respecto a casi todo en sus vidas. Una de mis pacientes se dio cuenta de que tenía dificultades por partida doble para enfrentarse con su diagnóstico de cáncer como consecuencia de una vida permanentemente amedrentada... pero irónicamente el cáncer le ayudó a superar esos miedos. Ella y su marido habían planeado unas vacaciones de ensueño a Hawái, donde ella quería hacer submarinismo. Pero estaba preocupada por un problema de oído que tenía, aunque su médico le aseguraba que no se veía afectado por el submarinismo. Como era una persona que estaba ansiosa permanentemente por cualquier dolorcillo que sintiera, estaba acostumbrada a que esa ansiedad le impidiera actuar. Pero su actitud hacia el miedo cambió cuando se enfrentó con el cáncer. Tras pensarlo mucho decidió que si iba a morir de esa enfermedad, antes quería disfrutar del submarinismo.

—El doctor me ha asegurado que no hay peligro –se dijo a sí misma– y yo hago todo lo que puedo por mi oído. Así que, ¡maldita sea!, voy a ir adelante y a experimentar las cosas. Si lo peor sucede y acabo muriendo de cáncer, por lo menos me habré dado ese gustazo.

Esta paciente se liberó de su miedo siguiendo unos pasos: en primer lugar, siendo consciente de su miedo; en segundo, expresándolo y buscando apoyo de los demás; en tercero, juntando toda la información que le permitiera tener una mayor comprensión y control sobre él; y en cuarto lugar, cuando ya había dado los pasos anteriores, estando dispuesta a decir que ya era suficiente y que era preciso disfrutar de la vida. Cuando se resuelven normalmente los sentimientos, lo más frecuente es, una vez llegados a este punto, dar un paso más y comenzar a disfrutar esa actividad.

Cuando un paciente lucha con el miedo, a veces los miembros de la familia tratan de ayudarle protegiéndole de todo lo que ellos creen que podría generarle ansiedad. Esta protección puede incluir algunos artículos de periódicos y revistas sobre el cáncer, programas de televisión sobre el tema y visitantes taciturnos o pesimistas. Puede que la familia sienta que es muy protectora si el paciente les dice que encuentra que alguien es muy pesimista y que tiene tanto miedo al cáncer que cada vez que viene de visita se queda totalmente aterrado y no ve el momento de que se marche. Los miembros de esta familia angustiada a veces reaccionan recortando los artículos de los periódicos que hablen sobre el cáncer, para que no lleguen a sus manos; distrayéndolo si en alguna película de la televisión se aborda el tema y puede causar tristeza, y evitando que ese visitante inoportuno vuelva a casa.

Pero todo esto supone un gran peligro ya que puede minar el sentido de fortaleza del paciente. Imagina cómo se sentirá cuando encuentre el hueco de un artículo cortado en el periódico. Pensará que su familia debe de creer que es tan débil que no puede soportar leer lo que había en el periódico…, que debe de haber algo terrible que él ignora. Esta experiencia hará que se sienta como un niño aterrado.

El mejor modo de ayudar a un paciente a enfrentarse con el miedo es ofrecerle ayuda y dejarle luego que él decida qué necesita. Si dice que un artículo del periódico le asusta, su esposa puede responderle que siempre que ella lee esas noticias sobre alguien que muere de cáncer se pregunta cómo se sentirá él al leerlo. Puede incluso preguntarle si desea que haga algo para evitarle ver esos artículos. Esta pregunta hace que el paciente sea el que sigue teniendo el control. Esto también se puede utilizar para programas de televisión. Se le puede advertir que la película de esa noche es sobre alguien que muere de cáncer y preguntarle si quiere verla o prefiere ver otra cosa. Sea cual sea su decisión, debe ser respetada y apoyada. En resumen, la familia solo debe dar los pasos necesarios para proteger al paciente si él solicita este tipo de ayuda.

Una forma de ayuda muy significativa a disposición de los miembros de la familia consiste en hacer un esfuerzo para estar físicamente presentes y dar apoyo emocional durante los acontecimientos generadores de ansiedad, tales como las visitas al médico y las sesiones de tratamiento. Saber que alguien querido está ahí ayuda al paciente a sentirse menos ansioso. De hecho, esta es una de las mejores maneras que yo conozco de ayudarle a superar sus miedos al tratamiento. Cuando un paciente está nervioso ante una operación inminente, la familia puede ayudarle tomando conciencia de su miedo, diciéndole que van a estar con él y si pueden hacer algo para ayudarle. A veces vale la pena incluso preguntarle qué necesita para su miedo ya que el miedo suele ser una señal de que el paciente necesita algo, tal vez una mayor comunicación con el médico, una mayor información sobre la propia operación... o, simplemente, un poco más de atención.

Digamos que, resumiendo, los miembros de la familia tienen a su disposición dos formas básicas de ayudar al paciente a enfrentarse con su miedo. La primera es apoyarle y animarle a que se exprese. La segunda consiste en preguntarle cómo se le puede ayudar. Si su ansiedad permanece, se le podría preguntar si sabe lo que necesita ya sea por nuestra parte o por la de otra persona. Solo él puede enfrentarse de forma efectiva con sus miedos y este enfoque es el único que hace que siga teniendo el control mientras se le continúa dando amor y apoyo.

❀

No es fácil manejar y superar el miedo, ya que nos recuerda nuestra vulnerabilidad. Solemos enfrentarnos con la incertidumbre presumiendo de que somos fuertes e invulnerables. Pero todos nosotros, tanto si tenemos cáncer como si no, somos vulnerables. Esto implica que a lo largo de nuestras vidas tenemos que enfrentarnos con el miedo. Solo cuando aprendamos a aceptar nuestros miedos como algo natural, podremos aprender a vivir con ellos.

13. SENTIMIENTOS AMBIVALENTES

Solemos tener sentimientos opuestos sobre casi todo. Como seres humanos que somos, por naturaleza, ambivalentes y tenemos la tendencia de experimentar conflictos en casi todas las áreas de nuestra vida. Unas veces amamos a nuestros cónyuges y en otros momentos no podemos soportarlos. Nos sentimos contentos cuando nuestros hijos se casan, pero de alguna manera también estamos tristes. Incluso aunque nos guste nuestro trabajo, hay días en que nos sentimos tan frustrados que nos gustaría dejarlo. Estas emociones opuestas sobre la misma persona o situación se denominan sentimientos ambivalentes.

Aunque la ambivalencia sea una parte natural del ser humano, no siempre resulta fácil manejarla. En el terreno de la psicología solemos definir la salud emocional como la capacidad de reconocer los sentimientos conflictivos y de llegar a resolverlos con éxito. A pesar de que puede ser difícil, el mero hecho de tomar conciencia de la ambivalencia suele ser la parte fundamental de la solución.

AMBIVALENCIA POLARIZADA

La capacidad de un individuo para manejar el conflicto que surge entre dos emociones opuestas se forma fundamentalmente en el seno de su familia. Si sus padres no resolvieron bien sus conflictos, tal vez no haya aprendido a enfrentarse con sus propios sentimientos conflictivos. En nuestra cultura muchas personas tienen dificultades para resolver sus emociones ambivalentes. Algunas tratan de solucionar los conflictos internos negando el otro lado de la ambivalencia. Como ya he señalado, esta negación puede acarrear enormes consecuencias en lo que se refiere a la depresión y la ansiedad. Pero también puede mostrarse en formas muy destructivas en la relación matrimonial.

Supongamos, por ejemplo, una mujer que creció en una familia en la que no se solucionaban los conflictos y que sigue teniendo dificultades al llegar a la edad adulta. En su matrimonio tal vez sienta la ambivalencia respecto a la intimidad emocional con su marido, deseando que pase a ser más estrecha pero teniendo asimismo miedo de que sea de este modo. Quizás tema perderse a sí misma si está demasiado próxima a él, o si no sabe poner bien los límites en su relación con él. Así que es ambivalente: una parte de ella quiere una mayor proximidad mientras que la otra desea independencia. Como no se siente cómoda con estos dos sentimientos opuestos, puede negar la existencia de una de las caras de sus sentimientos, en este caso la necesidad de independencia, por lo que solo es consciente de su necesidad de intimidad, lo cual puede incluso expresárselo a su marido diciéndole que ella quiere una mayor intimidad, que no tiene necesidad alguna de independencia.

Es posible que su marido responda de una manera aparentemente extraña pero sin embargo bastante frecuente: puede apoyarse en el sentimiento negado. En este ejemplo consistiría en manifestar que necesita más espacio para sí mismo, que tanta intimidad le resulta agobiante. También él está negando *su* ambivalencia al polarizarse en uno solo de los lados de sus sentimientos. Es como si cada uno de ellos hubiera tomado un bando en el asunto, en lugar de darse cuenta de que los dos sienten ambos sentimientos. Esta forma de reaccionar de las parejas se denomina *ambivalencia polarizada.*

Obviamente, la ambivalencia polarizada crea problemas en las relaciones. La mujer, que lleva en este caso la responsabilidad de las necesidades de intimidad de ambos, puede manifestar que necesita tanto la intimidad que su marido se siente agobiado y la rechaza aún más. Como él es el responsable de las necesidades de independencia de ambos, puede que al principio esté bastante distante. Pero a medida que se aleja cada vez más, la invita a que continúe con sus esfuerzos de crear intimidad.

Cuando una pareja de estas características acude a la consulta de un psicoterapeuta, sus miembros suelen estar encerrados en el círculo vicioso de su lucha y reprochándose todo. En una sesión con una pareja así pude oír cómo el marido reprochaba que su mujer quisiera demasiada intimidad mientras que la mujer le reprochaba a él que quisiera demasiada independencia. La clave del problema para ambos consiste en liberar sus sentimientos negados y tomar conciencia de su ambivalencia. Cualquiera de los dos puede comenzar este proceso, pues con solo uno basta. Si es la mujer, por ejemplo, la que reconoce que quiere más intimidad pero que siempre ha tenido miedo de perderse a sí misma, esto rompe el círculo vicioso. Ella tendría los dos lados de la ambivalencia y el efecto sería significativo. En el momento en que exprese su necesidad de independencia su marido puede comenzar a buscar mayor intimidad. Es como si ya no tuviera que hacer los esfuerzos de ambos para alejarse.

Lo mismo que basta que un individuo reconozca y experimente ambos lados de sus sentimientos para resolver la polarización de la ambivalencia, los dos miembros de una relación necesitan comprender que es natural que tengan sentimientos en conflicto. Cuando se dan cuenta de que cada uno de ellos tiene un juego de sentimientos opuestos, suelen poder resolverlos en una especie de término medio. En el ejemplo que he utilizado, el marido y la mujer pueden llegar a encontrar un grado de intimidad y de separación que les permita sentirse satisfechos y cómodos.

Cuando una pareja se enfrenta con una crisis como el cáncer, los numerosos sentimientos en contradicción pueden llevar fácilmente a la polarización y la disociación de la ambivalencia. Un ejemplo común es lo que yo llamo la polarización *esperanza-desesperanza.* Este conflicto surge de la incertidumbre que rodea a las enfermedades que amenazan la vida. Es muy realista que alguien con cáncer tenga dos sentimientos sobre la incertidumbre de si va a vivir o a morir. Un momento puede sentir esperanzas ante la recuperación y al instante sentirse completamente desesperanzado y abatido con visiones de muerte. Esta ambivalencia es bastante frecuente y natural. Sin embargo, el paciente puede tener dificultades en enfrentarse con esa desesperanza y temer que si llega a reconocerla se hundirá para siempre en ella y no se recuperará jamás. Así, empieza a negar su parte pesimista repitiéndose constantemente que va a mejorar. Pero toda la desesperanza que niega puede ser asumida por su esposa, que reacciona siendo muy pesimista sobre sus posibilidades de recuperación. En ese punto, el paciente puede decir con mucha ira que ella no le apoya en sus esfuerzos por recuperarse, que no cree que él pueda ponerse bien, que tal vez lo que desea es que él muera. En realidad, está negando su desesperanza, y su mujer expresa la de ambos.

Cuando trabajo con un paciente como este, suelo animarle a que sea más sincero consigo mismo sobre sus sentimientos. En esencia, le doy permiso para que experimente ambos sentimientos. Tal vez en algún momento me diga que aunque tiene muchas esperanzas de recuperarse a veces se despierta en medio de la noche pensando que no va a conseguirlo. En el momento que se lo diga a su esposa, ella le dará mucho más apoyo y tendrá mayores esperanzas. Hace poco tuve la oportunidad de ver esto con una rapidez deslumbrante durante una sesión de terapia de una hora. Después de que el paciente llegara a admitir su pesimismo ocasional, su mujer le dijo que tal vez, si hacían todo lo necesario, las cosas podrían arreglarse. Siempre me siento maravillada cuando veo como reacciona un cónyuge una vez que el otro ha expresado su ambivalencia.

OTRAS POLARIZACIONES FRECUENTES

Hay una gran cantidad de formas en las que las parejas pueden disociar sus ambivalencias. Algunas son especialmente frecuentes entre los pacientes de cáncer y sus cónyuges. Igual que la polarización esperanzado-desesperanzado, otra bastante común es la del *irritado-encantador.* Este tipo de persona polarizada proviene de una familia en la que la ira no era una emoción aceptable y ahora le resulta difícil expresarla. Se encuentra bloqueada en la creencia inconsciente de que la ira es terrible y cree que si llega a expresarla la gente la rechazará por este motivo. Cuando llega a la edad adulta, continúa negando su propia ira. Su cónyuge, por el contrario, la exterioriza. En muchas ocasiones han acudido a mi consulta pacientes de este tipo aquejados de profundas depresiones como consecuencia de haber suprimido su ira; tal vez vengan acompañados por sus cónyuges, que expresan su ira de forma anormal e inadaptada. Cada vez que el cónyuge actúa de esa manera se refuerza la creencia inconsciente del paciente: «¿Ves lo horrible que es la ira? Yo nunca seré así».

Este paciente reemplaza su ira reprimida por el resentimiento o la depresión y es probable que trate de escapar de esa situación. Cuando lo hace, es inaccesible para su cónyuge, que se irrita aún más y se esfuerza por recuperarlo. Estos pacientes suelen negar que sintieran ira en algún momento. Yo suelo entonces preguntarles qué hacen con la ira cuando comienzan a sentirla. En el momento en que se examinan se dan cuenta de que su resentimiento o su depresión son una forma indirecta de ira. Cuando estos pacientes empiezan a expresar su ira, sus cónyuges suelen irritarse menos. También en este caso, en lugar de darse un movimiento del péndulo de un lado al otro, lo que suele suceder es que se equilibra en el medio.

De forma análoga, la polarización *positivo-negativo* se da cuando un cónyuge es positivo en sus previsiones y el otro, negativo. Esto suele tener que ver con los esfuerzos del paciente por recuperarse. A veces llega a nuestro centro un hombre que dice:

—He leído lo que hay sobre el enfoque Simonton y estoy seguro al cien por cien de que va a funcionar, pero mi familia opina que estoy chalado si creo que puedo hacer algo para ponerme bien.

En realidad, estoy segura de que casi todos los pacientes llegan aquí con algunas reservas mentales: se sienten optimistas sobre lo que hacemos pero no están totalmente seguros de que funcione. Igual que quienes se proponen negar su desesperanza, estas personas se han propuesto convencerse a sí mismas diciéndose una y otra vez que *saben* que va a funcionarles, que están totalmente convencidos de ello. Como el paciente ha negado la emoción opuesta, el pesimismo, su cónyuge tiene que expresar esa cara de la moneda diciéndole que es una tontería creer eso.

Esta incómoda situación suele resolverse cuando el paciente llega a aceptar sus propios pensamientos negativos y se muestra dispuesto a enfrentarse con la incertidumbre. Tal vez comience por reconocer que el proceso no tiene nada que ver con lo que él creía que era el funcionamiento del cuerpo humano, pero que como le parece que es razonable va a intentarlo para ver si funciona, pues al fin y al cabo no va a hacerle ningún daño. Una vez que llega a admitir sus sentimientos mixtos, lo más probable es que su cónyuge admita también los suyos y empiece a apoyar más sus esfuerzos y a ser más positivo.

Esta polarización positivo-negativo puede contribuir a la depresión y al pesimismo del paciente. Tal vez haya días en los que se sienta tan deprimido que le diga a su esposa que no le apetece ni siquiera salir de la cama. Entonces ella, que se ha adjudicado el lado positivo de la disociación, comenzará a tratarle con aparente jovialidad (ver el capítulo 7). Cuando se comporta de esa forma, se hace aún más profunda la depresión del paciente. Como su esposa es la depositaria de todos los sentimientos positivos y alegres, él se hace aún más pasivo y negativo, pensando que nunca conseguirá ser tan positivo como ella, que hay algo que debe de marchar mal en su interior. De este modo crece cada vez más su negativismo hasta que le hunde por completo.

En algunas parejas se polarizan el valor y el miedo con resultados similares. Uno actúa como valeroso mientras que el otro expresa el miedo hasta unos extremos increíbles. Una paciente puede llegar temblando de ansiedad, incapaz de conciliar el sueño y totalmente alterada emocionalmente. Su marido dice que no sabe qué pasa con ella, que no sabe por qué tiene tanto miedo, que debería pensar positivamente ya que se va a recuperar. En este ejemplo el marido está negando sus propios miedos mientras que a su esposa le corresponde negar el valor. Si logro que él admita que aunque es valiente y tiene muchas esperanzas también está aterrado, ella, de forma totalmente típica, comenzará a decirle que sabe que él tiene miedo pero que no se preocupe, que cree que va a recuperarse. En el momento en que él admite su miedo, ella puede admitir su valor. Repito una vez más que el cambio a posiciones emocionales más saludables puede ser iniciado por cualquiera de ambos cónyuges en el momento en que uno admita su propia ambivalencia.

Asimismo es frecuente la polarización *agresivo-pasivo.* Tal vez el marido esté siempre ocupado, intentando recopilar toda la información que sea posible sobre el cáncer en un esfuerzo de hacer todo lo posible por su esposa. Incluso aunque ella sea la que tiene el cáncer, hace muy poco por sí misma. Él ha asumido toda la responsabilidad de su recuperación y ella no tiene ninguna: no hace los ejercicios de relajación y visualización, no come bien, no practica ejercicio físico; incluso puede que beba demasiado. El marido no deja de acosarla diciéndole que haga esto o aquello. Mientras que él asuma la responsabilidad de lo que se supone que ella debería hacer por su cuenta, ella no podrá hacerse cargo de dicha responsabilidad. Al menos que él comience a retirarse y a dejar que sea ella la que asuma sus responsabilidades, será cada vez más y más pasiva.

Cuando uno de los cónyuges tiene cáncer, no es infrecuente que se presente la polarización *enfermo-sano.* El paciente es el enfermo mientras que el cónyuge es el que está sano... y no comprende qué le pasa al otro, no comprende por qué no se pone bien. En realidad, es extraño que el «sano» esté perfectamente bien. En una pareja de estas características, es posible que el «sano» sufra algún tipo de problema físico como úlcera o hipertensión arterial y también puede que presente conflictos emocionales de importancia sin resolver. La verdad es que ambos tienen problemas, aunque la polarización puede ser vivida como «él es el único que tiene problemas-yo no los tengo». La insistencia de la esposa de que está totalmente sana puede incrementar los sentimientos de alienación del paciente. Puede reprocharse a sí mismo el hecho de no estar tan bien como ella o de tener tantos problemas mientras que ella no tiene ninguno. Para animar al paciente a que se sienta menos aislado, basta con que la esposa admita que aunque él es el que tiene cáncer, ella también padece sus problemas.

Como cada sentimiento tiene su lado opuesto, hay muchos tipos de ambivalencias polarizadas: introversión-extroversión, alegría-tristeza... y la lista sigue y sigue indefinidamente. Una pareja también puede tener varias ambivalencias polarizadas coexistiendo al mismo tiempo. Aunque estas polarizaciones no son deseables, son muy frecuentes. Ninguno de nosotros maneja sus sentimientos de forma perfecta. Las ambivalencias polarizadas existen en las mejores familias.

CÓMO DETECTAR LA POLARIZACIÓN DE LA AMBIVALENCIA

Casi todas las parejas tienen algunas ambivalencias polarizadas, que si no salen a la superficie pueden seguir existiendo indefinidamente. Ya he dicho que no son buenas para su relación, pero cuando uno de los miembros tiene cáncer son especialmente dañinas ya que algunas de esas polarizaciones pueden ser especialmente enfermizas. Por ejemplo, es posible que el paciente tenga una baja autoestima y sea una persona encantadora que se niega a sí misma y que nunca expresa su ira por miedo de molestar a alguien. También puede que niegue sus propias necesidades de forma sistemática. Al carecer casi por completo de yo y al tener un nivel de autoestima tan bajo, lo más frecuente es que su cónyuge sea insensible con respecto a ello. El paciente tiene la necesidad de ser amado y apoyado, pero su cónyuge no lo detecta y le da poco cariño o intimidad. El resultado de la polarización es que no se está satisfaciendo una de las necesidades más profundas del paciente. Como comentaré en el capítulo 16, «Cariño e intimidad», necesitamos el cariño para tener y mantener una salud óptima.

Pero una pareja de estas características con freucencia no suele ser consciente de la polarización que está teniendo lugar.

¿Cómo darnos cuenta de que tenemos sentimientos ambivalentes polarizados? Una forma consiste en observar si existen grandes diferencias entre los miembros de la familia. Si una persona está siempre muy contenta y otra triste, si una es muy pesimista y otra muy optimista, si una está siempre enfadada y de mal humor mientras que otra es agradable y amable y raramente pierde los estribos...: estos extremos suelen ser buenos signos de que existe una polarización de la ambivalencia.

Otra buena clave es el lenguaje que utiliza la gente. El uso frecuente de términos extremos como *absolutamente*, *nunca*, *siempre* o *sin lugar a dudas* es una indicación de que el que los expresa está negando sus emociones. Las personas no sienten *siempre* lo mismo y es realmente raro que alguien no tenga *nunca* un sentimiento determinado. Algunos pacientes, por ejemplo, presumen de lo optimistas que *siempre* son; al mismo tiempo suelen decirme que sus cónyuges parece que *siempre* tuvieran una nube negra sobre sus cabezas. Además de los términos absolutos que utilizan, suelen tener una gran necesidad de mostrarme lo optimistas que se sienten, lo cual es otro signo de que suelen estar negando su ambivalencia.

También podemos detectar nuestra propia ambivalencia planteándonos preguntas sobre nuestros sentimientos. Una persona que no se irrite jamás puede preguntarse si hay algún sentimiento que tal vez esté negando. Alguien que nunca sienta miedo puede asimismo preguntarse por qué se despierta de repente en medio de la noche: ¿no estará teniendo un pensamiento espantoso?, ¿no estará, en otras palabras, negando el miedo? Un cónyuge muy optimista puede, de la misma manera, plantearse si no tiene alguna que otra vez el pensamiento de que tal vez su esposa muera y, si lo tiene,

¿cómo reacciona?, ¿sofoca ese pensamiento sumergiéndose en su trabajo? He observado que las personas que se plantean este tipo de cuestiones desarrollan una mayor conciencia sobre su modo de sentir. Y también están tomando en consideración los sentimientos de su pareja.

❀

La polarización de la ambivalencia es importante porque la negación de los sentimientos conduce a la depresión, la cual disminuye potencialmente la resistencia del cuerpo ante la enfermedad. Pero las polarizaciones pueden ser reconocidas y una vez que son identificadas las parejas pueden comenzar a encontrar soluciones para los callejones sin salida de sus relaciones. Pueden conseguir una mayor intimidad y darse el uno al otro mayor apoyo.

14. AYUDAR Y NO «SALVAR»

Entre nosotros, ya sé que tienes buenas intenciones, que *quieres ayudar* al paciente. Si no fuera así, no estarías leyendo este libro. Pero ayudar a alguien que se enfrenta con una enfermedad que amenaza su vida es algo en lo que la mayoría tenemos poca experiencia y no podemos confiar en irla adquiriendo naturalmente. Algunas formas de ayuda son más efectivas que otras y el sentido común no es siempre el que proporciona los mejores resultados al margen de nuestras intenciones. Ayudar a alguien que tenga cáncer no es sencillo. Necesitas saber *cómo* hacerlo.

Hay una diferencia radical entre ayudar y «salvar». El comportamiento «salvador» tiene su origen en la idea de que el paciente es una víctima... y una víctima está indefensa y desesperanzada. Una víctima no tiene ninguna influencia sobre la situación en la que se encuentra. Como no podemos controlar totalmente el curso del cáncer, muchas personas asumen la idea de que el paciente no tiene ningún control o influencia sobre su destino, pero esto no es necesariamente cierto. Aunque somos incapaces de controlar todo lo que sucede en nuestras vidas, podemos participar e influir activamente en lo que nos sucede. El «salvador», sin embargo, trata al paciente como si no tuviera ninguna influencia sobre sí mismo; y si el paciente siente que no tiene ninguna influencia sobre sí mismo, experimenta el sentimiento de indefensión. Esta indefensión puede aumentar de forma muy significativa el miedo, la ansiedad y la depresión. Una persona que se siente como una víctima suele obsesionarse con la autoconmiseración y se pregunta para qué continuar si no hay nada que hacer al respecto, si la vida le ha hecho una mala pasada. Es frecuente escuchar a un paciente que cree que es una víctima quejarse de lo que le hizo alguien o algo. Como se sienten impotentes, las víctimas suelen tener un gran resentimiento contra su médico, contra el universo o incluso contra Dios. El paciente que siente esta indefensión y falta de control sobre su vida tiene grandes dificultades para conseguir luchar por algo, y puede llegar a perder su voluntad de vivir.

Las víctimas y los «salvadores» justifican en parte esas actitudes como consecuencia de la idea que tenemos en nuestra cultura del cáncer como una enfermedad que puede sorprendernos en medio de la noche y controlarnos por completo. Además, solemos tratar a la gente que está enferma como si fueran niños. Cuando un miembro de la familia está en la cama con gripe, los demás procuran no ser demasiado ruidosos para que pueda descansar; suelen llevarle las comidas a la cama, incluyendo el tradicional caldito de pollo, y el cónyuge puede mostrarse excesivamente solícito, llevándole lo que desee y evitando que tenga que salir de la cama para nada. De forma que hasta un paciente que tenga una enfermedad menor suele ser tratado como si estuviera indefenso; en otras palabras, se le «salva». En nuestra cultura es tan prevalente esta actitud que es difícil no hacer de salvador con alguien que está enfermo... así que imagina qué se puede hacer con alguien que tenga cáncer. Hemos sido condicionados para creer que los enfermos son víctimas. Cuando una persona tiene una enfermedad crónica de larga duración, es muy importante darle la vuelta a esta actitud.

Es fundamental tener en cuenta que cualquier paciente puede que se sienta como una víctima en *alguna* ocasión, lo que, desde luego, es comprensible. Igualmente, es posible que la familia le vea de esa manera de vez en cuando. Un paciente se siente a veces indefenso, desesperanzado y deprimido; lo importante es que recordemos que hay una gran diferencia entre sentirse como víctima en alguna ocasión y sentirse así casi siempre. Cuando alguien se ve a sí mismo como víctima frecuentemente, puede ser un motivo de preocupación. Los miembros de su familia pueden ayudarle si se encuentra en esa situación aprendiendo a no «salvarle».

POR QUÉ LA GENTE TRATA DE «SALVAR»

No hay duda de que es muy difícil contemplar a una persona amada luchando contra el cáncer. Muchos miembros de la familia se sienten tan indefensos que tienen grandes dificultades para manejar la situación. Desean enfrentarse con ella pero no pueden, con lo que se sienten inadecuados e indefensos. Algunos tratan de evitar estos sentimientos «salvando» a la pobre y desgraciada víctima. Hacen lo que se les ocurre para ayudarle y de esta forma consiguen evitar sus propios sentimientos de indefensión. Desgraciadamente, esta «salvación» no es útil en absoluto ya que impone al paciente tener que asumir el papel de víctima.

La persona a la que se «salva» es despojada de su responsabilidad e incluso a veces de su capacidad para responder y participar. El comportamiento del salvador suele suponer una invitación para que polarice sus sentimientos ambivalentes, lo que lleva consigo un confinamiento permanente en la indefensión. Por supuesto, esto no era lo que deseaba el salvador, pero es el resultado de sus intentos de cargar sobre sí mismo la responsabilidad del paciente. Una mujer, por ejemplo, puede sentir que es responsable de los estados de ánimo de su marido una vez que se le ha diagnosticado cáncer. Así que cuando vuelve a casa después del trabajo y le encuentra sentado en el cuarto de estar a oscuras, obviamente deprimido, su primera reacción consiste en encender la luz, dedicarle una sonrisa radiante y preguntarle si le gustaría ir esa tarde al cine y luego a cenar. O tal vez se dedique a contarle una larga y divertida historia sobre cómo ha pasado el día. De inmediato ha comenzado a intentar sacar al paciente, mediante la distracción, de los sentimientos sombríos que visiblemente estaba experimentando. Esto, desafortunadamente, tiende a hundirle aún más profundamente en su depresión y a que ella se haga cargo de los sentimientos positivos y alegres. «Salvar» a alguien implica que el salvador se coloca en el polo opuesto de la ambivalencia. Si el paciente está aterrado, el salvador intenta minimizar el miedo. El marido de una mujer que esté asustada tras un diagnóstico no muy esperanzador tal vez le dijera que todo necesita su tiempo, que ella no es diferente de las demás personas y que podrá salir adelante. Si alguien está enfadado con Dios por

su enfermedad, el salvador acudirá presto para reprochar-
le su ira para con Él diciéndole que eso solo puede servirle
para complicar aún más las cosas. Mientras que la simpatía y
la compasión nos ayudan a expresarnos y a disipar nuestros
sentimientos, este tipo de polaridad solo lleva a hacer que
todo vaya a peor.

Tratar al paciente como a un niño es una forma de «salvación» bastante frecuente en las familias en las que hay cáncer.
Se ve al paciente como una víctima que debe apoyarse en los
demás…, lo mismo que hace un niño. Como resultado asumen
una especie de relación paternofilial con él y se hacen abiertamente sobreprotectores, controladores e hipercríticos. La
sobreprotección, por ejemplo, puede llevarse a cabo en lo que
se refiere a la medicación del paciente. En el momento exacto
en que este debería tomarla, el cónyuge irrumpe en la escena recordándoselo. Esto invita al paciente a sentirse como un
niño y a hacerse más pasivo en lo que se refiere al tratamiento. El cónyuge, por su parte, se carga con la responsabilidad y
tiene que estar pendiente de si el paciente ha tomado o no sus
medicamentos.

En definitiva, una persona que asume este tipo de responsabilidad por el paciente durante un largo periodo de tiempo
acaba por acumular una buena cantidad de resentimiento que
puede llegar a dirigir contra él. De repente se siente cansado
de jugar a hacer de padre con este niño grande; un adulto que
ve a otro adulto con la capacidad de un niño acaba por sentirse sobrecargado por la responsabilidad. Cuando esto sucede,
el salvador puede cambiar de juego y asumir el papel de perseguidor. Cuando esto sucede, en lugar de intentar retener y
controlar a la víctima con modales cariñosos y paternales, el

salvador se vuelve extremadamente crítico. Como perseguidor, le reprochará: «¿Has tomado tus píldoras? Pero ¿puede saberse qué pasa contigo? ¡No creo que sea tan difícil hacer eso!». Si encuentra al paciente en el cuarto de estar con las luces apagadas, tal vez diga algo como: «¡Fíjate en este lugar! ¡Si parece el depósito de cadáveres!». Y tras esto encenderá las luces inmediatamente. El salvador quizás hubiera adquirido la costumbre de preguntar cada noche a su esposa si había hecho sus tres visualizaciones. Cuando asume el papel de perseguidor, no la dejará tranquila si ella confiesa que solo las ha hecho dos veces. Su comportamiento proviene de su frustración y de lo inadecuado que se siente.

Sentirse inadecuado puede llevar a otra reacción extrema: el abandono. En nuestra cultura se nos ha enseñado que si queremos profundamente a una persona, debemos evidenciar nuestro amor demostrándole todo lo que somos capaces de hacer por ella. Como consecuencia, si un hombre no consigue que su esposa enferma se ponga bien, puede llegar a creer que es un mal marido. Intentará evitar ese doloroso sentimiento de fracaso culpando y haciendo reproches en unos casos y evitándola o abandonándola en otros. Esto no quiere decir que tenga que marcharse de casa.

Unas veces lo hace recayendo en el antiguo hábito de la bebida. Otras veces puede pasarse horas y horas en la oficina, sumergido en su trabajo. O puede ser la esposa la que se obligue a participar en una docena de actividades caritativas diferentes..., lo que sea con tal de ocupar el tiempo fuera de casa y de su marido enfermo. Quienes hacen esto pueden seguir viviendo en casa, pero han abandonado emocionalmente a sus compañeros.

MÉDICOS Y HOSPITALES...: TODOS A SALVAR

Como ya señalé en el capítulo 6, los médicos han asumido tradicionalmente un papel directivo. La relación médico-paciente en el pasado era similar a la que existía entre padre e hijo, o entre profesor y alumno. El médico le decía simplemente al paciente lo que este tenía que hacer. Aunque los médicos ya no escriben las recetas en latín, aún les quedan algunos restos de ese papel. Los pacientes son tratados a veces como si fueran niños. A su vez, muchos pacientes ven a sus doctores más como padres que como profesionales pagados a los que se consulta. Sin embargo, es importante que el paciente mantenga su autonomía tanto como le sea posible, incluso en su relación con su médico.

El ambiente del hospital puede invitar al paciente a que se sienta infantil y pasivo y a que asuma el papel de víctima. La atmósfera aséptica e impersonal de los grandes hospitales puede crear la ilusión de que no tiene elección en nada y que debe someterse a las reglas y regulaciones de la institución. Después de todo, muchos pacientes sienten que en el hospital no tienen nada que decir sobre cuándo irse a dormir o cuándo despertar cada mañana. Tampoco tienen elección sobre la hora de sus comidas. Algunos se sienten víctimas al ser gobernados por los horarios establecidos por otras personas. El equipo sanitario puede decidir, sin consultarlo con el paciente, cuándo hay que examinarle, sacarle sangre, bañarle, etc.

Como las normas del hospital pueden hacer que el paciente se sienta pasivo, lo cual suele conducir a la depresión, creo que es de suma importancia que este haga todos los esfuerzos posibles para mantener su autonomía. Una forma de hacerlo es buscar información de modo que, por poner un ejemplo, conozca su propio horario. Un paciente puede preguntarle a la enfermera cuándo le va a llevar sus medicinas, a qué hora son las comidas, cuándo le van a sacar sangre y así sucesivamente. También puede afirmar la importancia de sus propias necesidades. Si, por ejemplo, el personal del laboratorio viene a sacarle sangre cuando tiene una visita, puede decir que en ese momento está ocupado y que hagan el favor de volver un poco más tarde. Lo mismo que si el paciente y su familia se encuentran discutiendo algún tema importante y entra la enfermera a tomarle la temperatura. Algunos hospitales tienen un ambiente que no alienta a que se hagan este tipo de peticiones.

Tal vez las enfermeras se sorprendan e incluso se molesten un poco si el paciente se reafirma de esta manera. Pero sabemos que el paciente que más se afirma es el que consigue mejores resultados. Creo que es porque ni siquiera en el hospital se siente víctima. No se ve a sí mismo indefenso, ni trajinado por la institución. En vez de eso, contempla al sistema y a sus reglas como una herramienta, como una colección de instrumentos útiles que están allí para ayudarle. Un paciente que tiene este marco de referencia se siente cómodo cuando se reafirma al pedir al personal del hospital que tenga en cuenta sus necesidades.

He visto muchos pacientes que querían mantener su autonomía mientras estaban en el hospital, que trataban de hacer que sus habitaciones fueran más personales. Una, por ejemplo, utilizaba siempre sus propias sábanas y almohadas, que tenían hermosas flores de colores. Otros hablaban con sus médicos para que permitieran a sus familiares traerles comidas diferentes. Una mujer puso fotos de toda su familia por las paredes. Bob Gilley también usaba fotografías cuando estaba hospitalizado... pero eran fotos de él mismo cuando gozaba de buena salud, las cuales le recordaban visualmente lo que era estar sano.

Aunque utilizar la propia ropa de cama y decorar las paredes de la habitación puede ser útil, es un lujo que no siempre se permite a los pacientes. Incluso en las habitaciones privadas de los hospitales es posible descubrir que en algunos casos las regulaciones internas son muy estrictas. Y esto es especialmente cierto en las habitaciones comunes. Pero aunque en una habitación compartida es posible que el paciente no tenga espacio para las fotografías de su familia, siempre puede tener algún álbum o incluso unas fotos de bolsillo que le recuerden otros tiempos mejores.

Algunos consiguen un gran beneficio si pueden mantener dentro de lo posible sus actividades exteriores. Una paciente mía hizo todos los arreglos necesarios para conseguir que su masajista personal pudiera ir al hospital a darle sus masajes cuando estaba internada. Otros deciden seguir haciendo ejercicio, por lo que dan largos paseos de un lado al otro de los pasillos del hospital. Una mujer tenía la costumbre de charlar con su vecina un ratito todas las mañanas. Como la vecina no podía visitarla todos los días, mantuvieron el ritual charlando por teléfono más o menos siempre a la misma hora. Algunos pacientes incluso han transformado sus habitaciones del hospital en pequeños despachos en los que pueden hacer algo de su trabajo, realizando sus llamadas de negocios desde la cama.

En muchos casos, los pacientes que siguen realizando algunas de sus actividades habituales cuando están ingresados tienen mejores resultados que los que yacen como víctimas pasivas. Sin embargo, hay una diferencia fundamental entre ser tratado como víctima y ser cuidado y mimado. Un paciente hospitalizado que no se siente bien tal vez no desee asumir la responsabilidad de nada o mantener su ritmo cotidiano de actividad... y no debe hacerlo si no lo desea. Todos nosotros necesitamos descansar, que nos cuiden y dejar que sea otra persona la que se ocupe temporalmente de todo. Cuando el hospital satisface esa necesidad, no cabe duda de que constituye un beneficio secundario para el paciente. Puede incluso que desee que los demás sepan que quiere en verdad recibir cuidados. A lo mejor le pide a su esposa que hable con la enfermera porque él no se siente con ánimos, o le dice al médico que no se encuentra bien, que hagan el favor de no pasarle ninguna llamada de su oficina porque lo único que quiere es estar allí, descansar, tomar sus medicinas y ponerse bien. Un paciente que pide que se tengan en consideración sus aspectos vulnerables no deja de asumir la responsabilidad de sus propias necesidades por el mero hecho de hacer esas peticiones. De esta forma sigue teniendo el control y manteniendo su autonomía. Es bastante diferente del hecho de ser tratado como un niño por parte de regulaciones institucionales, porque él ha pedido que le cuiden y que le mimen.

CÓMO AYUDAR SIN «SALVAR»

Deja que formule cuatro preguntas cuyas respuestas te indicarán si estás «salvando» a alguien... incluso aunque no te des cuenta de ello:

1. ¿Crees que sabes lo que le pasa al paciente en lugar de dejarle que lo diga?

2. ¿Crees que sabes cómo sacarle de su abatimiento y le dices lo que tiene que hacer, en vez de apoyarle y dejar que él lo decida?

3. ¿Crees que sabes cuál es el modo correcto de proceder y estás tan seguro de llevar la razón que fuerzas a la otra persona a que lo haga?

4. Cuando examinas tus motivaciones, ¿te das cuenta de que te estás relacionando con el paciente de este modo para evitar sus propios sentimientos? (Este puede ser el caso si eres consciente de que estás frecuentemente irritado con el paciente. La ira es un sentimiento más fácil para muchas personas que la indefensión, el miedo o la tristeza.)

Hago esta lista porque los miembros generalmente bienintencionados de la familia en sus esfuerzos para ayudar pueden estar «salvando» al paciente y su comportamiento puede ser más nocivo que provechoso. Aquellos que crean que a veces «salvan» pueden cambiar positivamente examinando sus propios sentimientos y necesidades. En general, los «salvadores» no prestan atención a sus propias necesidades, sino que dirigen todas sus energías a los cuidados del paciente. Tras semanas de descuidarse a sí mismos, se dan cuenta de que están tan desvalidos que llegan a irritarse. Uno de los mejores modos de evitar el comportamiento «salvador» es prestando más atención a las necesidades propias y tratando de satisfacerlas.

La gente que apoya duda a veces ante la idea de pedir ayuda al paciente. Esto es desafortunado, porque este necesita sentirse también útil y querido. No importa lo débil que se encuentre; siempre hay alguna forma en la que puede ser útil.

Se le puede pedir un abrazo si estamos en un día bajo. Se le puede preguntar si no le importa escuchar los problemas que se nos han presentado en la oficina... Todas estas solicitudes son buenas para él. Uno de los factores que suelen contribuir a la infantilización del paciente es que se siente culpable porque no presta ninguna contribución a la familia. Como resultado tiende a separarse poco a poco, dejando de pedir lo que necesita, lo cual invita a que la familia se dedique a «salvarle». Es un círculo vicioso. Un modo de romperlo es que los miembros de la familia comiencen a pedirle cosas al paciente. Cuando empiezan a fijarse en sus propias necesidades y dejan de comportarse como salvadores, se le da la oportunidad al paciente de que pida lo que necesita. Este tipo de acción afirmativa exige que se sienta responsable de sí mismo: como se da cuenta de que es necesario para los demás, puede pedirles a su vez que respondan a sus necesidades.

Una persona con cáncer puede estar tan preocupada por el hecho de que su enfermedad está haciendo daño a sus seres queridos, que se sienta dominada por la culpa. Esto lo puede expresar de muchas formas: diciendo que no valen la pena todos los problemas que está causando y la tristeza que está provocando o, más directamente, asegurando que se encuentra apesadumbrada por lo dura que resulta la situación para todos, por lo desgraciada que está haciendo la vida a todo el mundo a causa del cáncer. El paciente que hace observaciones de este tipo olvida que el riesgo de amar a alguien lleva consigo momentos malos lo mismo que buenos. Tanto él como su familia necesitan recordar que cuando amamos a una persona no tenemos garantía alguna de que vayamos a estar siempre bien, tanto física como emocionalmente. Si un paciente expresa su culpa, quien le apoya debe tranquilizarle diciéndole, por ejemplo, que efectivamente la situación es dura, pero que cuando él estuvo enfermo en el pasado también recibió sus cuidados y sus atenciones y que el paciente debe tener presente que sigue valiendo la pena para su familia.

En algunos casos el paciente puede que crea que el manejo de su enfermedad y de lo que esta conlleva es mucho más difícil para su familia de lo que es en realidad. Resulta entonces tranquilizador si su cónyuge de dice que en efecto es difícil e incómodo, pero que más difícil y más incómodo tiene que ser para él tener el cáncer, que no es tan duro para la familia como tal vez imagina, que se las están arreglando bastante bien.

Los miembros de la familia a veces «salvan» al paciente sin darse cuenta si es que suponen que es incapaz de continuar sus actividades normales. Un cónyuge ayuda, en vez de «salvar», si deja que sea el paciente el que dice que no se encuentra con ganas de realizar determinada actividad en lugar de hablar por él. Con frecuencia, en cuanto la familia se entera del diagnóstico comienza a limitar las actividades del paciente suponiendo que no puede hacerlas ya. Esto tiende a infantilizarle y a incrementar sus sentimientos de indefensión. Déjale tomar sus propias decisiones sobre lo que puede hacer y lo que no. Con toda probabilidad es capaz de hacer más de lo que cree la familia.

También puede que resulte una tentación «salvar» al paciente cuando está deprimido. Quizás haya estado suprimiendo sus miedos durante algunos días, haciéndose más pasivo y deprimiéndose más día tras día. La persona que le apoya puede querer ayudarle a toda costa para que salga de la depresión y además es posible que también esté aterrada. Si este miedo se transforma en ira dirigida hacia el paciente, es posible que quien ayuda esté «salvándole». Resulta de mayor utilidad expresar su opinión en el momento en que sienta que el paciente está pasivo. Puede ser apropiado decirle que parece pasivo y deprimido y que le da miedo que se quede así mucho tiempo. Después de esto lo mejor es no añadir nada. Ya has expresado tus sentimientos y eso ya es útil por sí mismo.

También se puede ayudar a una persona deprimida apoyando sus sentimientos. Si, por ejemplo, el paciente mira taciturno por la ventana, su esposa puede sentarse a su lado, cogerle de la mano y decirle suavemente que ha sido un día duro. Se está uniendo a él y reconociendo que está pasando por un mal momento, lo que le da la oportunidad de abrirse y de hablar de sus sentimientos. Tal vez era debido a que había ido al médico y le había dicho que no estaba progresando del modo en que deseaba y se siente irritado por no saber hacerlo mejor. Su esposa puede apoyar estos sentimientos escuchando y respondiendo que comprende lo difícil que tiene que ser para él. Esta empatía anima al paciente a compartir su frustración y sus sentimientos negativos. Si su esposa le escucha y le apoya el tiempo necesario, el paciente suele salir por sí mismo de estos sentimientos.

Hay ocasiones en que el cónyuge puede compartir los sentimientos del paciente sobre su depresión, estar con él y apoyarle, y sin embargo puede que este último se quede en ese estado deprimido durante algunos días. Desde luego, es muy duro ver a alguien amado que se siente deprimido y bajo, por lo que tal vez el cónyuge esté tan preocupado que quiera hacer algunas sugerencias. Repito de nuevo que es muy importante respetar la autonomía del paciente. En vez de decidir ir adelante y ayudarle a toda costa, la esposa puede *preguntar* qué puede hacer. Esto le da al paciente la oportunidad de decidir si quiere o no ser ayudado y, en caso afirmativo, el tipo de ayuda que desea. Así sigue teniendo el control de la situación, y el hecho de tenerlo le permite una mayor independencia.

Su decisión en este punto puede ser que no quiere ninguna ayuda, y es preciso que se respete su derecho a rehusarla. Desde luego, es bastante difícil estar junto a alguien a quien amamos sin poder hacer nada por él, pero la persona que apoya debe evitar cuidadosamente la tentación de comenzar en este preciso instante a «salvar» al paciente. Hay un deseo natural de aliviar los problemas de un paciente deprimido, tratando de hacerle hablar de sus sentimientos, dándole una gran cantidad de información que no ha pedido y diciéndole qué necesita hacer para sentirse mejor. El grupo de gente de apoyo puede desear hacer esta «salvación» a toda costa pero no suele ser útil, ya que deja de lado al paciente. Cuando haya pasado bastante tiempo, si la familia desea hacer algo, puede compartir sus sentimientos con el paciente. Tal vez sea todavía difícil evitar decirle lo que necesita hacer, pero resulta más útil que el comportamiento «salvador».

También es posible que la persona que apoya tenga información que crea que puede ayudar al paciente a manejar sus sentimientos. En lugar de forzarlo es mejor preguntarle si desea escuchar esa información o no. Al acercarse al paciente de esta forma, la persona que apoya le está pidiendo permiso para ayudarle. Él tiene el derecho de rechazar esta ayuda y decir que no le apetece escuchar esa información. Incluso si rehúsa, si se enfada o si se marcha hecho una furia, el ofrecimiento de la información ha sido registrado. Con mucha frecuencia, un paciente que ha rechazado una oferta de forma abrupta vuelve y dice que ha reflexionado sobre el tema y que le gustaría saber qué era lo que se le iba a decir.

En conclusión, creo que es importante que todas las personas que dan apoyo comprendan la diferencia que hay entre ayudar a alguien que tiene cáncer y «salvarle». Desde luego, es natural querer ayudar. Pero si este deseo conduce al comportamiento «salvador», por muy buenas que sean las intenciones los resultados no son óptimos. En vez de eso, puede anular los esfuerzos del paciente hacia la recuperación. Es mejor si los miembros de la familia lo apoyan y respetan su autonomía; esto supone jugar un papel esencial y muy positivo.

15. SUPERAR LA DEPRESIÓN

La depresión está íntimamente asociada con el cáncer por varias razones. Como ya he señalado, los perfiles de personalidad de quienes luego desarrollaron cáncer indican que tendían a embotellar sus sentimientos, y la represión de las emociones del tipo de la ira, la tristeza y el miedo puede llevar a la depresión. Por eso, una persona que tenga cáncer puede haber estado deprimida incluso antes del diagnóstico. Asimismo, el propio diagnóstico puede disparar la depresión en el paciente y en su familia. Para aquel, tanto la enfermedad como los efectos secundarios del tratamiento suelen causar fatiga y estrés emocional que pueden contribuir a la depresión. Además, cuando las personas están físicamente enfermas, pueden tener lugar reacciones fisiológicas y químicas que causan depresión. Desde luego, la propia naturaleza del cáncer con sus altos y sus bajos, su incertidumbre y la posibilidad de la muerte crea algunos periodos de depresión.

Muchos estudios realizados en los últimos años han asociado el cáncer con la depresión. R. W. Bartrop, de Nueva

Gales del Sur, en Australia, ha realizado un estudio particularmente interesante. La hipótesis de que partió era que la depresión que resulta de la supresión del dolor emocional puede dañar seriamente la salud de la persona. Bartrop se fijó en un grupo de viudos. Un año después de la muerte de sus cónyuges, estas personas presentaban una mayor incidencia de cáncer y de casi todas las otras enfermedades importantes que la población general. Lo que deseaba establecer era la conexión fisiológica que pudiera explicar estos datos. Estudió la eficacia inmunitaria de un grupo de personas cuyos cónyuges habían muerto recientemente, realizando estudios de su sangre inmediatamente tras la muerte de sus cónyuges y luego de forma periódica. Descubrió que la actividad inmunitaria de estos viudos era significativamente menor que la de un grupo de control constituido por individuos que no habían tenido muertes en sus familias durante los dos años anteriores. Sin embargo, es importante señalar que la muerte en sí misma no disminuyó la actividad inmunitaria; es más, los investigadores sentían que la depresión producida por la supresión del dolor emocional que rodea la pérdida del cónyuge era el disparador del proceso. Aunque hay varios factores que pueden llevar a la depresión, la negación de los sentimientos es uno de los más comunes y debe ser considerado como un factor posiblemente fundamental.

RECONOCER LA DEPRESIÓN

Puede que te sorprenda saber que la mayor parte del tiempo que está deprimida una persona, la depresión no es reconocida como tal ni por el paciente ni por los miembros de su familia. Y ya que la depresión puede interferir en la actividad inmunitaria —por no hablar de la calidad de vida—, es muy importante reconocerla. Es más, se suele tener dificultades para manejar la depresión cuando no se es consciente de su presencia.

Muchas personas experimentan una depresión suave de vez en cuando como resultado de sus sentimientos reprimidos. Esto es una de las consecuencias de siglos y siglos de aprender a poner de lado nuestros instintos y nuestros impulsos naturales para así poder vivir civilizadamente. Por ejemplo, en la civilización moderna no es apropiado seguir el impulso de golpear a alguien cuando nos irritamos con él. Controlamos este impulso y otras muchas reacciones espontáneas de nuestra vida cotidiana por necesidad. El problema surge cuando también reprimimos y embotellamos las emociones que acompañan a estos impulsos. Podemos llegar a hacerlo tan bien que ni siquiera somos conscientes de que estemos negando nuestros sentimientos.

Negar los sentimientos sobre un acontecimiento concreto puede provocar una depresión aguda a corto plazo. Todo el mundo experimenta esto en alguna ocasión. Por ejemplo, un vendedor puede haberse pasado el día haciendo tres presentaciones importantes de su producto a tres clientes y haber conseguido tres rechazos. Se marcha a casa deprimido y desbordado. Pero al día siguiente se arma de valor y sale de casa dispuesto a intentarlo de nuevo. Cuando consigue una venta, desaparece su depresión.

La depresión aguda es una rutina y todo el mundo la sufre en una u otra ocasión. Sin embargo, la depresión crónica no se resuelve por sí sola de la noche a la mañana, sino que puede aumentar. Esta depresión de larga duración es la que puede ser más nociva para quien sufre cáncer y su familia. El paciente que está deprimido puede que no sea consciente de ello por varias razones. Una es que en nuestra cultura muchas personas consideran que la depresión es tabú. No es solo que tengan miedo de estar deprimidas, sino que también tienen miedo de lo que otros puedan pensar sobre ellas, así que niegan sus sentimientos. Se sienten también afectadas por el efecto que pueda tener su depresión sobre sus familias. Como no se suele saber expresar los sentimientos en lo que se refiere a la depresión, los niegan y abandonan la escena. Cuando un individuo niega sus depresión hasta el punto de que ni siquiera es consciente de ella, resulta muy difícil resolverla. Esta depresión negada suele ser del tipo más grave ya que desgasta continuamente las energías física y emocional de la persona.

Aquellos que niegan su depresión suelen ser los que pierden la perspectiva sobre sí mismos, de forma que es normalmente alguien de su entorno de apoyo quien detecta el problema. Teniendo esto presente, quiero señalar algunos de los síntomas comunes que indican que una persona está deprimida aunque tal vez no lo sepa:

1. La persona exhibe una actitud pesimista y desesperanzada hacia lo que sucede y emplea frases del estilo de: «¡Total, para qué!».

2. Puede perder su orientación de futuro, como si tuviera una nube sobre su cabeza que le impidiera ver el cielo. Esto se muestra en una incapacidad de hacer planes para las vacaciones del verano próximo o para interesarse en la boda de su hija, proyectada para el año que viene.

Al sentirse desbordada por los acontecimientos cotidianos, no se atreve a hacer planes a largo plazo.

3. Aparenta una desconexión total de su conciencia emocional, por lo que expresa poco sus sentimientos. Esto puede provenir del hecho de haberse desconectado de su conciencia por la ansiedad que provoca la posibilidad de su muerte.

4. Tiene lo que se suele denominar profesionalmente «afecto plano». Muestra muy pocos altibajos emocionales y llega a ser emocionalmente plana. Su aspecto físico es de «¡bah!», gris, abotargada, sin chispa en los ojos y sin mucha expresión ni color en su cara. Su nivel de actividad se encuentra muy disminuido y la persona se mueve lentamente y parece estar casi siempre cansada.

5. Cambian sus hábitos de sueño. Tal vez duerme más de lo que solía —diez, doce o catorce horas diarias—, o tal vez se despierta en medio de la noche y es incapaz de volver a conciliar el sueño.

6. Puede experimentar también una disminución del apetito sexual.

Estos síntomas son típicos de la depresión crónica. Pero también hay otra forma de depresión con otro conjunto de síntomas que puede ser interesante que los miembros de la familia aprendan a identificar. Se llama depresión agitada. Mientras que el paciente deprimido típico está como aletargado, la persona que tiene depresión agitada oculta sus sentimientos mediante su sobreactividad. Para evitar hacer frente a la depresión, se encuentra ocupada permanentemente. De forma característica, se halla en movimiento continuo, haciendo siempre algo y asegurándose de tener a alguien a su alrededor. Raramente se permite una pausa. No aparenta estar deprimida sino que parece muy jovial y optimista. Un paciente de este tipo suele estar negando su depresión, y este comportamiento es potencialmente peligroso. Pero la negación es tan profunda que si alguien le dice que le encuentra deprimido, su reacción puede ser:

—¿Quién, yo? ¡Bromeas!

Los pacientes que tienen depresión agitada o crónica pueden negar sus sentimientos, y esto supone el peligro de que disminuya la eficacia de su sistema inmunitario. Esta amenaza viene asociada con la posibilidad de alienación de la familia ya que la persona deprimida se encuentra aislada y no es comunicativa emocionalmente. Por regla general, suele ser alguien del grupo de apoyo quien identifica la depresión en lugar de la persona que está deprimida.

MANEJO DE LA DEPRESIÓN

Si sospechas que el paciente está deprimido, puedes sugerírselo para tratar de conseguir una retroalimentación. Esto es mucho más efectivo que definirlo por él. Si no es consciente de que está negando sus sentimientos y alguien le dice que le encuentra deprimido, lo único que hará será negar aún más sus sentimientos y rechazar esa afirmación. En vez de eso, como persona del grupo de apoyo, debes poner tus propios sentimientos en perspectiva. La persona que apoya puede decirle al paciente que no le parece que sea él mismo. Esto le da la oportunidad de expresar sus sentimientos. Puede decirle que está preocupado por él, preguntarle si le pasa algo y si desea hablar. Estas preguntas reflejan lo que la persona que apoya ha observado, en vez de insinuarle al paciente cómo este se siente. Por otra parte, una afirmación de que creemos que el paciente «está deprimido» puede ser percibida como una intrusión y es probable que tenga el efecto de ahondar su depresión.

Lo más importante que hay que recordar es que debemos dejar que el paciente identifique su depresión por sí mismo. Cuando lo consigue, está dando el primer paso para salir del papel de víctima. El proceso de recuperación no comienza cuando la persona que apoya hace ese descubrimiento, sino cuando lo hace el paciente. La persona de apoyo lo único que puede hacer es alentar el descubrimiento con sus preguntas. La esencia de este tipo de comunicación consiste en *preguntarle* al paciente sobre sus sentimientos en vez de decirle cuáles cree que son.

Incluso si el paciente está deprimido, lo más frecuente es que responda al principio que no le pasa nada, que está bien. Si lo hace, respeta la definición que dé de sí mismo. Tal vez eluda la cuestión porque opine que no tiene el derecho de dejar que las demás personas sepan cómo se siente. Si no le pides una pronta respuesta, le animas a pensar al respecto. Ten presente que aunque no responda inmediatamente eso no significa que tu mensaje no haya sido recibido. Simplemente el hecho de saber que te preocupas y deseas ayudarle le da la oportunidad de identificar sus sentimientos.

También es posible que el paciente responda, incluso con mucho énfasis, que siente que es un estorbo y que lo único que quiere es que se olviden de él y le dejen en paz. Un familiar puede que se sienta tan incómodo y asustado cuando oye esto que su primera reacción sea intentar alegrarlo diciéndole que vea las cosas positivamente o que las cosas no están tan mal como parecen. Esto es algo similar a pedirle que no sienta sus sentimientos. Implica que está mal sentirse deprimido, por lo que puede reaccionar negando aún más su depresión.

Cuando el paciente responde sacando fuera su tristeza y su depresión, lo más útil es simpatizar con sus sentimientos y decirle que lo comprendemos y cuánto lamentamos que esté tan deprimido. También se puede apoyar la declaración de sentimientos que está haciendo, diciéndole que nos agrada que nos lo haya dicho porque estábamos preocupados por él. Este tipo de respuesta reconoce y acepta los sentimientos del paciente sin tratarle como a un niño, como hacemos cuando intentamos ser joviales. El miembro de la familia también puede ofrecer ayuda de una forma que deje que el paciente mantenga su autonomía preguntándole si hay algo que pueda hacer por él. Si respondiera que no, siempre está la opción de decirle que queremos que sepa que estamos a su disposición por si se le ocurre algo.

También existe la posibilidad de que el paciente no sea capaz de pensar en nada pero que el miembro de la familia crea que hay algunos aspectos en los que le gustaría ayudarle. Este es un tema delicado. Hay una línea muy tenue que separa la ayuda de la «salvación». Suele ser más útil dejar que sea el paciente el que defina sus necesidades y lo que tú puedes hacer para ayudarle. Si no sabe hacerlo, puedes presentarle las opciones.

Un paciente que tenga depresión agitada puede responder a un enfoque algo diferente. Como se encuentra pisando siempre el acelerador, la persona que le apoya puede decirle que se pregunta qué sucede cuando baja su ritmo, cuando está a solas. Con toda probabilidad, el individuo se halla a solas muy raramente ya que entonces tiene más posibilidades de enfrentarse con sus sentimientos. Más tarde o más temprano, sin embargo, estará solo. Nadie puede estar ocupado y con gente siempre. Cuando esté a solas, la pregunta de la persona que le apoya puede comenzar a adquirir significado y ayudarle a definir por sí mismo cómo se siente.

Darle una oportunidad al paciente para reconocer su depresión es, por tanto, una buena forma de ofrecer apoyo. Otra forma consiste en que le expreses tus propios sentimientos. En muchas ocasiones este es el mejor de todos los apoyos posibles ya que le anima a sentirse útil y necesario. También le incluye en la familia, lo que es obviamente muy importante. Cuando no se comparten con los pacientes los acontecimientos buenos y malos, se le está excluyendo y alienándole del resto de la familia.

Muchas personas encuentran que es difícil compartir sus problemas con alguien que está enfermo, como si esto supusiera una carga adicional. A decir verdad, compartir esos problemas no supone que la carga se haga más pesada, sino que, al contrario, se siente necesitado. Sería extremadamente útil decirle, por ejemplo:

—Oye, cariño, me siento muy mal. No me están yendo nada bien las cosas en el trabajo en la actualidad. Me siento desesperanzada y desbordada porque me gustaría hacer tanto por ti y a veces siento que no sirvo para nada.

Esto es *compartir* e invita al paciente a ayudar a alguien a quien ama. Además, también le puede animar a compartir sus propios sentimientos.

Hay ocasiones en que los miembros de la familia dudan ante la idea de compartir las malas noticias con un paciente porque no están seguros de que tenga la energía emocional necesaria para aceptarlas. Una vez más, lo conveniente es dejar que sea él mismo el que se haga cargo de esta decisión. Puedes decirle que te encuentras especialmente triste y abatido en esos momentos y preguntarle si desea que se lo cuentes. Esto le da la oportunidad de decir que tal vez se siente bastante mal y con dolores y que no tiene ganas de escuchar nada en esos momentos. Está bien, no se hace ningún daño por preguntar. Lo que puede ser dañino es la decisión que a veces toman los miembros de la familia de estar siempre felices y contentos alrededor del paciente. Esta conducta crea una atmósfera de irrealidad que lo único que hace es incrementar su sentimiento de alienación. Puede llegar a la conclusión de que él es la única persona en la familia que tiene esos sentimientos, que es diferente... por lo que algo debe de marchar mal en él.

AYUDA NO VERBAL ANTE LA DEPRESIÓN

Hasta ahora nos hemos concentrado en la forma de ayudar a los pacientes deprimidos mediante la comunicación verbal. También hay varios modos no verbales de manejar la depresión. Uno es el ejercicio físico. Cuando una persona se deprime, su programa de ejercicio físico tiene doble importancia. Los miembros de la familia pueden apoyarlo participando en esa actividad con el paciente, si él así lo desea. Muchos pacientes suelen caminar como antídoto contra la depresión.

—Creo que el ejercicio es uno de los mejores tratamientos que hay contra la depresión –indicó Marge Deacon–. Cuando me siento abatida, me voy a dar un paseo de un par de kilómetros o tres. Tras el primer medio kilómetro me lleno de oxígeno, veo lo hermosos que están los árboles y las flores, escucho el canto de los pájaros y me siento mucho mejor. Cuando acabo mi paseo, estoy totalmente libre del abatimiento.

Otro excelente antidepresivo es el contacto físico. Muchas personas lo evitan cuando están deprimidas, cuando uno de los mejores remedios contra la depresión es, por el contrario, buscar el contacto físico. Algunos pacientes se acercan a algún miembro de su familia o a un amigo y les piden llanamente un abrazo. Incluso cuando no son los pacientes los que toman la iniciativa, los miembros de la familia pueden ofrecer ese afecto físico. Hay algo muy reconfortante en el hecho de ser abrazado que parece comunicar algo que no pueden expresar las palabras. Es más, la depresión se alivia cuando se permite la expresión de los sentimientos reprimidos y una persona que es abrazada suele tener una mayor capacidad de experimentar sus sentimientos. En algunos casos puede incluso que se deshaga en lágrimas cuando se encuentre en los brazos de su ser querido. En el siguiente capítulo, «Cariño e intimidad», hablaré sobre este tema con más detalle.

Hay muchas pequeñas expresiones de amor que ayudan a que una persona se sienta necesitada. Simplemente el hecho de llevarle una rosa a un paciente deprimido puede mejorar su estado de ánimo. La música suave puede ser reconfortante. Las posibilidades solo están limitadas por la imaginación de cada uno. Pero digamos una palabra de precaución. Mientras que los actos de cariño constituyen un gran alimento psicológico, la creación de una atmósfera jovial que saque al paciente del problema puede que no lo sea tanto. Ponerle una música alegre a un paciente sombrío y taciturno, dar grandes y ruidosas fiestas o sugerirle que vea alguna película cómica en la tele pueden ser formas de no tomar en consideración los sentimientos de la persona deprimida. Es muy importante apoyar al paciente para que se enfrente con su depresión. Tratar de animarle y de hacerle reír solo sirve para que eluda sus sentimientos.

Algunas medicaciones contribuyen a la depresión o incluso la causan. Aunque los efectos secundarios varían, determinados pacientes se deprimen cuando en su quimioterapia se incluyen determinados fármacos. Igualmente, un paciente que toma demasiados medicamentos puede deprimirse. Cuando exista la posibilidad de que la depresión sea el resultado del tratamiento, el paciente y su familia deben discutirlo con el médico.

Si no lo hacen, puede que este no sea consciente de la seriedad de la depresión. Cuando la calidad de la vida de un paciente se encuentra gravemente mermada por una depresión relacionada con los fármacos, se suelen hacer los ajustes necesarios en la medicación.

Las tolerancias individuales ante la depresión son muy variables. Si el paciente ha estado deprimido durante mucho tiempo, puede que le resulte intolerable y que afecte de forma significativa a su calidad de vida. Si éste es el caso, tal vez sea necesario buscar alguna ayuda exterior. A veces todos los miembros de la familia están tan alterados por la enfermedad que se sienten desbordados e indefensos. Cuando esto sucede, no es muy probable que consigan superar la situación sin recurrir a la ayuda de un profesional, ya que todos ellos se encuentran demasiado involucrados en la situación.

Frecuentemente las personas tienen tanto miedo a la depresión que no llegan a darse cuenta de su existencia. Es como si creyeran que el reconocimiento no haría más que empeorar la situación. A decir verdad, lo opuesto es lo contrario. Cuando se experimenta la propia depresión, cuando se reconoce su existencia ante otra persona y se aceptan los propios sentimientos, se empieza a salir de ella.

No es cierto que si se admite la depresión se producirá un colapso y no se podrá salir jamás de ella. Al aceptar que se está deprimido se gana fuerza para superar el problema. Es más, la depresión y algunos sentimientos de desesperanza son normales y hay que esperarlos dentro de una enfermedad. Por tanto, es una cuestión de intensidad. La depresión que sea demasiado importante o que dure demasiado tiempo puede llegar a erosionar la calidad de vida y no debe ser desatendida. Cuando un paciente toma conciencia de sus sentimientos y obtiene el apoyo de su familia, lo más frecuente es que la depresión disminuya de un modo significativo.

16. CARIÑO E INTIMIDAD

Todos nosotros, sea cual sea nuestro estado de salud, necesitamos ser amados y cuidados. Cuando estamos enfermos y somos más vulnerables, esta necesidad suele ser mayor. De hecho, el cariño y la intimidad pueden jugar un papel muy significativo en el proceso de recuperación; por esta razón yo receto de todo corazón una gran cantidad de ambos a mis pacientes.

Estudios recientes han demostrado el papel que el cariño y el amor juegan en la recuperación de la salud. En la Universidad de California en San Francisco, varios investigadores han descubierto que los pacientes cardiacos con animales domésticos se recuperaban mejor que los que carecían de ellos. Otro estudio dividió a los pacientes hospitalarios que se estaban recuperando de ataques al corazón en tres grupos. Los pacientes del primer grupo tenían plantas a su cuidado en sus habitaciones. Los del segundo grupo también tenían plantas en sus habitaciones pero no tenían que cuidarlas; su única responsabilidad consistía en decirle a la enfermera cuándo necesitaban alguna atención. Los del tercer grupo no tenían plantas. Los del primer grupo necesitaron menos tiempo de hospitalización y medicación; los del segundo tuvieron unos resultados no tan buenos, y los del tercero presentaron los peores resultados.

Estos estudios y otros análogos parecen indicar que los pacientes con algo o alguien a quien cuidar tienen alguna razón por la que vivir y yo creo que esa razón está íntimamente unida al deseo de vivir. Si una planta o una mascota puede darle a un paciente esa razón, piensa en lo que aumentará su deseo de vivir si tiene relaciones fuertes y significativas con otras personas, relaciones gobernadas por el cariño y la intimidad.

Aunque dar amor es importante, todos necesitamos asimismo recibirlo. Esto se observó de forma espectacular en unos estudios realizados hace unos años con niños acogidos en orfanatos. Los huérfanos que tenían contacto y cariño físico se desarrollaron muy bien. Pero los que recibían pocas caricias o ninguna crecieron mucho menos, tanto física como emocionalmente. Estos hallazgos confirman la importancia del cariño para la misma supervivencia.

En nuestra cultura hemos contemplado un aumento muy significativo de las enfermedades crónicas degenerativas en los últimos cien años, incremento que se corresponde con los cambios que nos han llevado a la pérdida de la familia extensa. Antaño las personas solían nacer, crecer y morir dentro de un radio de unos pocos kilómetros; durante toda la vida estaban rodeadas por un amplio e íntimo sistema de apoyo constituido por sus familiares y amigos, que las conocían desde siempre y a las que se podía acudir cuando había problemas, o que acudían ofreciendo ayuda, gente a la que le importaba lo que sucedía, en la que uno se podía apoyar. Como contraste, en nuestra cultura actual, tan móvil y urbanizada, muchos de nosotros vivimos a cientos de kilómetros de los lugares en los que nacimos y muy pocos hemos reemplazado de forma adecuada a nuestra familia extensa. Las crecientes alienación y soledad pasan, sin lugar a dudas, su factura y hay evidencias de que uno de sus efectos tiene que ver con la mayor incidencia de la enfermedad.

La falta de intimidad de la vida urbana moderna es impresionante. Imagina a tus abuelos caminando por las calles de sus pueblos. Solían ser saludados por un pariente, por el cura, por algún amigo de la infancia y por una multitud de personas que conocían de toda la vida. Como estas relaciones eran tan profundas, los saludos podían ser acompañados por sonrisas cálidas y auténticas, por apretones afectuosos de manos y por abrazos. Hoy sabemos que el sentimiento general de cariño y seguridad que comunicaban estos sistemas de apoyo tiene un efecto positivo sobre la salud. Nuestro modo de vida actual suele ser tan acelerado que estamos demasiado ocupados para ser conscientes de la falta de intimidad que experimentamos en nuestro entorno. Sin embargo, es totalmente real, e implica que muchos de nosotros tenemos necesidades de intimidad y cariño que no son satisfechas por una familia extensa como sucedía antes. Pero hay formas de resolver este problema. Una consiste en desarrollar un sistema de apoyo como comenté en el capítulo 5. Otra, en construirlo basándonos en el cariño y en el amor que ya tenemos dentro de nuestra familia y con nuestros amigos.

CARICIAS Y ABRAZOS

En experimentos realizados con conejos se ha demostrado la importancia de las caricias. Un estudiante de doctorado acariciaba y mimaba a diario a un grupo de conejos. A otro grupo no se le daba cariño físico. Los conejos acariciados no mostraron casi ninguna incidencia de enfermedades coronarias; los que no recibían caricias tuvieron una incidencia muy significativa. Las caricias suponen un tipo de amor que nosotros, como seres humanos, también necesitamos sin la menor duda para ayudar en nuestros procesos de recuperación.

La mayor parte de este libro se ha concentrado en la comunicación y la expresión verbales de los sentimientos. Desde luego, la expresión verbal es muy importante. Sin embargo, la comunicación no verbal es a veces más efectiva y motivadora. He podido comprobarlo muchas veces en que he acudido a visitar a alguno de mis pacientes que estaba hospitalizado y que se hallaba emocionalmente encerrado, intentando mantener a su familia alejada de su lecho de dolor para que no supieran lo que estaba sufriendo. A veces me he sentado a su lado y he tomado su mano, estrechándola con cariño y sin decir una palabra. En muchas ocasiones, algunos de mis pacientes más «duros» se han desmoronado y se han deshecho en lágrimas. El cariño que expresaba la caricia fue suficiente para derretir el hielo y así pudieron aliviar en parte sus sentimientos reprimidos.

A veces estos mismos pacientes no son muy sensibles a la comunicación verbal. Se meten en su concha y se acorazan cuando una persona amada trata de hablarles sobre sentimientos. Por ejemplo, puede que un paciente no sea capaz de manejar su miedo a la muerte y que tampoco pueda hablar sobre él, hasta que un ser querido pasa sus brazos a su alrededor y le abraza en silencio. Entonces, de repente, puede que empiece a llorar y a decirle lo asustado que está. A veces podemos enfrentarnos con los sentimientos dolorosos más fácilmente en el momento en que recibimos apoyo físico por parte de alguna persona amada.

De cierta forma, abrazar a alguien es la mejor y menos contaminada manera de expresar el amor que se le tiene. Los abrazos poseen un calor y una sinceridad especiales que transmiten directamente y sin censura los sentimientos a la otra persona. Aunque no todo el mundo sabe expresarse muy bien con palabras y estas no consiguen decir siempre lo que sentimos, un abrazo cálido transmite un claro mensaje. Incluso si sabemos expresarnos con precisión, las palabras no suelen ser tan conmovedoras como las caricias. Decir «te quiero» es muy diferente de dar un buen abrazo. No es positivo que en nuestra cultura no se permita una mayor cantidad de contacto físico. Casi todos nosotros estaríamos mucho mejor si tuviéramos más cantidad de este calor y apoyo especiales.

Una persona que esté enferma tiene más necesidad de abrazos y de amor. De hecho, suele ser apropiado comparar a un paciente seriamente enfermo con un niño en lo que respecta a esta necesidad, pues ambos se sienten vulnerables e indefensos. Ambos se sienten asustados porque no pueden controlar sus futuros. Y ambos necesitan mucho apoyo. En cierta forma, todos tenemos esa necesidad, aunque solemos negarla. En nuestro interior hay una especie de pequeña parte infantil que requiere comprensión, sustento y aceptación por lo que somos más que por lo que hacemos en nuestra vida cotidiana. De forma ideal, una madre da amor incondicional a su hijo y, cuando lo hace, le permite sentirse a salvo en el mundo y desarrollar una autoestima saludable. Sería maravilloso si a todos nosotros se nos siguiera amando de esa manera, simplemente por el hecho de existir. Para un paciente sometido a un importante estrés, esta necesidad se hace aún mayor. En particular, para el que no se siente atractivo ni saludable el cariño físico es una de las mejores maneras de comunicarle nuestra aceptación y nuestro amor. Puedes hacer maravillas al apoyar de este modo a un paciente en unos momentos en que las cosas no le van especialmente bien.

Sin embargo, no todos aceptan el cariño físico de primeras. Cuando un paciente rechaza las caricias es importante que se respeten sus deseos. Tal vez tenga buenas razones para sentirse de ese modo. Es importante que se respete el derecho de otras personas a rehusar tal acción y a mantener sus fronteras psicológicas donde ellas deseen. Para algunos el contacto físico puede que sea difícil como consecuencia de experiencias desagradables en la infancia, como abusos de algún tipo. Otros pueden sentirse incómodos o doloridos, y por lo que los abrazos no les apetecen.

Algunas personas rechazan el cariño porque tienen una autoestima baja: piensan que no tienen derecho a ser amadas. Aprendieron quizás en la infancia que tenían que merecerse el amor. Como la aceptación de sus padres estaba condicionada, estas personas han crecido creyendo que tienen que ganarse el amor. Cualquier miembro de la familia —paciente, cónyuge o hijo— puede tener esa creencia. Cuando alguien, como el paciente, rechaza el contacto físico, necesita que se le dé el apoyo y la certeza de que de cualquier manera es amado y necesitado. Uno de sus seres queridos puede decirle que entiende que en ese momento tal vez no quiera abrazos, pero que en cualquier caso desea que sepa que le ama y que se preocupa por él, que quisiera abrazarle y expresarle lo profundos e intensos que son sus sentimientos y que no tiene que hacer nada para ganarse su amor. Muchas personas necesitan un tiempo para aceptar ese amor incondicional, pero llegan a confiar y a aceptar el amor y el cariño que se les ofrece.

Sin duda, hay momentos en que la persona que apoya también necesita ser abrazada...; a fin de cuentas, todos nosotros tenemos necesidad de apoyo y cariño. Un miembro de la familia que se sienta de esa forma debe conseguir, por el medio que sea, que el paciente lo sepa. Su esposa puede pedirle, por ejemplo, que le dé un abrazo. Cuando la persona del grupo de apoyo hace este tipo de solicitud, ayuda al paciente a sentirse necesitado, lo que puede hacer maravillas con su autoestima. Recuerda que la autoestima de cualquier paciente suele estar debilitada por los sentimientos de debilidad y de vulnerabilidad que rodean a la enfermedad.

Igual que la comunicación verbal puede inducir a la confusión, el contacto físico también puede transmitir un mensaje erróneo. Es importante que la persona que apoya conozca sus propios sentimientos cuando esté dando sostén al paciente y que sea consciente de lo que él pueda estar pensando en esos momentos. Si está irritada, por ejemplo, a causa de que el paciente esté triste, esa ira puede surgir de forma sutil durante el abrazo. Sugiero que esa persona se enfrente antes con su respuesta de ira y *después* dé apoyo. Otra forma posible de responder ante la tristeza consiste en tratar de eludirla mediante el contacto físico como forma de bloquear los sentimientos del paciente o de negarlos de forma no verbal. Si un paciente está llorando, lo mejor es tener cuidado de no darle palmaditas en la espalda, que suelen indicar un comportamiento paternalista. Pueden llevar oculto el mensaje de que vamos a ocuparnos de todo. Aunque el paciente necesita cariño físico, no necesita ser infantilizado ni que le hagan sentirse como una víctima indefensa.

Las personas que apoyan me piden a veces que les diga cuál es la mejor manera de abrazar a un paciente. Mi respuesta es siempre que no hay un modo correcto de hacerlo y que es el paciente el que debe definir cuál le hace sentirse mejor. A algunas personas les encanta que las abracen, mientras que otras prefieren un simple beso en la mejilla y otras se sienten mucho más apoyadas cuando les pasan la mano por el cabello. Lo que nos hace sentirnos mejor ahora que somos adultos suele tener que ver con recuerdos de cariño físico de nuestra infancia. Deberías recordar que lo que a ti te gusta tal vez no sea lo que le guste al paciente. A dos personas puede que les guste que les den palmaditas en la espalda, pero una puede preferir que se lo hagan suavemente mientras que la otra tal vez se decante por un contacto más enérgico. Así que lo mejor es preguntarle al paciente cómo se siente mediante preguntas que se le planteen de vez en cuando.

Aunque he hablado en primer lugar de la necesidad del paciente de contacto físico, sus seres queridos también necesitan que los abracen y los consuelen físicamente. A todos los miembros de la familia, paciente incluido, les irá mejor si disponen de un sistema de apoyo de varias personas que puedan darles cariño físico. Puede ser arriesgado apoyarse tan solo en una o dos personas para la satisfacción de estas necesidades, pues tal vez haya momentos en que ninguna de ellas esté disponible. Los buenos amigos pueden darnos abrazos, besos o, simplemente, cogernos de la mano. En nuestra cultura, este tipo de cariño físico suele ser más fácil entre mujeres que entre hombres; tristemente, nuestra homofobia cultural no permite a los hombres que compartan sus sentimientos o que se abracen con tanta libertad como se permite a las mujeres. Pero ellos también necesitan ese tipo de apoyo, tanto por parte de otros hombres como de mujeres.

CARIÑO, INTIMIDAD Y SOLTERÍA

Por supuesto, las personas que tienen cáncer y que viven solas también necesitan sostén y apoyo. Sin embargo, suelen tener dificultades para conseguirlo a menos que lo soliciten a sus amigos. Los solteros deben ser conscientes de su necesidad de cariño físico y tienen que buscarlo en el seno de sus grupos de apoyo. Es cierto que siempre hay amigos que disfrutan dando abrazos; otros prefieren simplemente estar y sujetar una de sus manos; otros, en definitiva, prefieren darles palmaditas en la espalda de vez en cuando.

Otra fuente de contacto físico que recomiendo es el que se puede obtener de un fisioterapeuta o de un masajista. Estos profesionales ofrecen sus servicios en gimnasios, saunas y salones de masaje. Algunos realizan incluso visitas a domicilio. La terapia de este tipo puede ser un gran alivio frente a la depresión, la ansiedad y el dolor. La clase médica reconoce la importancia del contacto físico y durante años las enfermeras daban palmaditas en la espalda de los pacientes hospitalizados todas las noches. Se reconocía que esta clase de apoyo ayudaba a muchos pacientes a relajarse y a conciliar el sueño con más facilidad. Era una ayuda maravillosa para el proceso de recuperación y es una pena que las enfermeras estén actualmente tan atareadas que no tengan apenas tiempo para suministrar esta «medicina». *Es* una buena terapia, y los que viven solos descubren a veces que el masaje supone un impulso adicional en sus esfuerzos hacia la recuperación.

Los niños son también una buena fuente de cariño para los que viven solos. Un niño le da a un adulto una aceptación y un cariño incondicionales que suponen un apoyo muy especial. Asimismo los niños necesitan ser acariciados y se sienten mucho más cómodos con el contacto físico que muchos adultos. Cuando abrazas a un niño, tanto tú cómo él experimentáis sentimientos cálidos, por lo que es una vía de doble dirección. Muchas personas solteras tienen familiares o amigos con hijos con los que pueden disfrutar de este tipo de relaciones.

INTIMIDAD SEXUAL

En nuestra cultura, una de las formas más comunes de satisfacer nuestras necesidades de cariño y contacto físico como adultos es mediante la intimidad sexual. Posiblemente no existe relación más íntima que la que se da entre dos personas que se aman. Sin embargo, muchas parejas interrumpen o cambian su actividad sexual cuando uno de sus miembros enferma de cáncer. A veces, esta disminución de contacto íntimo no es una consecuencia directa de la enfermedad, sino una respuesta al estrés, la ansiedad y la depresión que comienza a experimentar uno de los miembros de la pareja o los dos.

Cuando esto sucede, es útil recordar que la necesidad de contacto y cariño físico no es lo mismo que la necesidad de realización sexual. Esta es una distinción importante ya que se puede estar temporalmente tan abrumado que no se tenga la capacidad de funcionar sexualmente. Si esto es así, es importante que la pareja continúe abrazándose y sintiéndose físicamente cerca sin tener que mantener relaciones sexuales.

Es posible mantener intimidad física y emocional siempre y cuando sea consciente de las limitaciones sexuales que pueden tener en esos momentos por razones físicas o emocionales. Puede ser un problema delicado, ya que uno de los miembros de la pareja tal vez se sienta sexualmente frustrado e insatisfecho. Puede ser tanto el paciente como su cónyuge el que acuse el estrés y la incertidumbre que rodean a la enfermedad.

Es útil que las parejas hablen de sus necesidades sexuales, pero la comunicación abierta se hace aún más importante cuando se enfrentan con una enfermedad que pone en peligro la vida. Ambos necesitan más el sosiego que brinda el contacto físico y la intimidad y el hecho de que haya un cambio en el deseo sexual no tiene que frustrar esa necesidad. El paciente puede expresar el deseo de contacto físico aun siendo consciente de sus limitaciones sexuales del momento diciéndole a su cónyuge que, aunque se siente mal y sin capacidad de tener relaciones sexuales, le gustaría que le abrazaran; así dice con toda claridad lo que puede y lo que no puede hacer.

Puede suceder que los besos y los abrazos exciten sexualmente a uno mientras que el otro no sea capaz de tener relaciones. Si fuera así, deben hablar sobre las formas en que la persona excitada pueda satisfacerse. Una forma es mediante un acto sexual breve si quien está menos motivado se siente cómodo practicándolo. Otra forma es que se permita al que se sienta más excitado recurrir a la masturbación para conseguir satisfacerse. A menudo las parejas se quejan de que la masturbación no les parece satisfactoria porque carece del contacto físico. Si fuera el caso, pueden abrazarse y arrullarse después. Hay muchas y muy creativas formas que pueden ser utilizadas por una pareja para satisfacer sus necesidades cuando estas son grandes, al tiempo que comparten sus deseos y limitaciones. Tiene mucha importancia que uno de los miembros pueda decir que querría más contacto sexual y que el otro se sienta libre para responderle que no se encuentra bien y que no puede tener relaciones sexuales en ese momento pero que le gustaría hacer lo que pudiera para satisfacerle. Si la imaginación de la pareja no proporciona opciones suficientes a este respecto, hay buenos libros sobre la sexualidad humana que pueden iluminar el panorama. Y antes de que uno o los dos miembros de la pareja se sientan frustrados, es mejor que acudan a un terapeuta sexual.

Si el funcionamiento sexual del paciente se encuentra muy reducido, es una buena idea tener una charla con el médico. A veces esa incapacidad tiene su origen en los fármacos que está tomando. Pero a menos que el paciente le comunique lo que le sucede, el médico no tiene capacidad de saber ni tan siquiera que el problema existe.

❀

He dedicado todo un capítulo a la intimidad y al cariño porque creo firmemente que el apoyo que brinda el contacto físico es una de las mejores medicinas que hay para una persona que se sienta baja y deprimida. Incluso cuando el paciente se siente débil, alguien que le apoye le puede dar el calor y la aceptación del cariño y simplemente abrazarle y apretarle contra sí, lo cual no precisa de ninguna energía por parte del paciente. En cierta manera, el contacto físico suele aliviar casi siempre la depresión. No hay nada como que le abracen a uno para que se recargue la propia autoestima.

17. BENEFICIOS SECUNDARIOS

A primera vista, casi todo el mundo se sorprende ante la idea de que el cáncer pueda suponer algún tipo de beneficio. Las dificultades de la enfermedad son lo más aparente, y la mayor parte de este libro se refiere a cómo manejar de forma efectiva los problemas asociados con ella. Pero una enfermedad que amenaza la vida también puede suponer una serie de cambios positivos en la familia, satisfacer algunas necesidades desatendidas hasta entonces del paciente y proporcionar nuevas perspectivas para la vida de todos los implicados. Estos cambios positivos son los beneficios secundarios de la enfermedad.

Estos beneficios pueden ser muy significativos. Una y otra vez, algunos de mis pacientes me han dicho que aunque pudiera sonar muy extraño se encontraban encantados de las experiencias que habían tenido como resultado del cáncer. Añadían lo que había mejorado para ellos la calidad de sus vidas ya que la enfermedad les había enseñado a vivir de una forma más plena.

En nuestra cultura, cualquiera que enferma recibe casi automáticamente algunos beneficios. Por desgracia, tratamos a la gente enferma mejor que a la sana. Desde luego, las personas que están enfermas necesitan ese apoyo y es estupendo que se les dé. Pero nadie debería enfermar para recibir amor y cuidados. En efecto, solemos recompensar la enfermedad y penalizar la salud. Esperamos el máximo de las personas sanas y saludables y solemos colocar sobre ellas unas responsabilidades enormes. Se les enseña a superar continuamente sus propios éxitos y a no desfallecer cueste lo que cueste. Se les dice que no sean egoístas y que antepongan las necesidades de los demás a las suyas. Nadie cree ni un instante que haya que dar ánimos a las personas fuertes y saludables. Al revés que en el caso de las enfermas, no parecen necesitarlo.

Se nos ha adoctrinado con la idea de que hay ciertos beneficios que solo pueden darse a alguien que está enfermo. Uno de los primeros ejemplos es que la enfermedad nos excusa de asistir al colegio. El niño aprende pronto que la única excusa para no ir a clase es una enfermedad demostrada, una enfermedad que tenga algún síntoma bien obvio, como la fiebre alta o una tos sonora. Sabe que no va a tener excusa porque haya un profesor que le aterrorice, o porque esté preocupado por la disputa de sus padres de la noche anterior, o porque esté triste porque hace poco un coche atropelló a su perro y lo mató. No importa cuáles sean nuestros problemas, la única excusa válida para evitar comportarnos conforme a nuestros rígidos valores culturales es la enfermedad.

Cuando una persona está enferma, suele ser recompensada y apoyada de muchas formas, recibiendo un tipo de tratamiento que supone un beneficio frente a la rutina de todos

los días. Grandes dosis de amor, de consideración y de atención mejoran la calidad de la vida de cualquiera que las recibe
ya esté enfermo o sano. Pero solemos reservar ese tratamiento
para la persona que está enferma, especialmente si tiene una
enfermedad que pone en peligro su vida como es el cáncer.

BENEFICIOS SECUNDARIOS FRECUENTES

Aunque hay razones obvias de por qué no *queremos* ponernos malos, la enfermedad puede traer consigo un buen
número de beneficios o ventajas. Es importante reconocer
esos beneficios secundarios para que el paciente y a menudo
toda la familia sigan teniendo conciencia de su importancia
y los incorporen a su vida cotidiana una vez que la salud se
haya recuperado.

Una enfermedad seria suele venir acompañada por un
permiso que se le da al paciente para que exprese sus sentimientos y pida que se satisfagan sus necesidades. Esto suele promover una comunicación más abierta en el seno de
la familia y crea una atmósfera más saludable. Para algunos
pacientes es muy significativo este permiso interno para expresarse. Muchos hombres no habían sentido anteriormente
que podían exteriorizar algunos de sus sentimientos o pedir
que se satisficieran algunas de sus necesidades. Por ejemplo,
un hombre sano puede creer que es un signo de debilidad
confesar que está agotado, estresado e inseguro sobre su futuro. Sin embargo, durante la enfermedad puede permitirse
tener estos sentimientos y comentarlos con su familia y amigos. Del mismo modo, una mujer puede pedir sin ambages
atención y cariño a su esposo cuando está enferma, algo que
tal vez no sintiera que podía hacer hasta entonces.

Otro beneficio secundario muy importante de una enfermedad seria es que nos damos cuenta de repente de que nadie puede garantizar que nuestra propia vida o la de nuestras personas queridas vayan a durar siempre. Un diagnóstico de cáncer nos hace tomar conciencia de que somos vulnerables y finitos. Con frecuencia el paciente y los que están a su alrededor dejan de posponer el reconocimiento de los demás y comienzan a expresar su amor. Una mujer que ama profundamente a su marido puede darse cuenta de que ha pasado mucho tiempo desde que se lo dijo la última vez y de lo importante que es hacerlo. De forma que la incertidumbre de la enfermedad nos puede hacer ver lo profundo y valioso que es nuestro amor por los demás.

El reconocimiento de nuestra mortalidad tiene asimismo otras implicaciones. Muchos de nosotros vivimos la vida como si nos fuera a durar siempre y mantenemos la creencia cultural básica de que hay que trabajar con ahínco para recibir cualquier placer. Desgraciadamente, ese trabajo duro no suele concluir nunca, por lo que el placer no les llega jamás a muchas personas. Cuando la gente se da cuenta de que un día va a morir, comienza a pensar en esto y suele tomar la decisión de que quiere vivir el tiempo que le queda tan plenamente como le sea posible. Esto no significa que estas personas dejen de trabajar, sino que dejan de posponer la gratificación y comienzan a vivir la vida basándose más en el momento presente. De repente son conscientes de que no van a vivir eternamente, por lo que si continúan postergando lo que han deseado siempre, tal vez no lo consigan nunca. Con esta toma de conciencia, el paciente comienza a experimentar de manera incondicional las alegrías del aquí y ahora…: el aroma de las flores, la vibración de los colores, todas esas cosas que suceden a su alrededor pero a las que nunca había prestado la menor atención en el pasado. Tanto los miembros de la familia como el paciente suelen decidir que quieren empezar a disfrutar de cada día, que desean hacer una reevaluación de sus prioridades y descubrir los placeres y alegrías que habían dejado de lado.

Earl Deacon fue uno de mis muchos pacientes que se dieron cuenta de los beneficios de su lucha contra el cáncer.

—El cáncer ha hecho que me pregunte –me dijo un día– qué quiero hacer con el tiempo que me queda. La conciencia de que mi vida podría acortarse me ha hecho cambiar de algunas formas muy importantes. Solía estar tan metido en mi trabajo que mi cabeza no dejaba de darle vueltas a todos los problemas y frustraciones de mis negocios. Ahora trato de evitar esos aplazamientos. La calidad general de mi vida ha mejorado como consecuencia de tener cáncer. Haga lo que haga –ir en coche, viajar…–, siento la naturaleza a mi alrededor. Ahora tengo un profundo respeto por la vida. Sigo yendo a pescar, pero ya no voy de caza. Me encanta estar simplemente en medio de la naturaleza. Como se suele decir, me tomo el tiempo necesario para detenerme y oler las flores.

Otros muchos pacientes me han expresado sentimientos similares. Una mujer que había sido hasta entonces una fanática ama de casa me dijo que su vida ya no dependía de si su casa estaba o no en perfecto estado de revista o de si los suelos estaban relucientes.

—Cuando me haya ido –añadía–, ¿qué voy a dejar en la memoria de la gente que sea importante? No quiero que mis hijos recuerden lo limpio que estaba el suelo de la cocina. Es más importante que me siente y que esté con ellos. Lo que van a recordar es cómo nos relacionábamos entre nosotros.

Los pacientes, así como sus familiares, se sienten a veces autorizados para decirles «no» a los demás por primera vez en sus vidas desde que saben que tienen cáncer. El marido de una paciente mía había trabajado sesenta horas a la semana durante muchos años antes de que su mujer enfermara. Le dijo a su jefe que su mujer estaba enferma y que él tenía que pasar más tiempo con ella y con los chicos. Nunca se había atrevido antes a plantar cara y a protestar por trabajar tanto tiempo. Cuando lo hizo, su jefe se mostró comprensivo y aceptó el hecho de que tenía que esperar menos de su empleado.

La capacidad de decir «no» es un beneficio positivo muy valorado por muchos pacientes. Uno me confesó que nunca se había atrevido a declinar un ofrecimiento de formar parte de algún comité hasta que enfermó. Entonces aprendió a decir que lo sentía pero que no estaba interesado al respecto. Otros han observado que también se daban cambios en sus vidas sociales. Un paciente nunca rehusaba una invitación a una cena hasta que sus prioridades cambiaron tras su diagnóstico.

—Me invitaron a una cena –me contó– a la que iban a asistir personas por las que no tenía el menor interés. Decidí que no me apetecía. En el pasado no creo que hubiera rechazado una invitación de este tipo. Pero ahora que estoy enfermo, siento que tengo el derecho de hacerlo.

Hasta que recibieron su diagnóstico, muchos de mis pacientes se habían definido según sus éxitos materiales. Cuando comenzaron a examinar sus valores, se dieron cuenta de que muchas de sus acciones se habían basado en lo que otras personas pudieran pensar de ellos. También empezaron a ver que su deseo de satisfacer las expectativas de los demás solía llevar asociada una negación de sus propias limitaciones físicas y emocionales. Muchas de estas personas decidieron que había otras cosas en la vida que eran más importantes que sus profesiones o que el volumen de sus cuentas bancarias. Con mucha frecuencia comenzaron a pasar más tiempo con sus compañeros, con sus hijos y con sus nietos. Llegaron a considerar que el calor y la proximidad física de los demás era más importante que disponer de buenas rentas.

A menudo, los descubrimientos más importantes que hace una persona con cáncer tienen que ver con sus sentimientos respecto a su familia... y con los de su familia hacia ella. Algunos se sorprenden cuando descubren que los demás les quieren por lo que son y no por lo que hacen o por lo que ganan. Alguien que esté enfermo y con dolores puede creer que las cosas no podrían irle peor; tiene mal aspecto, se siente mal y es incapaz de hacer nada por los demás. Un paciente en estas condiciones puede sorprenderse cuando se da cuenta de que quienes le rodean siguen pensando en él y preocupándose por él. Ser querido y amado simplemente porque sí, es una gran fuente de consuelo... y puede hacer que el paciente entre en contacto con lo que realmente es importante en su vida.

Bob Gilley, que se había dedicado en cuerpo y alma al progreso de su negocio de seguros, descubrió que el diagnóstico de su cáncer supuso un cambio radical en sus prioridades. Él y BJ, su esposa, comenzaron a vivir según un nuevo ideal: «Estar aquí ahora». Cuando Bob se preocupaba en voz alta por algo que había sucedido el día anterior o por alguna cita de negocios programada para el día siguiente, ella le susurraba con cariño: «Estar aquí ahora».

—Comencé a prestar más atención a las pequeñas cosas, a los pequeños momentos –comentó Bob–. Solía venir caminando desde el trabajo y mi hijo Sean, que tenía trece años, no podía esperar para contarme cómo le iba con su equipo de lucha. He podido verle cambiar y hacerse más extrovertido... y es una alegría para mí ver sus progresos. Hay muchas cosas más con respecto a los niños, momentos especiales. Recuerdo una noche que estaba en la cama leyéndole *El conejo de terciopelo* a mi hija Erin, que tenía diez años. Esos momentos son preciosos; no se pueden pagar y nadie te los puede dar. Están allí simplemente para ti.

En 1982 me invitaron a hablar en una convención en Atlanta de la Mesa Redonda del Millón de Dólares, a la que también acudió Bob, quien habló sobre la calidad de vida. Dijo a la audiencia que la mayor parte de nosotros no nos paramos para oler el aroma de las rosas porque gastamos nuestro tiempo pensando en lo que deberíamos haber hecho ayer o preocupándonos por lo que haremos mañana.

—No estamos en el aquí y ahora –recalcó–, y yo suelo ser un buen ejemplo de eso. Hoy BJ y yo estábamos dando nuestro paseo matutino cuando me di cuenta de que un pajarillo estaba cantando. Y me pregunté en qué estaba pensando. Me estaba preocupando por una transacción que tenía pendiente y no me había permitido sintonizar con la vida.

Bob también les comentó a esa gran cantidad de agentes de seguros reunidos allí los cambios que se habían operado en su forma de enfocar los problemas menores:

—Ya no me preocupo por las cosas triviales. Cuando alguien me hostiga, o cuando un cliente me dice que va a comenzar a hacer sus negocios con otro agente, o cuando alguien dice que no le importo, me siento muy cómodo asegurándole que esa es su opinión. Ya no me lo tomo todo personalmente. Esas cosas solían hacerme daño antes, pero ya no.

Al igual que Bob, otros muchos pacientes me han dicho que las trivialidades ya no les preocupan ni molestan como antes. Esto suele representar un cambio real de actitud. Un paciente me dijo que solía sentirse desbordado por muchas pequeños detalles, como tener que esperar a que un semáforo se pusiera verde, con lo que cada vez era más impaciente. Si otro automovilista se le cruzaba sin haber utilizado los intermitentes, se sentía tan agobiado que le estropeaba el día. Ahora ya no deja que esas insignificancias le amarguen la vida como lo hicieron en otro tiempo y se siente una persona diferente.

Para muchos pacientes, uno de los beneficios que han conseguido del cáncer ha sido el fortalecimiento de sus matrimonios. Una gran parte de esto se debe al hecho de que cuando nos damos cuenta de que somos seres finitos, apreciamos mucho más a nuestra pareja. Y, como ya señalé en el capítulo 7, «Comunicación de sentimientos», una crisis que pone en peligro la vida puede hacer que la comunicación dentro de la familia sea mucho más abierta. Algunas parejas, motivadas por la noticia del cáncer, se dirigen a terapeutas para intentar resolver problemas que habían existido desde hacía muchos años. Esto suele suceder de forma que el paciente se siente apoyado en sus esfuerzos en dirección a un cambio saludable.

—Visitamos a tantos terapeutas tras el diagnóstico de Pat –dijo Tom McNamara– que el gasto supuso una gran subida de las apuestas sobre nuestro matrimonio.

Aunque Tom bromeaba, ambos se mostraban de acuerdo en que su determinación para trabajar unidos en la lucha contra la enfermedad de Pat hizo que su matrimonio fuese mucho más fuerte y satisfactorio para ambos.

Pat añadió que a medida que ella y Tom aprendieron a comunicarse más abiertamente, el resto de los miembros de su familia también se beneficiaron al respecto, que sabía que sus hijos casados tenían una mayor comunicación en sus matrimonios que la que habrían tenido si sus padres no estuvieran haciéndolo del mismo modo. Marge y Earl Deacon también sintieron que sus hijos adultos se beneficiaron del ejemplo de su nueva relación, por lo que sus hijos y sus cónyuges «emprendieron con ellos el viaje hacia esos mundos de mejoramiento personal que les había abierto la psicoterapia».

Como puedes ver, un paciente y su familia pueden experimentar una multitud de beneficios positivos, tanto tangibles como intangibles. Hasta ahora me he ocupado de los beneficios intangibles que tienen que ver con cambios en la filosofía personal, en los propios sentimientos y en la relación. Algunos de los más tangibles se refieren a la adquisición de nuevos y mejores hábitos en áreas como la nutrición, el sueño y el ejercicio. Otros suponen ajustes personales. Un paciente soltero con el que trabajé aprendió a tener una mayor intimidad con sus amigos y a construir su sistema de apoyo, así como a adaptarse mejor a su soledad. Muchos cónyuges me han dicho que aprendieron también a compartir las tareas de la casa. Personas dedicadas a los negocios suelen manejar mejor su tiempo cuando cambian sus prioridades o adoptan un ritmo algo más lento. Tanto los pacientes como sus cónyuges me han comentado que han aprendido a usar la visualización para atenuar otros problemas de salud. Los médicos le habían dicho a Marge Deacon que a causa de su hipertensión arterial necesitaría tomar medicamentos el resto de su vida. Pero utilizando la visualización con regularidad consiguió disminuir su presión arterial y no ha necesitado tomar ningún fármaco durante más de tres años.

Algunas familias se benefician porque empiezan a hacer cosas que habían estado posponiendo año tras año. Una pareja construyó por fin la casa de sus sueños y otra realizó el deseo de toda su vida de hacer un crucero alrededor del mundo. Y aunque solo sea el paciente el que se preocupe de realizar ejercicio y de seguir una dieta saludable, otros miembros de la familia también llegan a tomar conciencia de sus necesidades de salud y desarrollan igualmente nuevos hábitos al respecto. Es como si todo el mundo y no solamente el paciente, tomara el diagnóstico como una señal de aviso y comenzara a cambiar y a crecer. Frecuentemente, uno de los beneficios más importantes para los miembros de la familia es la mayor toma de conciencia sobre los efectos del estrés. Una vez que tienen esa conciencia, comienzan a hacer los ajustes necesarios en sus vidas para reducirlo, creando de esta forma un ambiente más saludable para toda la familia.

MANTENER PERMANENTEMENTE LOS BENEFICIOS SECUNDARIOS

Una familia puede responder ante el diagnóstico de cáncer mejorando de forma significativa la calidad de vida tanto del paciente como del resto de sus miembros. Esto no supone minimizar el dolor, el miedo y la angustia que acompañan a una enfermedad en la que peligra la vida, sino que sugiere que todo tiene dos caras y que no hay nada que sea totalmente negativo. Incluso la enfermedad viene acompañada de unos beneficios que es preciso mantener. Tal vez es el momento de hacer otro inventario y de revisar algunos de los beneficios que su familia puede haber cosechado. Plantéate preguntas del tipo: «¿Nos comunicamos ahora de una forma más abierta que antes de saber lo del cáncer?», «¿Hemos aprendido a trabajar todos juntos y a funcionar como un equipo?», «¿Permitimos una mayor autonomía a los individuos?», «¿Expresamos más libremente nuestros sentimientos?», «¿Somos más afectuosos y expresamos más y mejor nuestro amor?», «¿Nos queremos más?», «¿Somos más exigentes en la satisfacción de nuestras necesidades?», «¿Ponemos menos énfasis en el éxito?», «¿Prestamos más atención a las pequeñas cosas que antes nos pasaban desapercibidas?».

Estas preguntas pueden ayudar a la familia a reexaminar lo que ha cambiado y los beneficios secundarios que han adquirido tras el diagnóstico del cáncer. Muchos de mis pacientes llegan a la conclusión de que desde que la enfermedad entró en sus vidas han comenzado a pensar y a hacer cosas diferentes... y que en el proceso se han beneficiado positivamente.

Una vez que los individuos toman conciencia de lo que han conseguido, la cuestión importante que se plantea es: ¿qué puede hacer la familia para conservar esos beneficios?; ¿los *mantendrá* cuando el paciente comience a recuperarse o volverán a comportarse sus miembros de la forma antigua? Esto tiene mucha importancia ya que –como mencioné anteriormente– en nuestra cultura solemos recompensar la enfermedad y penalizar la salud. El paciente que comienza a recuperarse corre el peligro de ser «penalizado» porque tanto él como su familia regresen a los viejos modos. Si tenía anteriormente necesidades que no fueron tomadas en consideración hasta que la enfermedad hizo acto de presencia, la recuperación de la salud puede llevar asociada la pérdida de los nuevos beneficios emocionales. Por consiguiente, tiene mucha importancia que el paciente se plantee cómo van a ser adecuadamente reemplazados los beneficios que consiguió durante la enfermedad.

Un beneficio típico que puede perderse es el permiso interno para tener y exteriorizar sentimientos que nuestra cultura permite a los que están enfermos. A veces, el individuo está tan atrapado en la carrera por el éxito que no se toma el tiempo necesario para saber cómo se siente, aunque solo sea para sí mismo. Por ejemplo, quizás esté tan absorto por el trabajo en su oficina que ni siquiera se dé cuenta de que los músculos de su cuello se están poniendo tensos. Si se toma las cosas con más detenimiento, tal vez sienta la incomodidad y puede incluso que le pida a alguien que le dé un masaje en el cuello... pero no se lo toma con calma.

Sin embargo, cuando esa persona está enferma, su situación le hace bajar el ritmo hasta el punto de que puede darse cuenta de cómo se siente. También tiene permiso para expresar sus sentimientos y para pedir aquello que necesita. Tiene licencia por parte de todo el mundo para ser más enérgico. Si alguien de la familia hace algo que le irrita, puede decir que no le gusta, que no le parece bien, y la familia respeta sus deseos. De forma que mientras está enfermo puede dejar de reprimir sus sentimientos y, como consecuencia, experimenta menos ansiedad y depresión. Yo creo que esta libertad supone beneficios psicológicos y fisiológicos.

A veces los pacientes pierden los beneficios que han adquirido de forma muy espectacular en cuanto se recuperan...

y lo mismo les pasa a los miembros de sus familias. Una vez que adquieren una buena salud, no les resulta fácil tratarse del mismo modo, y lo mismo les sucede a los demás, porque ya están bien. Una paciente mía, por ejemplo, había tenido muchos problemas en su matrimonio hasta que se puso enferma. De repente, ella y su marido empezaron a comunicarse entre ellos y a estar muy bien por vez primera después de muchos años. Por fin, un día recibió la buena noticia de que el tumor estaba remitiendo. La misma noche ella y su marido tuvieron un buen altercado, como en los viejos tiempos. Era como si hubieran almacenado todos sus desacuerdos durante el año que había durado la enfermedad y ahora que estaba bien, la felicidad matrimonial se desvaneció. Es bastante habitual que el paciente y su familia vuelvan a su antigua forma de vida cuando aquel recupera la salud, y en el proceso pierden lo que habían conseguido.

A veces, cuando el paciente se da cuenta de que puede perder los beneficios secundarios que ha conseguido, comienza a sentir ansiedad, depresión e incluso un nuevo y extraño síntoma físico una vez que recibe la buena nueva de que está mejor. Aunque se siente muy feliz por la recuperación, internamente tiene miedo de perder lo que había conseguido. La repentina incomodidad emocional que a veces experimentan los pacientes cuando reciben buenas noticias sobre su salud puede ser una clave útil que le beneficie a largo plazo. Significa que necesitan pensar en cuántos de los beneficios secundarios que habían obtenido no van a existir una vez que se recuperen. En esas ocasiones les sugiero que se planteen algunas preguntas al respecto: «Cuando pienso en recobrar la salud, ¿qué imagino que va a cambiar? ¿Voy a volver a trabajar como un loco otra vez? ¿Voy a continuar estando sujeto a las mismas presiones en el trabajo que antes? ¿Voy a seguir siendo capaz de decir "no" cuando lo sienta así?».

Algunas personas experimentan dolores físicos como señal de que se están descuidando una vez que su salud es buena. A uno de mis pacientes, un médico, se le había diagnosticado cáncer de colon. Cuando recuperó la salud, reanudó su consulta y en muy poco tiempo volvió a estar sobrecargado de trabajo.

Enseguida empezó a tener dolores internos. Sabiamente, se planteó las preguntas: «¿Qué estoy haciendo? ¿Qué es responsable de este dolor?». Como sabía que no se trataba de un problema médico, lo atribuyó al exceso de trabajo. Se dio permiso para disminuir la cantidad de visitas y su dolor desapareció. Había sido una advertencia suave y le hizo darse cuenta de que necesitaba aflojar el ritmo. Con frecuencia, el cuerpo hace saber a los individuos cuáles son sus limitaciones.

Si los familiares no apoyan al paciente una vez que empieza a recuperarse, esto es otra señal: se han estado descuidando a sí mismos. Como ya he señalado, los miembros de la familia que niegan sus propias necesidades para atender solo las del paciente pueden llegar a agotarse y a hacerse resentidos. Cuando el paciente se recupera, suelen abandonar bruscamente el cariño y el afecto que estaban dando. Por esta razón es extremadamente importante que los miembros de la familia no se excedan durante la enfermedad. Si lo hacen, pueden dejar de estar disponibles para el paciente una vez que se recupere.

Durante la enfermedad también la familia cosecha beneficios, como es el apoyo por parte de los amigos. De forma análoga, los miembros de la familia también necesitan examinar los beneficios que han conseguido y decidir cómo van a mantenerlos.

❁

Los enfermos y sus familias deben identificar los beneficios secundarios que obtienen de la enfermedad. Después, a medida que el paciente empiece a recuperarse, pueden empezar a pensar cómo se las van a arreglar para mantener esos beneficios. La experiencia del cáncer, si se usa creativamente, puede ser un excelente profesor. No es solo que los pacientes y sus familias consigan de forma muy típica unos importantes beneficios secundarios durante la enfermedad, sino que *pueden conservar esos beneficios después.* Pacientes que han aprendido cómo hacerlo me lo han dicho una y otra vez: «Si tuviera que tener cáncer otra vez, lo tendría».

18. CUANDO EL PACIENTE ES UN NIÑO

Quienes tienen hijos con cáncer sufren un terrible dolor emocional. Sin duda es una de las experiencias humanas más difíciles. El papel primero de los padres es proporcionar cuidados y apoyo a un niño indefenso y vulnerable. Cuando el niño está enfermo, ese recuerdo de la dependencia infantil hace que todos deseemos protegerle más que nunca. Estos sentimientos protectores también están recogidos en nuestro acondicionamiento cultural que nos mueve a cuidar de los más pequeños y de los enfermos así como de los que amamos. Un niño con cáncer pertenece simultáneamente a las tres categorías: es pequeño, está enfermo y le amamos. De forma que cuidar a un paciente cuando es un niño es un asunto muy delicado... los padres desean hasta la desesperación hacer lo que sea mejor para su hijo, pero a veces no están seguros de cómo hacerlo.

Aunque me doy cuenta de que los padres de niños con cáncer desean disponer de algunas reglas generales básicas sobre cómo tratar a un niño de una cierta edad, no es posible dar recetas sencillas y rápidas. Cada niño tiene diferentes necesidades. No cabe duda de que uno de cinco años debe ser tratado de forma diferente a uno de diez y uno de doce tiene unas necesidades muy distintas a uno de quince. Pero es que incluso niños de la misma edad tienen niveles de madurez muy variables, por lo que los padres son los que deben juzgar en definitiva cuáles son las necesidades de sus hijos como individuos. Esto hace que la tarea de ser padres, que es muy difícil en cualquier circunstancia, lo sea un poco más cuando un niño está gravemente enfermo, por lo que los padres necesitan en esas condiciones aún una mayor cantidad de entrega y energía.

AUTONOMÍA DEL NIÑO

Aunque he señalado repetidamente a lo largo de este libro la necesidad que tiene el paciente de cáncer de su autonomía, sé que algunos adultos se sorprenderán cuando lean que esta consideración es también muy importante cuando el paciente es un niño. Esto no quiere decir que haya que permitir a un niño de cuatro años que tome decisiones en lo que al tratamiento se refiere, pero muchas personas yerran en la dirección contraria y no le dan al niño la oportunidad de tomar parte activa en decisiones que *sí* puede manejar. Todo niño, sea cual sea su edad, puede involucrarse activamente en la toma de algunas de decisiones que le incumben. Una madre puede plantear una decisión a un niño pequeño cuando le dice que va a ir al hospital para recibir el tratamiento pero que puede elegir lo que quiera llevar con él. Esto le permite decidir algo que va a aumentar su comodidad en el hospital. Tal vez lleve su muñeca preferida, o un juguete, o un pijama que le guste, o una mantita especial. Los padres también pueden dejarle tomar decisiones sobre las visitas. Así, según cual sea el nivel de madurez del niño y la experiencia que tenga en tomar decisiones, los padres pueden alentar su autonomía en ciertas áreas.

Creo que esto es muy importante. Cuando a las personas —niños incluidos— se les permite participar en sus enfermedades, suelen estar menos pasivos, menos deprimidos y menos asustados. Los niños, además, tienden a ser menos rebeldes. Esto conlleva que pueden canalizar mejor su energía hacia la recuperación. Si infantilizamos a un niño, que es lo que tendemos a hacer de manera natural, puede tener sentimientos similares a los de un paciente adulto al que se trate como a un niño. Puede sentirse indefenso y deprimido.

A los niños se les puede hacer sentir vulnerables de formas que no afectan a los adultos. Son dependientes porque dependen de los adultos para su supervivencia y hay muchas áreas de su propia vida sobre las que tienen muy poco control. Cuando figuras adultas con autoridad toman decisiones arbitrarias en su lugar, ¿qué puede hacer un niño? ¿Escaparse de casa? Aunque algunos recurren a esta solución, la mayoría se siente demasiado dependiente de sus padres, lo cual aumenta su vulnerabilidad. Incluso si lo que dicen los padres contradice las creencias que tiene el niño sobre lo que está bien para él, sabe que no puede sobrevivir sin ellos. Si el niño tiene cáncer, esta vulnerabilidad aumenta sobremanera.

Generalmente, el tratamiento del niño está en manos de los médicos y de sus padres, figuras con autoridad responsables de tomar decisiones que él aún no puede manejar. Un joven paciente que se encuentre en esta situación puede que se sienta más seguro cuando estas autoridades le animan a que comunique sus sentimientos y sus deseos. Si el niño se siente escuchado, comprendido y atendido, confiará más en los adultos de los que depende. El hecho de que le permitan comunicar sus deseos y sus sentimientos, de que le escuchen y de que respondan a lo que diga, le comunica que ellos se preocupan *de veras* por su salud. Resulta fácil imaginar lo tranquilizador que debe de ser para él. Es más, se les dice con tanta frecuencia a los niños que no pueden hacer algo «porque son pequeños» que tener la oportunidad de tomar parte en algunas decisiones sobre la enfermedad puede ser una experiencia emocionante. Aquí, a fin de cuentas, se le está tratando como adulto y lo más probable es que se sienta encantado por tener esta oportunidad.

Un tipo especial y muy importante de «tratamiento de adulto» consiste en que los padres sean abiertos con el niño en lo que a sus sentimientos se refiere. Esto se puede hacer en mayor o en menor medida según su grado de madurez, pero los niños detectan con mucha facilidad cuándo los padres están tratando de ocultar sus emociones. Un niño enfermo puede interpretar esto de la peor de las maneras posibles. He visto que la mayoría suele manejar el dolor de sus padres mucho mejor de lo que creen muchos adultos y se siente más cómoda cuando sabe qué pasa. Que un niño vea sollozar a su padre, la representación de la autoridad que nunca llora, puede ser aterrador. Generalmente, es mejor cuando el padre le explica que llora porque le quiere y está enfermo, y porque no puede protegerle de eso, por lo que se siente enormemente frustrado. He visto que los niños pueden normalmente manejar esto. No solo se entera de qué está ocurriendo, sino que se le anima a que también él exprese sus sentimientos.

Esto no quiere decir que los padres tengan que compartir todos los sentimientos dolorosos con el niño enfermo. Tal vez necesiten trabajar con sus sentimientos sobre el diagnóstico, por ejemplo, antes de comentar nada con él. Pueden tener sentimientos de culpa sin resolver o tal vez sientan pánico ante la posibilidad de la muerte del niño. Son emociones que deben comprender y manejar mejor antes de hablar con él. Naturalmente, un aplazamiento excesivo no hace más que incrementar la aprensión del niño, lo cual hay que tener también en cuenta. Pero los padres que se enfrentan con una tarea tan difícil como puede ser la de decirle a un niño que va a ser necesaria una amputación o que la muerte es casi segura necesitan trabajar previamente con sus sentimientos para poder darle todo el apoyo que sea posible.

Creo que es extremadamente importante ser sincero con los niños. Si las cosas están mal, los padres deben decirlo. Incluso cuando existe la posibilidad de que el niño muera, necesita y tiene el derecho de que se le hable abiertamente. Sobre este punto, quisiera repetir que raramente hay una seguridad total en algo y yo me turbo muchísimo cuando escucho a padres que le dicen a su hijo que va a morir. En lugar de eso, los padres pueden decirle que las cosas no van bien y que tal vez muera, pero que nadie puede estar seguro de nada. El niño debe poder hablar con ellos sobre la muerte sabiendo que le escuchan. ¿Cómo se siente el niño respecto a la muerte? ¿Está preparado? Si cree que puede morir, tal vez necesite que se le ayude para que pueda enfrentarse con ello.

Un niño que haya tenido la oportunidad de comunicarse con los adultos durante su enfermedad tendrá una mayor capacidad para hablar sobre cualquier crisis que se presente.

Una forma de animar esta comunicación es alentándole a que plantee preguntas a su médico. Pamela y Bob Mang creían que su hija Jessica sentiría que tenía un mayor control sobre su enfermedad si le preguntaba sobre ella a su médico. Siempre que Jessica les hacía alguna pregunta trataban de responderla lo mejor posible y después añadían que se lo debería preguntar al doctor. Jessica adquirió el hábito de hacerse una lista de las preguntas que le iba a hacer a su médico en cada una de sus visitas. Se encontraba cómoda preguntando para informarse mejor.

Pamela recordó lo efectivo que resultó enseñar a a su hija a comunicarse con sus médicos:

—Nunca olvidaré cuando estaba en el hospital para ser operada, cómo acorralaba al doctor cuando lo veía en la sala de juegos. Jessica estaba en una silla de ruedas y se dirigía al médico y le decía: «Doctor, tengo algunas preguntas». Él se detenía y le sonreía y entonces ella abría fuego: «¿Está bien?», «¿Es el tumor como usted esperaba?», «¿Va a dolerme?», «Si ahora tengo este tipo de cáncer, ¿quiere decir que puedo tener otros cuando sea mayor?».

»La sala estaba repleta de padres y niños —continuó diciendo Pamela— y todos se paraban y escuchaban cómo Jessica disparaba sus preguntas. Eso incomodaba al doctor, que optaba por empujar su silla hasta el pasillo y allí se ponía en cuclillas para hablarle. Durante más de media hora, Jessica tenía derecho a su atención en exclusiva. Respondía a sus preguntas una por una hasta que ella se sentía satisfecha. No creo que estuviera acostumbrado a que los niños se comportaran así, porque en un momento me miró y me dijo: «¡Dios mío!». Pero se quedaba con ella y respondía a todo. Era algo hermoso.

Pamela y Bob animaban a su hija a que participara porque, como dice Pamela:

—Creo firmemente que nadie funciona bien a no ser que se involucre en el proceso de toma de decisiones sobre su propia vida. Nos engañamos si creemos que podemos tomar decisiones por los demás y hacer que luego ellos las adopten. Bob y yo hemos opinado siempre así. Si queremos que nuestros hijos sean responsables, ¿cómo podríamos apartarlos de su derecho a tener responsabilidades tomando sus propias decisiones? Era el cuerpo de Jessica, no el mío o el de Bob..., por lo que ella tenía todo el derecho del mundo de tomar sus propias decisiones.

Los padres que tienen actitudes análogas descubren muchas formas de permitir a sus hijos que se responsabilicen y que mantengan su autonomía. Las posibilidades son a veces muy pequeñas, pero darle a un niño la oportunidad de elegir en cuestiones de menor importancia es asimismo importante y lleva a la autonomía en el más amplio sentido del término. A este respecto, recuerdo una historia que me contó un colega sobre una amiga en común y su hija de cinco años.

Mi colega estaba un día tomando un café con nuestra amiga en su casa, cuando entró su hijita. Llevaba un vestido precioso y estaba esperando a que fuera el momento de salir a una fiesta de cumpleaños. Tenía en la mano un helado que había sacado de la nevera y le preguntó a su madre si podía comérselo.

Su madre le dijo que podía comérselo, pero que tenía que elegir, ya que no tenía otro vestido de fiesta limpio y que, si el helado manchaba el que llevaba, tendría que ir a la fiesta con el vestido sucio porque no había tiempo para limpiarlo.

Tras esto hizo una pausa para que la niña comprendiera y pudiera medir el alcance de su elección y terminó diciéndole que ella debía decidir, que podía comérselo pero que esas serían las consecuencias.

La niña lo pensó profundamente durante varios segundos y luego dijo con firmeza que quería el helado.

Su madre le dijo que estaba bien. Así que la niña salió de la sala y se fue a jugar mientras que ellos acababan el café. Unos minutos después, la niña volvió, señaló una mancha que tenía en el vestido y dijo:

—¿Ves? Esto ha sido todo lo que he hecho.

Se sentía orgullosa; había tomado su decisión y no tenía ningún problema en aceptar el resultado. Se fue a la fiesta con su mancha pero feliz y contenta.

Esta pequeña historia es un ejemplo excelente de cómo los padres pueden permitir tomar decisiones a sus hijos, explicarles las posibles consecuencias y luego permitirles asumirlas. Naturalmente, no permitiríamos a los niños que tomaran decisiones que tengan el riesgo de causarles un daño real, como puede ser la de montar en su triciclo en una calle que tenga un tráfico intenso. Pero el pequeño riesgo que tenía la niña de este ejemplo –ir a la fiesta con el vestido sucio– es algo que un niño puede afrontar. Cuando se permite a los niños que manejen sus propios sentimientos, aumenta la fortaleza de su capacidad para hacer frente a decisiones emocionales.

CUALIDADES ESPECIALES DE LOS JÓVENES PACIENTES

Aunque los niños enfermos parecen muy vulnerables, poseen también una actitud ante la vida que puede ser un elemento primordial cuando trabajan para su recuperación.

Esto se debe simplemente a que los niños no suelen tener el sistema negativo de creencias de los adultos, que pensamos que cáncer es sinónimo de muerte. Para muchos de ellos, el cáncer es una enfermedad que hace que estén malos; y cuando la gente está mala, va a ponerse bien. Ya que muchos niños no suelen tener una experiencia directa de lo que es una enfermedad seria, tienen la tendencia a considerar la enfermedad como algo temporal.

Cuando se le dijo a Jessica Mang cuál era su diagnóstico, que tenía sarcoma osteogénico o cáncer de huesos, su reacción fue muy diferente a la que tendría un adulto. Dijo que sabía que algo no iba bien, pero que pensaba que sería algo tan sencillo como una pierna rota que se cura pronto; que sabía lo que era el cáncer pero que siempre había pensado que era algo que solo les pasaba a los mayores.

Aunque Jessica lloró cuando se enteró de que se recomendaba la amputación, no fue presa del pánico. Era debido, simplemente, a que como otros muchos niños no llevaba encima la carga de creencias pesimistas tan frecuentes entre los adultos de nuestra sociedad.

Mientras que muchos adultos viven con la expectación de que en algún momento morirán, el niño típico cree que un día crecerá y se hará mayor. Los niños no suelen conocer a otros niños que hayan fallecido y asocian la muerte con la vejez. *Esperan* ser grandes antes de morir, así que contemplan la enfermedad como una incomodidad que hay que superar en el proceso de crecimiento. Si han tenido alguna dolencia menor en el pasado, se recuperaron con una resistencia asombrosa, lo cual confirma su actitud de que la enfermedad no es más que un contratiempo momentáneo. Mientras que un adulto suele esperar lo peor del cáncer, un niño espera normalmente recuperar su buena salud.

Sin embargo, este optimismo de un niño puede ser cambiado por adultos que le transmitan sus propios miedos al cáncer. Los niños son muy intuitivos e influenciables ante las creencias de los demás. Suelen observar a las figuras de autoridad, especialmente a sus padres, para ver cómo va a ser una experiencia determinada. Por esto es tan importante que los padres sean conscientes de sus propios sentimientos. Si están tristes y atemorizados, necesitan hablarlo el uno con el otro. Opino que es crucial que los padres discutan sus miedos con el médico y que así sean conscientes de qué miedos son irracionales y de cuáles son realistas. En el momento en que estamos en contacto con esos sentimientos, podemos evitar comunicar un pesimismo innecesario al niño.

Al mismo tiempo, es muy importante no negar los miedos, pues el niño puede pensar que algo no marcha bien. Con frecuencia he visto niños que creen que se están muriendo —cuando en realidad tienen un pronóstico favorable— a causa de la turbación de sus padres. Es una desgracia ver cómo su optimismo natural se desmorona de esta manera ya que el optimismo es una buena baza en el movimiento hacia la recuperación.

Los niños también tienen otra baza en su trabajo hacia la salud: un talento natural para la elaboración de imágenes mentales. Cuando les enseñamos cómo tienen que visualizar su sistema inmunitario luchando con el cáncer, suelen hacerlo muy bien. Creo que es porque no tienen ideas preconcebidas al respecto. Si alguien les dice que la mente puede influir sobre el cuerpo, lo aceptan a pie juntillas. Como resultado, suelen admitir el valor de las imágenes mentales mucho más fácilmente que los adultos.

REACCIONES DESMESURADAS ANTE LA ENFERMEDAD DE UN HIJO

Aunque los padres desean lo mejor para sus hijos, es fácil que reaccionen ante un diagnóstico de cáncer de formas que hagan daño al niño. Algunos se aterran ante el futuro de su hijo y permanecen aterrados. Sacan al niño, cuando ya se ha recuperado, del colegio y le llevan urgentemente al hospital cuando no tiene más que un mal catarro. He visto a otros que tienen hijos con remisión y que llaman a un cura cuando el niño tiene que guardar cama por una gripe. Es fácil imaginar el tipo de mensaje que este comportamiento transmite al niño. Aún peor, he visto más de una familia que celebraba las Navidades en julio. No es posible imaginar una forma de decirle más claramente al niño la opinión totalmente pesimista que se tiene sobre su futuro.

Una buena regla dictada por la experiencia cuando un niño tiene cáncer es *tratarle tan normalmente como sea posible*. Si los padres tienen reacciones exageradas ante el pronóstico porque creen que su hijo va a morir, el niño detecta esta creencia casi sin ninguna duda. Si todo el mundo a su alrededor actúa como si fuera a morir, él puede llegar a creerlo. Esta es un área en que es vital que los padres puedan tolerar la incertidumbre. Mi sugerencia a las familias es que recuerden que nadie sabe con certeza qué va a suceder. Cuando los padres llegan a la conclusión de que el niño va a morir, suelen cambiar su comportamiento con él de formas que tal vez no sean saludables. He conocido a algunos que sacaron a sus hijos del colegio aunque podían asistir a clase y disfrutaban haciéndolo. Es como si dijeran que, puesto que se están muriendo, no tiene ningún sentido que aprenda nada más o que se preparen para el futuro.

Una de las formas en que los padres pueden expresar su pesimismo sobre el futuro del niño es dejando de castigarle. Ni le castigan ni esperan que pueda ser responsable de nada como antes. En otras palabras, se lo consienten todo, por lo que puede empezar a pensar que debe de ser muy frágil para que le traten así, que algo tiene que marchar mal en él. Los niños consentidos, sin límites bien marcados para su comportamiento y a los que no se exige responsabilidades por las consecuencias de su conducta, suelen estar destinados a tener problemas emocionales serios. Uno o dos años después, cuando se haya recuperado, imagina los problemas de disciplina que se van a plantear. Además de esto, habrá elaborado un sistema de creencias a ese efecto según el cual cuando está enfermo no tiene responsabilidades. Esto es peligroso porque le invita a considerar inconscientemente la enfermedad como una forma de evitar las responsabilidades de su conducta.

A causa de esto, animo a las familias a que continúen disciplinando al niño y a que le hagan saber que tiene ciertas responsabilidades, como puede ser ordenar su cuarto, retirar la mesa, etc. En resumen, debe sentir que es un miembro activo de su familia, igual que los demás niños. Pamela y Bob Mang lo hicieron con mucha sensibilidad. Aunque Jessica andaba con muletas tras la amputación, tenía que recoger su bandeja de la cena igual que los demás miembros de la familia. Cuando no se sentía bien, le decían que no tenía que hacerlo entonces, pero que en cuanto se recuperara debería hacerlo.

Ambos sabían que hacer las cosas por ella no sería bueno para ninguno ellos. Tratar a un niño enfermo de esa manera puede ser bastante difícil, pero muchas de las tareas de los padres también lo son. Lo que es lo mejor para el niño no tiene por qué ser el camino más fácil para los padres pero, como ilustra la experiencia de los Mang, el mantenimiento de la disciplina le muestra al niño que se cree en su futuro, lo cual incrementa su creencia en su propia recuperación y la seguridad y la calidad de su vida cotidiana.

LOS OTROS NIÑOS DE LA FAMILIA

Cuando los padres se enteran de que su hijo tiene cáncer, es natural que concentren sus atenciones en él, pero a veces lo hacen de una forma tal que empiezan a descuidar a sus hijos sanos. Hay una tentación real de hacerlo así, pues tener a su hijo enfermo supone una gran cantidad de exigencias en lo que a sus pensamientos y a su tiempo se refiere. Cuando los otros niños de la familia dejan de repente de recibir su cuota de tiempo y atenciones por parte de sus padres, pueden reaccionar acumulando resentimiento hacia su hermano enfermo. También pueden tratar de captar las atenciones de sus padres con una conducta destructiva. Tal vez empiecen repentinamente a desarrollar problemas de aprendizaje en el colegio o a pelearse con sus compañeros. Cuando este tipo de problemas se presenta, suele ser un mecanismo destinado a llamar la atención de los padres sobre sus necesidades. Señales de esta índole deben tomarse en consideración, pues estos problemas de comportamiento suelen ser estresantes para toda la familia, incluyendo a su hermano enfermo de cáncer. Finalmente, el niño que es descuidado a expensas del paciente de cáncer puede llegar a pensar que la única forma de recibir cariño y cuidados es estando enfermo.

Las familias que evitan esos problemas suelen ser las que deciden, una vez superado el choque inicial del diagnóstico, que tienen que dar prioridad absoluta a la salud general de toda la familia. Esto implica que los padres toman en consideración las necesidades de los otros hijos en esos espantosos momentos y tratan de darle a cada niño las atenciones que precisa. Encontrar el tiempo suficiente para dedicarse a toda la familia es algo que necesita esfuerzos y planificación. Algunos padres con los que he trabajado me han dicho que no tenían nada de tiempo. Desde luego, si trabajan todo el día y luego van a visitar a su hijo al hospital, suelen llegar agotados a casa. Pero los padres que distribuyen su tiempo con eficacia encuentran también el tiempo para estar con sus otros hijos.

Una técnica útil consiste en que el padre y la madre se repartan y hagan turnos de visitas al hospital de modo que uno de ellos se quede en casa con el resto de la familia. También puede ser importante que cada uno de los padres pase una cantidad determinada de tiempo con cada niño. Tales actividades individualizadas como salir a cenar, dar un paseo, o jugar un partido de tenis pueden ser muy significativas tanto para el padre como para el hijo. Hacer estas actividades en familia también contribuye a una sensación de unidad familiar. Estas actividades no tienen por qué ser acontecimientos muy elaborados. Los actos sencillos pueden tener la misma eficacia. Una familia que conozco programa una cena familiar especial todos los miércoles, y son los hijos los que planifican el menú y preparan la comida. No tiene importancia el tipo de actividad, sino que la familia continúe haciendo cosas unida, lo mismo que deben intentar mantener relaciones individuales saludables entre sus miembros. Los hermanos del paciente son especialmente vulnerables durante este periodo y tienen una necesidad real de atención por parte de los padres. Poner énfasis en el mantenimiento de la salud de toda la familia proporciona el tipo de atmósfera que beneficia no solo al paciente sino a todos y cada uno de sus componentes.

EL NIÑO ENFERMO Y SUS AMIGOS

Todos los niños, ya sean enfermos o sanos, son influidos notablemente por sus amigos. Los niños se enfrentan de forma constante con presiones para ajustarse a sus grupos y temen el rechazo si no lo consiguen. Observa lo rígidamente que suelen obedecer los niños los códigos de su grupo en lo que se refiere a vestimenta y a otros asuntos. Ven las mismas películas, escuchan los mismos discos, tienen los mismos héroes cinematográficos y deportivos y emplean las mismas palabras y expresiones. En una gran medida, el comportamiento de un niño viene dictado por el deseo de ser aceptado por sus amigos. Si hay algo que resulta difícil para un niño, especialmente cuando llega a la adolescencia, es ser diferente. Si este es el caso, imagina cómo debe de sentirse un niño con cáncer ante la pérdida de su cabello. El mero hecho de estar con otros niños que sepan que tiene cáncer suele serle muy difícil. Los niños pueden ser crueles y someter al enfermo a un hostigamiento despiadado. Otros, influidos por el sistema de creencias de sus padres de que cáncer es sinónimo de muerte, pueden retirarse y abandonarlo.

Estas presiones de sus colegas pueden ser tan duras que es fundamental que la familia del niño comprenda lo que debe de estar sintiendo y que hable con él sobre esto. Tienen que escuchar sus quejas y sus llantos. Por muy doloroso que sea, han de escucharle y animarle a que exprese sus sentimientos. Los niños tienen una necesidad tan grande de trabajar con sus emociones sobre el posible rechazo de su grupo que muchos hospitales tienen grupos establecidos donde los niños con cáncer pueden hablar con otros sobre sus experiencias. En esencia, un terapeuta se reúne regularmente con varios niños para hacer una terapia de grupo. Los grupos de este estilo pueden ofrecerles un enorme consuelo porque aprenden que otros han tenido las mismas dificultades por las que ellos están atravesando. Generalmente estos grupos de iguales obran maravillas.

Para el niño que consigue manejar la presión del grupo, el cáncer puede llegar a ser una experiencia positiva de crecimiento. El objetivo final del crecimiento es que un niño aprenda a sentirse cómodo consigo mismo. Esto suele conllevar un periodo de rebelión contra sus padres y de conformidad total con su grupo. Por ejemplo, un niño que ha perdido el pelo por la quimioterapia puede aprender a ser diferente y seguir siendo aceptado. Es difícil que un jovencito se enfrente con el hecho de ser tan diferente pero, con un apoyo especial por parte de su familia, puede aprender y crecer en esta experiencia.

Las tareas de la paternidad son fundamentalmente las mismas tanto si el niño está enfermo como sano. Aunque todos los padres desean hacer lo que sea mejor para sus hijos, deben preguntarse a sí mismos qué es realmente lo mejor. ¿Es mejor cuidarlos, tomar las decisiones por ellos e intentar controlarlos? O, por el contrario, ¿es preferible alentar su autonomía? Creo que el niño funciona mejor cuando sus padres le permiten saber quién es y cómo se siente y le ayudan a considerar sus elecciones y las consecuencias potenciales de estas elecciones. Los niños también necesitan aceptación incondicional y amor por parte de sus padres. En la salud y en la enfermedad, necesita saber que sus padres se preocupan por él y que su amor y su apoyo están siempre a su disposición.

En el caso de un niño con cáncer, las tareas de la paternidad implican asimismo que los padres se ocupen de que tenga buena asistencia médica y que le ayuden a comunicarse con sus doctores, como ya he indicado. El médico no está siempre en la posición adecuada para observar los cambios sutiles que se dan en el niño y que pueden provenir del proceso de la enfermedad o de la medicación. Nadie puede conocer al niño tanto como sus padres. Estos pueden darse cuenta de los cambios en los hábitos alimentarios, de la cantidad de horas que duerme o de cualquier variación en sus actividades de estudio o de juego. Esta información puede ser suministrada al médico y a veces motiva cambios significativos en el tratamiento.

❀

El cáncer en la familia es una experiencia emocional muy intensa. Cuando el paciente es un niño, se intensifican las dificultades. El niño enfermo y los demás niños de la familia necesitan los cuidados de sus padres más que nunca. Los padres tienen que utilizar todos los recursos que tengan a su alcance para ayudar a sus hijos a enfrentarse con esta dolorosa crisis.

19. CONTROLAR EL DOLOR

Muchas personas vinculan cáncer con dolor. Aunque el dolor es una de las mayores preocupaciones del paciente y de su familia, lo cierto es que con mucha frecuencia sus miedos son desproporcionados. Hay muchos tipos de cáncer y la incomodidad que acompaña a cada uno de ellos puede variar entre moderada y aguda, aunque el dolor no suele ser nunca tan fuerte como muchas personas esperan que sea.

Aún no comprendemos claramente por qué reaccionamos frente al dolor del modo que lo hacemos. Tampoco sabemos exactamente qué causa el dolor. Una gran parte depende del individuo. Dos personas pueden tener tumores aparentemente idénticos en la misma localización y una puede experimentar un dolor lacerante mientras que la otra no tiene prácticamente ninguno. Sabemos que el dolor es tanto psicológico como fisiológico, lo cual complica aún más las cosas. El dolor que siente un individuo es interdependiente de su condición física, de su mente y de sus emociones. Muchos consideran que el dolor tiene un origen simplemente físico, pero el dolor relacionado con la mente y con las emociones puede ser igualmente intenso. A pesar de que tenga este origen, todo dolor es real.

FLUCTUACIONES DEL DOLOR

El dolor constante es algo que no existe, ya que su nivel es siempre fluctuante. Cuando trabajo con pacientes que tienen dolores, una de las primeras cosas que les pido es que lo registren, que tomen conciencia de cuándo lo sienten y de cuándo no. Les sugiero que lleven un registro durante una semana para que se den cuenta de cuándo es más agudo cada día y de cuándo lo es menos, fijándose en las actividades que estaban llevando a cabo en esos momentos, en qué estaban pensando, qué sentían y con quién estaban. Enseguida se dan cuenta de que el dolor que creían que era continuo experimenta variaciones. A modo de ejemplo un tanto simplista, la mayor parte de los pacientes sienten más dolor cuando están fregando el suelo de la cocina que cuando están disfrutando con alguna película interesante.

Hace algún tiempo me di cuenta de cómo las actividades placenteras pueden disminuir el dolor. Trabajaba con un grupo de pacientes en un programa de tratamiento en un hospital. Uno de ellos, un médico que tenía un linfoma avanzado, sufría dolores tan intensos que a veces casi no podía ni caminar. Durante la sesión, otro paciente le preguntó si le gustaría ir de pesca. Como era un pescador recalcitrante, no pudo resistir la tentación aunque sabía que tendría que caminar casi medio kilómetro hasta el río. A pesar del hecho de que casi no podía ir de una habitación de la casa a otra, decidió comprobar hasta dónde podría llegar. Previno a su amigo de que no iba a ir hasta el río, que solo iba a acompañarle un ratito.

Salieron de la casa y el paciente se sintió tan entusiasmado con la perspectiva de la pesca que caminó un poco más y luego otro poco más hasta que llegaron al río. Estuvo pescando durante casi dos horas antes de regresar. Le pregunté cómo se había sentido durante la expedición y me dijo que no había tenido el menor dolor. Incluso aunque se trataba de un médico y sabía cómo podía fluctuar el dolor en sus pacientes, se sorprendió cuando se dio cuenta de lo que le había sucedido a él.

Al día siguiente le animamos a que repitiera la «terapia» de la víspera. Como sabíamos que había sido un buen jugador de tenis, le invitamos a que jugara con nosotros un partido de dobles. No había tocado una raqueta en los dos años transcurridos tras su diagnóstico, pero se dispuso a intentarlo. Al principio le lanzábamos la pelota para que la golpeara sin tener que correr ni que hacer movimientos bruscos para devolverla y después de media hora decidió que ya había sido demasiado ejercicio para ese día. Le pregunté cómo se sentía y me dijo que no había tenido el menor dolor durante todo el juego. Es más, se mantuvo totalmente libre de dolores los dos días siguientes.

Este paciente había disfrutado siempre haciendo ejercicio, pero desde que recibió el diagnóstico se había negado a sí mismo estas actividades a causa del dolor. Como otras muchas personas, se dio cuenta de que el dolor disminuía cuando se encontraba inmerso en algo que le gustaba. Norman Cousins, en *Anatomía de una enfermedad*, escribe cómo los fuertes dolores que sentía se redujeron de forma espectacular al realizar actividades de las que disfrutaba. Observó que las películas de risa tenían un efecto maravilloso sobre él, que cuanto más reía, más largos eran los periodos sin dolor. Muchos pacientes que he conocido han descubierto que se sentían mucho mejor cuando estaban involucrados en alguna actividad que les gustaba. Sigue siendo un misterio por qué suceden estas cosas.

ESCUCHAR EL DOLOR

Creo que nuestros cuerpos son unos instrumentos de retroalimentación excelentes que nos informan de cuándo algo es sano o insano para nosotros. La propia enfermedad puede ser contemplada análogamente como un síntoma de que algo está yendo mal en la vida. Con frecuencia, cuando alguien comienza a disfrutar más plenamente, aumentando la calidad de su vida cotidiana, mejora su salud y su enfermedad comienza a retroceder. Esto puede que signifique que los elementos de la enfermedad, como el síntoma del dolor, también tienden a disminuir cuando estamos haciendo algo que nos resulta agradable y placentero como individuos.

El valor que tiene esta forma de entender el dolor estriba en que podemos usarlo como una especie de guía. Un paciente al que le esté yendo todo bien y que tenga de repente un día con muchos dolores está recibiendo un mensaje que puede utilizar para tomar en consideración lo que estaba pensando y sintiendo ese día. ¿Qué es diferente en su vida? ¿Por qué le envía su cuerpo esa señal? ¿Está haciendo algo en la dirección equivocada? De forma análoga, los atletas tienden desde hace mucho a «escuchar al cuerpo». Afirman que sus cuerpos les señalan si están sobreentrenados o por debajo de su nivel, o si están haciendo algo que no es saludable. De manera similar, el dolor supone una retroalimentación que podemos «escuchar» para averiguar lo que necesitamos. Una vez escuchado el mensaje, debemos respetar lo que nos haya dicho.

Una paciente mía aprendió a escuchar a su cuerpo durante su tratamiento de quimioterapia, en el cual experimentaba unos violentos efectos secundarios. Cada seis semanas recibía el tratamiento por la mañana en una clínica local y luego se iba a su oficina y se ponía a trabajar… hasta que se encontraba realmente mal. Se iba entonces a casa y se metía en la cama durante unos tres días. Esto le sucedió a lo largo de los dieciocho meses que le duró el tratamiento.

Durante una entrevista que mantuvimos, charlamos sobre lo que sucedía en su cuerpo tras cada sesión del tratamiento. Le sugerí que tal vez fuera el calor de la batalla entre el cáncer y la adriomiacina; que cuando estaba tratando de comportarse de la forma en que solía hacerlo estaba drenando su cuerpo de una energía que era vital para el proceso de curación; que lo mismo que cuando tenía fiebre se metía en la cama y permitía que su cuerpo sanara, los síntomas que experimentaba tras el tratamiento podrían estar enviándole el mismo mensaje; que quizás esos efectos secundarios eran en realidad un beneficio, por lo que debía pensar en la sabiduría de su cuerpo.

Ella opinó que todo esto tenía sentido. La siguiente ocasión en que acudió al tratamiento, asumió deliberadamente los beneficios que suponían sus efectos secundarios y se preparó para pasarse tres días en cama. Le dijo a su familia que como la quimioterapia se aproximaba, iba a meterse en la cama tres días, así que distribuyeron las tareas de la casa para esos tres días, distribución en la que también participaron sus amigos, que se encargaron de preparar la comida..., sus platos favoritos. Llamó a otros amigos y les pidió apoyo, que fueran a hacerle compañía o a leerle mientras estaba en la cama, para lo que dejó sus libros preferidos en la mesilla de noche y se dispuso a mimarse durante esos tres días. El día del tratamiento, no acudió sola sino que le pidió a su marido que la llevara a la consulta del médico. A continuación, se fueron a casa y se metió en la cama. ¡Solo experimentó una parte mínima de los terribles efectos secundarios que sufría anteriormente!

Esta paciente le había dado a su cuerpo lo que este solía reclamar tras la quimioterapia, pero no esperó a que los síntomas reclamaran violentamente su atención. Funcionó tan bien que tras unas sesiones de tratamiento decidió que con día y medio sería suficiente en vez de tres. Después de todo, solía sentirse bien tras día y medio. Pero los efectos secundarios reaparecieron en cuando volvió al trabajo. Me dijo que creía que su cuerpo quería quedarse en la cama tres días y yo me mostré de acuerdo. Como muestra su experiencia, cuando nuestro cuerpo nos da una señal, tenemos que aprender a respetar lo que nos diga. De otro modo, como en el caso de esta mujer, puede que los síntomas persistan para llamar nuestra atención.

REACCIÓN DE CONVERSIÓN

A veces, cuando un individuo reprime sus sentimientos porque cree que enfrentarse con ellos puede ser demasiado doloroso, este daño reprimido se convierte en dolor físico. A medida que aumenta el problema emocional, se incrementa el dolor real físico de esa persona, pero cuando se permite sentir la emoción, el dolor disminuye o se desvanece por completo. El dolor físico es en este caso una señal del cuerpo de que hay sentimientos reprimidos o negados que quieren ser admitidos en la conciencia.

A veces esto sucede de manera espectacular. He conocido a pacientes que estaban negando el dolor emocional que sentían por una pérdida importante, la muerte de un hijo o de su cónyuge y que como consecuencia experimentaban un dolor físico muy agudo. En cuanto se desmoronaron, lloraron y expresaron su dolor emocional, el dolor físico comenzó a remitir.

Los sentimientos negados pueden convertirse en otros muchos síntomas. Una de mis pacientes, una profesional muy activa, comenzó a tener náuseas muy fuertes y un nivel de energía extremadamente bajo como efectos secundarios de la quimioterapia. Sin embargo, la medicación que se le estaba administrando era una que garantizaba que tales efectos secundarios se presentaban muy de tarde en tarde. Me pregunté qué podía significar una reacción tan virulenta, qué podía estar indicándole, quise saber si se había producido algún cambio en su vida desde que comenzó el tratamiento.

Empezó a decirme que cuando comenzó la quimioterapia, se había retirado de todas las actividades con las que solía disfrutar. Aunque ella era médica, había empezado a decirse que puesto que estaba recibiendo quimioterapia no debía nadar ni montar en bici.

Aunque sabía que no era racional, se había negado todas las diversiones físicas que significaban tanto para ella. Hablamos sobre lo que había detrás de eso y pronto se dio cuenta de que estaba tratándose de la misma forma en que lo hizo su madre cuando era niña, la cual solía prohibirle esas actividades si estaba enferma. Esto le hizo examinar los sentimientos que tenía sobre su relación con su madre.

Cuando la vi la semana siguiente, me dijo que ella no lloraba nunca pero que la semana pasada había llorado casi todos los días. Sufría por sus sentimientos hacia su madre. Hasta ese momento no se había enfrentado nunca con esas emociones dolorosas. Cuando lo hizo, desaparecieron sus náuseas y su energía de costumbre regresó. Aunque pueda parecer sorprendente, no es más que uno de los casos que he visto en que el cuerpo deja de doler cuando el paciente libera sus sentimientos embotellados.

De cierta forma, el dolor puede ser un aliado porque es un mecanismo de retroalimentación que nos informa de que necesitamos algo. Les sugiero a mis pacientes que le pregunten a su dolor por qué está ahí y qué están descuidando. Esto puede volver a ponerles en contacto con sentimientos que tengan bloqueados o con aspectos de sus vidas que no están yendo bien. Para cada paciente el mensaje puede ser algo diferente. Algunas personas, como la mujer que acabo de mencionar, han aprendido a hacer una pausa y a dar los pasos necesarios poco a poco. Otras necesitan enfrentarse con sentimientos suprimidos para permitirse actividades placenteras.

EL TRATAMIENTO MÉDICO COMO ALIADO

En muchos casos, hay pacientes que no sufren dolor alguno hasta que comienzan el tratamiento. Si tienen efectos secundarios importantes, suelen quejarse de que se sentían muy bien hasta que su médico decidió que comenzaran la quimioterapia. Desafortunadamente, si se contempla el tratamiento como un enemigo, se suelen tener más efectos secundarios.

Cuando los efectos secundarios en un paciente son muy fuertes, puede ser porque no tenga información suficiente o porque no haya participado en las decisiones relativas a su programa de tratamiento. El paciente al que se trata de forma autoritaria puede empezar a resistirse al tratamiento sin darse cuenta de que es porque siente que escapa a su control. Si este es el caso, suele ser de utilidad que uno de los familiares acompañe al paciente a la consulta del médico. Con el permiso del paciente, puede plantear preguntas al médico y recordar al paciente las preguntas que él deseaba plantear. Ambos pueden discutir a continuación el programa de tratamiento una vez que hayan salido de la consulta. Cuando el paciente tiene información suficiente sobre el tratamiento, suele comprender mejor las razones de su aplicación y sentirse más a gusto con él, lo que puede redundar en una disminución de los efectos secundarios. Resulta mucho más sencillo contrarrestar la incomodidad cuando sabemos que los resultados valen la pena. Una buena analogía es cuando acudimos al dentista para que nos haga un empaste; aunque sabemos que va a ser doloroso, también sabemos que el dolor que vamos a padecer es mucho más soportable que el que sentiríamos si dejáramos que la caries progresara sin sufrir ese tratamiento. Como lo comprendemos, acudimos de buena gana a que nos hagan el arreglo que necesitamos.

Los efectos secundarios del tratamiento también pueden disminuir cuando el paciente participa activamente en él empleando la visualización. Es un buen momento para usar la visualización ya que la quimioterapia suele ser administrada en el momento en que las nuevas células cancerosas están creciendo y son más susceptibles a la medicación. Mientras recibe el tratamiento, el paciente puede enfocar sus imágenes mentales y visualizar las células cancerosas siendo destruidas por la quimioterapia.

El tratamiento médico contra el dolor es otro aliado y también debe tenerse en cuenta cuando las estrategias psicológicas no consiguen aliviar lo suficientemente al paciente. Si el dolor es un síntoma, es una buena idea que se examinen antes que nada las posibles salidas de la situación en lugar de enmascarar el problema con los medicamentos, algunos de los cuales dejan al paciente con un sentimiento de estar drogado y atontado. Por eso sugiero que los pacientes exploren sus sentimientos, que añadan a sus vidas actividades placenteras, etc, antes de empezar a utilizar los medicamentos.

Sin embargo, la medicación contra el dolor sigue siendo una opción y es recomendable que los dolores importantes sean mitigados. Un dolor agudo puede deprimir al paciente y disminuir su deseo de vivir. Cuando las personas están atormentadas por el dolor, lo más importante es que este cese. Sugiero que el paciente y su familia mantengan buenas líneas de comunicación con su médico, de forma que este pueda saber cuáles son los niveles de dolor del paciente. Una vez más, hay que señalar la importante diferencia que introduce la capacidad de comunicación con el médico, especialmente cuando es uno al que le importa el paciente.

TRES TÉCNICAS DE CONTROL DEL DOLOR

Aunque no podemos señalar con precisión el protagonismo que tienen las emociones de un paciente en su dolor, sabemos que la mente y las emociones son factores determinantes. Algunos, por ejemplo, comienzan a sentir náuseas cuando están *camino* a la quimioterapia; sus pensamientos sobre el tratamiento les hacen desarrollar síntomas que no tendrían que aparecer hasta que se les hubiera suministrado la medicación. De la misma manera, el miedo de un paciente ante los dolores que pueden acompañar al cáncer estimula su aparición. Sabemos que el dolor puede tener un aspecto psicológico importante, razón por la cual sugiero la utilización de tres técnicas mentales que a veces ayudan a controlar el dolor y, en algunos casos, a aliviarlo totalmente.

CONVERSAR CON EL DOLOR

El doctor David Bresler, de la clínica del dolor de la Escuela de Facultad de la Universidad de California en Los Ángeles, ha tenido una buena cantidad de éxitos con pacientes a los que ha enseñado a visualizar su dolor como una criatura imaginaria. El paciente entra en un estado de relajación profunda y conversa con la criatura, preguntándole cosas del tipo de por qué está ahí, qué mensaje le trae, si hay algo que está descuidando en su vida, si no está cuidándose emocionalmente, si no presta atención a su cuerpo, etc. Esta técnica, aunque pueda parecer infantil a primera vista, le permite crear un símbolo de su yo interno y charlar con ese yo en un nivel más profundo de conciencia, lo cual no es fácil de hacer de otra manera. Técnicas similares se pueden emplear para otros objetivos. El doctor Art Ulene, en su libro *Sentirse bien*, recomienda la elaboración de una «criatura-consejera» que permita a la persona recurrir al funcionamiento simbólico e intuitivo del hemisferio derecho del cerebro (la mayor parte de nosotros funcionamos con el hemisferio izquierdo, o lado del pensamiento racional). Conversando con esas criaturas-consejeras, las personas suelen encontrar sus propias soluciones creativas a los problemas que se les plantean, de la misma manera que los pacientes de cáncer que conversan con estos consejeros pueden entrar en contacto con sus propias necesidades profundas.

VISUALIZAR EL DOLOR

Algunas técnicas para aliviar el dolor animan a la persona a que se olvide de la incomodidad que están experimentando. La visualización del dolor anima al paciente a lo contrario. En un estado de trance ligero, el paciente crea una imagen de su dolor, visualizando su color, tamaño, forma, textura, olor e incluso sabor. Repite el proceso imaginando una vez más el tamaño, forma, etc. Gradualmente se ve cómo el dolor disminuye de tamaño, pasando del de una pelota de baloncesto al de una pelota de tenis, luego de golf, luego una cereza... y finalmente desaparece. A medida que la pelota imaginaria disminuye de tamaño, el dolor real también suele disminuir.

El paciente también puede describir su imagen del dolor a una persona de su grupo de apoyo, que puede ayudarle preguntándole cómo es el color, el tamaño o la textura de la pelota. A medida que el paciente habla, suele ir saliendo poco a poco del dolor. Con frecuencia se sorprende de lo efectivo que resulta y exclama: «¿Sabes una cosa? ¡El dolor se ha ido!».

VISUALIZAR EL PLACER PARA REEMPLAZAR EL DOLOR

Del mismo modo que las actividades placenteras suelen reducir el dolor, la visualización de escenas agradables puede tener el mismo efecto. Este ejercicio, como los anteriores, se hace cuando el paciente se ha relajado completamente. Al igual que en su relajación cotidiana, visualiza algo que le da placer. Se concentra en esa imagen. Earl Deacon utilizaba esta técnica con resultados sobresalientes. Cinco años después de su diagnóstico de cáncer, tuvo un accidente importante de coche que le destrozó casi totalmente cuatro vértebras y le dejó sumido en un «dolor lacerante e indescriptible». Como perdió diez centímetros de altura, sus órganos internos tuvieron que reajustarse y sufría dolores tremendos con cada movimiento que hacía. Una de las formas que Earl utilizó para superar el dolor era la visualización. Ponía música clásica suave y se relajaba imaginando que «estaba tumbado junto a un arroyo claro y precioso que cruza mi rancho de Colorado. Hay unas flores que se llaman siemprevivas alpinas y que crecen aquí y allá. Son tan hermosas que cuando las has visto una vez no puedes olvidarlas.

«He llegado a un punto en que puedo relajarme por completo mencionando simplemente el nombre de esas flores. Así que visualizo eso y cuando estoy relajado, me doy cuenta de que lo mejor es *seguir adelante* con ese dolor. Antes solía irritarme cuando el dolor arreciaba, pero ahora le digo a mi cuerpo que haga lo que sea... y funciona. El dolor realmente disminuye cuando lo hago».

Earl tiene otra forma de visualizar el placer y lo hace en lo que él llama «un estado casi hipnótico, parte meditación y parte visualización».

—En este estado –me explicó– veo las beta-endorfinas que alivian mi dolor. Las beta-endorfinas las elabora el cerebro y son unos analgésicos naturales. Según parece, tienen la misma fórmula química que la morfina. Las visualizo acudiendo desde el cerebro y aliviando el dolor de la espalda, en el punto en que las vértebras han presionado las terminales nerviosas como consecuencia del accidente.

Para Earl es un excelente ejercicio de visualización en parte porque su formación científica hace que para él sea natural pensar en estos términos. La visualización del placer se puede realizar de tantas formas como personas hay. Jessica Mang aprendió a hacerlo gracias a las enseñanzas de un terapeuta, que le mostró en cinco sesiones a reducir el dolor durante el tratamiento.

—Mis padres me llevaron a verle –explicaba Jessica cuando tenía tan solo doce años–. Primero me habló del cáncer y luego contó del uno al veinte y yo tenía que escuchar cada número con mucho cuidado y respirar muy lentamente. Luego me pidió que empezara a imaginar cosas. En mi tercera visita me dijo que me iba a dar una alfombra mágica para que volara con ella a donde yo quisiera.

»Yo le dije que me gustaría ir a visitar a mi abuelita, así que utilicé la alfombra mágica para hacerlo. Lo visualicé y al final de la visita me dijo que me iba a regalar la alfombra para que la llevara conmigo y la usara cuando yo quisiera.

»Así que después, cuando comencé el tratamiento de la quimioterapia, mi madre me contaba cosas y yo utilizaba la alfombra de la forma en que él me enseñó. Cuando hacía esto, no sentía ningún trastorno.

Como los padres de Jessica, los miembros de la familia pueden participar con los pacientes –niños o adultos– en la visualización del placer. De hecho, cuando un paciente siente un dolor agudo, resulta de mucha utilidad tener a alguien con quien hablar a lo largo del ejercicio. Con mucha frecuencia, la voz y el apoyo del familiar son ingredientes importantes para que el dolor disminuya. Y cuando el paciente puede verbalizar el dolor y expresar sus sentimientos sobre él a alguien, encuentra mucho consuelo. Por el contrario, no es nada útil que las personas que apoyan nieguen los sentimientos del paciente diciéndole que no piense en eso, que no es para tanto. La técnica de visualización del placer concentra la atención del paciente en algo que no es el dolor, pero esto no implica que haya que negarlo. En vez de eso, hay que reconocerlo y ponerse manos a la obra para conseguir que disminuya.

ATAQUE RELÁMPAGO AL DOLOR

Recientemente participé como asesora en un proyecto de investigación en un gran centro sobre control del dolor que trabaja con pacientes cuyo dolor crónico no se alivia con los tratamientos médicos habituales. Algunos de ellos, por ejemplo, han sufrido daños importantes en la espalda, como Earl Deacon, y tienen necesidad de métodos para aliviar el dolor resultante para el que no hay remedios duraderos. Observé con gran interés los resultados de este estudio.

La estancia en el centro de un paciente varía entre dos y cuatro semanas, tiempo durante el cual entran en contacto con un enfoque multimodal. Puede optar entre casi dos docenas de tratamientos: terapia psicológica cotidiana, fisioterapia, *biofeedback*, terapia de grupo, hipnosis, masaje, etc. Los estudios del centro confirmaron mis propias observaciones de que cuanto más participaba el paciente en el tratamiento, más disminuía el dolor. Sin embargo, lo que más me intrigaba era que el centro dividía el tratamiento en dos tipos: «con manos» y «sin manos». Los tratamientos con manos eran aquellos en los que un miembro del personal tocaba al paciente y se preocupaba físicamente de él; un ejemplo es el masaje. Un tratamiento sin manos sería por ejemplo el ejercicio que el paciente hacía por sí solo. Cuantos más tratamientos con manos elegía el paciente, mayor era la disminución del dolor... y también de su depresión. Esta es una información que los miembros de la familia pueden utilizar para ofrecer apoyo al paciente. El dolor de este puede reducirse si es tocado, acariciado, abrazado, masajeado o apoyado físicamente por sus familiares.

❋

Espero que este capítulo te haya mostrado cómo se puede controlar y reducir sensiblemente el dolor. Además de las opciones médicas, los miembros de la familia pueden participar con los métodos aquí apuntados. En cualquier caso, cuando un paciente tiene molestias por el dolor, debe trabajar activamente para averiguar cuáles de estas estrategias le resultan más adecuadas. Con frecuencia se considera que el dolor es un acompañante inevitable del cáncer, cuando de hecho puede ser disminuido en muy buena medida. Contrariamente a la creencia popular, cáncer tampoco tiene por qué ser sinónimo de dolor.

20. RECURRENCIA Y MUERTE

A lo largo de este libro he sugerido que el paciente y su familia deben enfocar la incertidumbre del cáncer con optimismo y esperanza. Pero, como el curso de la enfermedad *es* incierto, es mejor estar preparados para cualquier eventualidad. ¿Qué ocurre si hay una recurrencia o una serie de altibajos? ¿Qué sucede si el paciente muere?

Una creencia omnipresente en nuestra sociedad mantiene que el cáncer tiene sus subidas y sus recaídas y que puede que el paciente combata la enfermedad con éxito, pero al final triunfa el proceso biológico, la muerte. No es una representación exacta de la enfermedad ni esta tiene por qué presentar esos altibajos como cree alguna gente. Pero incluso los pacientes que se recuperan no suelen encontrarse en un camino de rosas. No es infrecuente que un paciente tenga una remisión y luego una recaída a la que también vence. Al contrario de lo que cree mucha gente, la recurrencia no significa que la muerte sea inevitable.

Saco a colación el tema de la recurrencia para que el paciente y su familia no ignoren esa posibilidad y estén preparados para enfrentarse con ella si es que se presenta. Con frecuencia he visto pacientes que habían decidido trabajar por su recuperación y que esperaban que esta fuera un camino ascendente. En mis primeros días en el Centro de Terapia e Investigación sobre el Cáncer, solía preguntar a mis pacientes al final de la primera sesión cuántos esperaban volver a casa y recuperarse de forma paulatina y, sin dudarlo ni un instante, la mayoría levantaba la mano. Yo sabía que algunos sentirían que era un fracaso si su expectación no se cumplía al pie de la letra, por lo que les prevenía de que casi ninguna de las realizaciones importantes de nuestras vidas se verificaba de una forma lineal y creciente. Al trabajar para conseguir un objetivo importante, lo más probable es que encontremos altibajos, por lo que conviene estar preparados para combatir los reveses que pudieran presentarse.

Teniendo esto presente, me gustaba pedirles a mis pacientes que se imaginasen qué respuesta tendrían si sufrieran un contratiempo como el señalado:

—Supongamos que volvéis a casa y que estáis mejorando pero que la enfermedad reaparece. En esa ocasión el dolor es mayor y hay también un crecimiento de tamaño, por lo que es evidente que estáis sufriendo una recaída o que la remisión no era como habíais esperado. ¿Qué significado le daríais a este acontecimiento?

Algunos respondían que significaba que la cosa no había funcionado para ellos. Otros decían que el proceso no habría funcionado y que habrían fracasado; que todo era un fracaso y que abandonarían la lucha. Hay pacientes que se rinden cuando tienen una recurrencia. Pierden la fe en sus médicos, en sus terapeutas, en su visualización…, en todo.

RESPUESTA A LA RECURRENCIA

Generalmente, los pacientes sienten mucho más miedo cuando recaen que cuando tuvieron el primer diagnóstico. Esta reacción suele apoyarse en un sistema de creencias falso sobre el cáncer: una vez que se extiende, no hay nada que hacer. Esta reacción suele venir acompañada en muchos casos de una amarga decepción. Desde que se enteraron del diagnóstico, el paciente y su familia habían asumido una cierta responsabilidad en la salud, lo habían hecho lo mejor que sabían… *pero la enfermedad había regresado.* En nuestra cultura solemos querer control y si no lo tenemos, nos sentimos indefensos y nos rendimos. Cuando un paciente tiene una recurrencia de su enfermedad, suele decirse a sí mismo que lo intentó pero que no sirvió para nada, que no tiene ninguna posibilidad de controlarla. Se siente derrotado por el hecho de que aunque intentó luchar con la enfermedad psicológicamente y de otras formas, perdió el control. No se da cuenta de que aunque no tenga un control total, puede tener una cierta influencia. Esta ambigüedad es parte de la condición humana. Tenemos cierta influencia sobre nuestro destino, pero nuestra suerte no está totalmente en nuestras manos.

Un periodo de choque tras una recurrencia es normal para cualquiera. Durante este periodo de choque, que suele durar entre dos y ocho semanas, puede que el paciente no duerma y que se sienta ansioso, deprimido y muy alterado emocionalmente. Su estado de ánimo suele ser fluctuante y lo normal es que tenga dificultades para funcionar y escaso interés por el trabajo. En general, son unos momentos de confusión, desasosiego y desesperación. Puede que deje de hacer ejercicio, de practicar la visualización, de observar su dieta, etc. Su autoestima puede caer por los suelos y suele sentirse terriblemente frustrado consigo mismo por no poder seguir realizando las mismas actividades que antes de la recurrencia.

Un paciente en este periodo de choque debe darse cuenta de que son reacciones normales, de que son unos momentos de confusión y se trata de que las expectativas que tiene sobre sí mismo no tienen que ser demasiado altas. A medida que pasa el tiempo, resulta más fácil volver a las actividades cotidianas, se eleva el estado de ánimo del paciente y vuelve a sentir de nuevo que tiene los pies sobre la tierra. El ajuste resulta más sencillo si el paciente y su familia se proponen mantener su sistema de apoyo y no se retiran del mundo. Se pueden hacer muchas pruebas y reevaluar el tratamiento con todos los datos médicos disponibles. Entonces el paciente suele plantearse la cuestión de qué va a hacer, si desea seguir trabajando hacia la recuperación o si es el momento de dirigirse a la muerte.

La tentación natural que se tiene cuando se diagnostica una recurrencia es preguntarse: «¿Y qué importa si vivo o muero? Voy a morir». Pero debo prevenir contra una decisión apresurada sobre la muerte durante los primeros días de choque y confusión. Los datos médicos habituales no suelen estar completos hasta después de dos a seis semanas y, hasta entonces, sugiero que el paciente no tome ningún tipo de decisión sobre su destino. Durante una crisis hay demasiado dolor emocional en juego para tomar una decisión de consecuencias fundamentales y el paciente suele sentirse tétrico y desesperanzado en esos momentos, pues ha trabajado mucho y le parece que todos sus esfuerzos han sido en vano. En unas semanas, volverá a sentirse mejor y más fuerte y su decisión no estará tan ensombrecida por la desesperación. La reacción inicial de desesperanza es similar a la que sentimos cuando muere alguna persona amada. Al principio solemos pensar que nunca más volveremos a arriesgarnos a querer a alguien para no sentir ese dolor, pero después superamos nuestro pesar y volvemos a vivir de nuevo. Por esto, aunque los pacientes sientan la tentación de resolver la ambigüedad de su futuro decidiendo que aceptan la muerte, las primeras semanas tras un diagnóstico de recurrencia no son un momento ideal para tomar una buena resolución.

APOYO AL PACIENTE TRAS LA RECURRENCIA

La familia puede serle muy útil al paciente durante esta época comprendiendo que sus sentimientos de desesperanza, culpa, ira y miedo son normales. Deben motivar la expresión de estos sentimientos y no intentar sacarle de ellos. Como ya señalé en el capítulo 7, el paciente funciona mejor y sus sentimientos negativos se disipan con más rapidez si se le permite que los exprese y que llore. Abrazarle simplemente puede ser más terapéutico que cualquier cosa que puedan decirle. Estos sentimientos *son* transitorios y comenzarán a cambiar pronto si se le da el tiempo y el amoroso apoyo precisos.

A veces uno de los familiares trata de ayudar al paciente diciéndole que lo mismo que lo consiguió una vez, puede repetirlo. Esta jovialidad suele producir el resultado opuesto al deseado. Cuando una persona del grupo de apoyo comienza con una estrategia de determinación de los sentimientos del paciente como es esta, se le está invitando a que los niegue.

Puede además que entre de buena gana en el juego y que oculte su desesperanza para proteger a su familia. En ese proceso, se sentirá más deprimido y desesperanzado a cada instante y puede decidir que quiere morir. El mayor apoyo que puede dar la familia tras la recurrencia consiste en dejar que esté a solas y permitirle que exprese todos sus difíciles sentimientos. Tal vez se precise algún tiempo, pero esto llegará a hacer que sus sentimientos se aclaren y que vuelva un optimismo natural y espontáneo. Así que, mientras el paciente esté deprimido, lo más útil es simplemente mostrarle nuestra simpatía abrazándole y diciéndole que comprendemos que se sienta sin esperanzas, que tiene que ser horrible ver lo que ha sucedido después de haber puesto tanta energía en el proceso.

Los miembros de la familia, igualmente, sienten una ansiedad natural en estos momentos. A veces intentan solucionarla forzando al médico a que declare firmemente cuál es el futuro del paciente. En el mejor de los casos, lo único que puede hacer es una conjetura cortés; nadie tiene respuesta para una cuestión de esta índole. Pero puede que un médico diga que en su opinión el paciente va a morir. Algunas familias que han escuchado este pronóstico dejan de apoyar los esfuerzos del paciente hacia la recuperación. Algunos familiares han acudido a mí diciéndome que el paciente había tenido una recurrencia, que los médicos decían que no había esperanza y que él no lo aceptaba, por lo que querían que yo se lo hiciera aceptar. No suelo hacer esto de buena gana.

Lo que un familiar suele olvidar es que el hecho de que el paciente va a morir le resulta mucho más fácil aceptarlo a él, el familiar, que al paciente. La persona que se está enfrentando con la muerte está experimentando el acontecimiento de su vida que seguramente genera más ansiedad, y sus mecanismos de enfrentamiento con este desenlace están funcionando a tope. Nadie puede aceptar el hecho de que se está muriendo. Algunos pacientes reaccionan con regresiones emocionales y usando una multitud de mecanismos de defensa para evitar el conocimiento de la situación. Cuando la ansiedad empuja a alguien hasta esta respuesta, no creo que haya que derribar sus defensas... incluso aunque esto fuera más cómodo para los que están a su alrededor. Es mejor que se respeten las necesidades emocionales del paciente cuando se enfrenta con esta experiencia crítica.

Sugiero que tanto los pacientes como sus familias aplacen la toma de la importante decisión hasta que tengan en su poder toda la información médica pertinente y el paciente haya empezado a salir del periodo inicial de choque. Las familias caen presas del pánico con tanta frecuencia que tratan de salir de su ansiedad tomando decisiones prematuras. Es mucho mejor que *se enfrenten a la ansiedad como la ansiedad que es*. Durante estos momentos, los miembros de la familia también son vulnerables y se sienten desvalidos, y no hay duda de que la recurrencia les supone una sacudida enorme. En lugar de tratar de escapar de la ansiedad imponiéndole al paciente un futuro certero, pueden buscar el apoyo que necesitan en su familia extensa o en otras personas que estén más alejadas de la crisis. Además del apoyo emocional, los amigos pueden ser especialmente útiles en estas semanas ayudándoles en las tareas del hogar y haciéndoles compañía. Esto le da a la familia el tiempo necesario para superar el golpe y le ayuda a conservar sus energías para manejar sus propios sentimientos y para estar con el paciente.

MENSAJE DE LA RECURRENCIA

Cuando termina el periodo de choque, el paciente puede comenzar a examinar su decisión respecto al futuro: «¿Deseo volver a trabajar hacia la salud, o deseo aceptar la muerte y empezar a prepararme para ella?». Quienes deciden trabajar para recuperarse pueden encontrar un gran significado en la recurrencia de la enfermedad preguntándose qué les está diciendo su cuerpo. Igual que el dolor puede ser un mensaje, también puede serlo la enfermedad e incluso la recaída. Yo les sugiero que se pregunten cuál es el significado de su recurrencia, si pueden aprender algo de ella sobre las emociones que tal vez han reprimido, si han perdido algunos beneficios secundarios importantes a medida que han empezado a recuperarse, o si su cuerpo les está enviando un mensaje que pudieran emplear con éxito en su esquema general de recuperación.

Muchos pacientes míos han aprendido gracias a la recurrencia que no estaban cuidándose tanto como necesitaban, por lo que empiezan a prestar más atención a sus necesidades y llegan a recuperarse definitivamente. Eran pacientes que descubrieron que durante el periodo anterior a la recaída habían perdido los beneficios conseguidos y habían vuelto al mismo estilo de vida que creían que había contribuido inicialmente a su enfermedad. La recurrencia era un potente recordatorio por parte de su cuerpo. Estos pacientes utilizaron el mensaje de la recurrencia para salvar la vida... reordenándolo todo y trabajando de nuevo para recuperar y mantener la salud.

VIVIR O MORIR

Para muchos pacientes, la decisión de si vale la pena dedicarse otra vez a recuperar la salud o si es mejor aceptar la muerte precisa una buena cantidad de tiempo. Una decisión de este tipo crea, lógicamente, que puede durar unos días, unas semanas o varios meses. Esta ambivalencia es natural, pues significa que el paciente piensa en sí mismo como capaz de elegir; si no lo hiciera, se sentiría mucho más desesperanzado e indefenso. Puede ser muy duro soportar este tiempo de incertidumbre para los miembros de la familia, pero también puede ser muy importante hacerlo así para que el paciente conserve su autonomía y para que eviten tratar de controlar sus pensamientos. Las familias hacen esto a veces inopinadamente diciéndole que debe considerar el hecho de que se está muriendo o, en el otro extremo, que no quieren que piense en que se va a morir, que todo se va a arreglar. En lugar de esto, el paciente necesita permiso para explorar ambas posibilidades de forma que pueda sentir que tiene el control sobre la elección. Un familiar que le dé apoyo puede ayudarle diciéndole que está con él al margen de la gravedad de la situación, tanto si desea volver a trabajar para recuperarse como si desea abandonar la lucha.

A veces los miembros de la familia tienen miedo de que el paciente haya decidido cuando lo único que está haciendo es considerar la posibilidad y echando una ojeada a sus miedos. Puede que pregunte qué sucede cuando uno muere, cómo es eso. Tal vez tenga miedo del dolor y del deterioro físico y desee discutirlo; si es así, los familiares pueden hablar con él sin tener la idea preconcebida de que ya está decidido. En lugar de eso quizás solo está pensando si puede tolerar el proceso del morir. Tal vez pregunte qué pasaría si tiene muchos dolores cuando esté muriendo. Los miembros de la familia tienden a reaccionar pensando que ha decidido morir, pero esta reacción lo único que consigue es inhibirle de compartir sus pensamientos sobre esa alternativa al tiempo que niega la capacidad que tiene el paciente de resolver sus sentimientos. Le apoyan mucho más si confirman directamente ambivalencia diciéndole que eso también es incierto.

La información directa puede ser reconfortante y tranquilizadora para un paciente que se enfrente con la decisión de la muerte tras la recurrencia. Tal vez esté muy preocupado en lo que se refiere al dolor. Si fuera así, puede preguntar a su médico qué hace para controlar el dolor cuando alguien está muriendo. El doctor puede tranquilizarle hablándole de los medicamentos disponibles para mantenerlo libre de dolores. Algunos pacientes se sienten mucho mejor cuando discuten sus deseos con el médico ante la eventualidad de la muerte. Unos prefieren algún dolor pero mantener la conciencia para saber qué pasa. Otros solicitan cualquier medida que reduzca el dolor sin importarles mucho si están o no conscientes. Este tipo de recogida de información y planificación le da al paciente la sensación de estar a cargo de su vida. Ese sentimiento de control le asegura la libertad de poder tomar la decisión oportuna. Es importante que los miembros de la familia recuerden que un paciente que habla sobre estos asuntos no tiene por qué haber decidido morir. Muy al contrario, el control que obtiene de este sondeo puede ser lo que necesita para trabajar hacia la salud.

La idea de que pensar sobre la muerte puede ayudar a un paciente a afirmar la vida puede parecer extraña, pero así es. Normalmente, a medida que el paciente explora esas cuestiones sobre el miedo, el dolor y la incapacidad, su ansiedad decrece sensiblemente. En cuanto siente que ha comprendido el proceso, comienza a tranquilizarse y suele empezar a pensar que puede enfrentarse con la muerte si es preciso. Esta confianza en sí mismo le da con frecuencia la energía renovada para dirigirse hacia la vida.

Ha visto que puede enfrentarse con lo peor que podría sucederle, por lo que ya está libre para optar entre ambas posibilidades. Un paciente es enormemente ayudado en este proceso por los miembros de su familia que respeten su autonomía y que le hagan saber que no tomarán ninguna decisión en su lugar. En otras palabras, que se mantendrán un paso detrás de él porque él es el que manda.

Quiero asimismo señalar que nadie está tan totalmente en contacto con su cuerpo o tiene un control tan grande sobre él que pueda determinar el desenlace de una enfermedad en la que peligre su vida. Sin embargo, podemos responsabilizarnos y participar significativamente en el proceso de morir. Y cuanto más permiso tenga el paciente para hablar abiertamente sobre la posibilidad de la muerte, más cómodo será ese proceso para todos.

CALIDAD DE MUERTE

Marge y Earl Deacon, tras haber tenido cáncer los dos, han dicho con frecuencia que la enfermedad les dio conciencia y aceptación de la muerte. Marge recuerda un invierno en que ella y Earl observaron la muerte de una vieja cierva:

—Habíamos puesto un poco de heno alrededor de nuestra casa en las montañas de Colorado y una manada de ciervos acudió a cobijarse de una tempestad de nieve. Cuando el tiempo se aclaró, la manada reemprendió su camino hacia las montañas excepto una que era muy vieja. En lugar de subir, bajó al valle, se acostó bajo un árbol y murió. Murió con dignidad. Nos pareció muy hermoso.

Todos deseamos una muerte serena. El cáncer, a diferencia de otras causas de muerte, normalmente da tiempo para prepararse, lo que suele ser fuente de consuelo. Las personas se preparan de muchas formas. Algunas planifican su funeral y su entierro. Otras hacen testamento y ponen sus bienes en orden. Algunas firman un documento que se llama de voluntad de vivir, que permite que el médico interrumpa los sistemas de apoyo cuando no haya esperanzas de supervivencia. Un paciente puede hacer una de estas cosas o todas ellas, sin que haya decidido morir.

A veces un paciente también desea enterarse de los servicios que ofrece su comunidad que pudieran ayudarle a morir con más comodidad. Su médico, su terapeuta o el asistente social pueden orientarle sobre las diferentes opciones. En muchas comunidades existe un lugar pensado para facilitar la muerte lo que sea posible. Puede ser una buena elección cuando la familia no puede darle al paciente los cuidados necesarios. Sin duda los sentimientos de la familia al respecto son importantes. Algunos opinan que la idea es aterradora o abrumadora. Si es así, se debe tener en cuenta que esa elección podría provocar la enfermedad de un miembro excesivamente estresado de la familia.

La capacidad del paciente de morir con dignidad tiene gran importancia. La dignidad proviene de su participación y autonomía, de su capacidad para hacer elecciones sobre su muerte. La familia puede ayudar evitando lo que sea incompatible con sus deseos o le cause incomodidad. Detalles aparentemente insignificantes pueden ser importantes en esos momentos. Una paciente mía, una anciana, contrató a una enfermera maravillosamente sensible para que la cuidara en su casa, ya que no podía hacer las cosas por sí misma. Tenía una gran necesidad de intimidad y un enorme recato sobre su cuerpo. Cuando estuvo totalmente confinada en su lecho, fue necesario que la enfermera la bañara con una esponja en la cama. Aunque la paciente no decía nada, la enfermera era muy perspicaz y pronto se dio cuenta de que la anciana se sentía muy incomodada. Así que le preguntó si se hallaba en una situación emocionalmente embarazosa, lo cual le daba permiso a la paciente para hablar de ello. La enfermera se enteró de que se sentía muy incómoda con esos baños, por lo que le empezó a lavar solo ciertas partes del cuerpo y salía de la habitación con el fin de que la paciente pudiera terminar de hacerlo. Aunque puede parecer una nimiedad, era una de las formas que utilizó la enfermera para ayudarla a mantener su sentido de la dignidad.

Para muchos pacientes la muerte se hace más fácil cuando saben que sus seres queridos sobrevivirán y tendrán todo lo necesario cuando ellos desaparezcan. Esto puede suponer una serie de cuestiones financieras, como saber cómo se llevará a cabo la educación de los hijos, y otras cuestiones emocionales más personales. En algunas ocasiones un paciente se siente torpe y culpable por abandonar a su familia al morirse, y a veces se puede incluso agregar leña al fuego, como cuando una mujer dice que quiere tanto a su marido que no sabe cómo va a vivir sin él. Demasiada gente cree que *esto* es lo que significa el amor. En nuestra cultura solemos pensar en el amor de forma simbiótica: cuando se ama a alguien, uno se entrega a esa persona y abdica de la propia autonomía, por lo que no puede vivir sin esa persona. Pero para un moribundo puede ser un alivio saber que su esposa sobrevivirá y continuará su propia vida después aunque le eche de menos. Es útil que una pareja hable sobre esto. Una comunicación abierta sobre este tema del funcionamiento de la vida familiar en el caso de que el paciente muera por su enfermedad alivia enormemente a este.

Cuando una familia ayuda a un paciente de cáncer a considerar la muerte de la forma en que he expuesto en este capítulo, está haciendo mucho para facilitarle el proceso. ¿Qué más puede hacer la familia? Primero y ante todo, la presencia de los seres queridos es uno de los mayores consuelos que se pueden dar a una persona. El mero hecho de saber que no se está solo supone un apoyo maravilloso para el paciente. Segundo, tiene mucho significado para él saber que su familia le ama y que le echará de menos. Esto le ayuda a reducir la que tal vez sea la mayor ansiedad del moribundo, el miedo de dejar de existir por completo. Al margen de lo fuerte que sea la fe religiosa, no hay garantías de la supervivencia de la conciencia tras la muerte. Si un paciente sabe que va a ser recordado, puede sentir que no va a ser aniquilado por completo: «Parte de mí quedará en el recuerdo de las personas que me amaron. Y parte de mí existirá en lo que he hecho por este mundo». He conocido a personas que estaban muriendo y que se sentían enormemente en paz porque sabían que habían amado y habían sido amadas.

❈

A todos nos llega el momento de enfrentarnos con el último día de nuestra vida. Para los pacientes y las familias que se ven obligados a afrontar la recurrencia o la muerte, la conciencia de la mortalidad se incrementa notablemente. Nos puede ser útil preguntarnos de vez en cuando: «Si hoy fuera el último día de mi vida, ¿cómo me gustaría vivirlo?». Y para cada uno de nosotros esta pregunta nos puede abrir nuevas perspectivas sobre la vida. La conciencia de que todos tendremos que morir finalmente hace que el tiempo sea más precioso. Si nos dirigiéramos a cada día, a cada semana, a cada mes como si fuera el último, no tendría la menor importancia nuestro estado de salud. La calidad de nuestras vidas sería inmensamente superior.

·

21. FAMILIA CONTRA ENFERMEDAD

A lo largo de todo el tiempo en que he trabajado con pacientes de cáncer y sus familias, muchos familiares me han comentado sus deseos de ayudar con un sentimiento de frustración: «Si yo pudiera hacer algo…, no sé qué…, cualquier cosa… incluso quisiera cambiarme por él si fuera posible». Ninguno de nosotros puede, naturalmente, regalar la salud a otra persona, pero sí podemos hacer muchas cosas por alguien que tenga cáncer. Mi propósito al escribir *Familia contra enfermedad* ha sido informar a la gente que apoya, de las formas en que pueden ayudar al paciente de cáncer y cómo pueden desempeñar un papel significativo en la determinación del desenlace de la enfermedad.

Para muchos lectores tal vez los enfoques y los conceptos expuestos aquí supongan una forma nueva de comprender los papeles de la familia y del paciente en la crisis. Es preciso que haya flexibilidad y profunda dedicación para examinar nuestras creencias, y quiero felicitarte por haber leído este libro, ya que ponerse a examinar otras opciones constituye un valeroso primer paso que hay que dar. Es difícil hacer una evaluación de nuestras actitudes en lo que se refiere a ayudar a una persona querida que esté seriamente enferma... especialmente cuando siempre hemos creído que la forma habitual de hacerlo era la mejor.

Este libro presenta sugerencias sobre el modo de actuar en la familia y de comportarse con el paciente que no concuerdan con muchas de las prácticas comunes y cotidianas de nuestra cultura. Algunos de estos valores —como la libre y abierta expresión de los sentimientos— no son apoyados totalmente en nuestra sociedad, por lo que pueden ser difíciles de aceptar. He subrayado que la capacidad del paciente de expresar sus emociones tiene una influencia muy significativa en el proceso de recuperación, pero nuestra tradición enseña, sobre todo a los hombres, que no deben expresar el miedo, o la ansiedad y, por encima de todo, que no deben llorar. Esto nos ha condicionado con la creencia de que la expresión de determinados sentimientos es una debilidad. Por el contrario, sabemos que la supresión de los sentimientos puede ser algo totalmente insano. Sin embargo, es preciso un gran esfuerzo para superar estas actitudes que impregnan tan fuertemente nuestra cultura.

Otro ejemplo es el código ético imperante. Sobrevaloramos el triunfo a expensas de la satisfacción personal, lo que hace que muchos individuos no conozcan un momento de respiro. Los hombres, en particular, son animados a trabajar sin descanso y a descuidar a sus familias bajo el pretexto de que lo hacen por el interés general. Todos nos sometemos a fuertes presiones para realizar algo y nuestra valía se define en función de lo conseguido. He señalado que tanto el paciente como sus familiares necesitan pedir apoyo durante esta crisis, pero la ética dominante en nuestra cultura lleva a muchas personas a creer que tienen que ser siempre fuertes y dadivosos, y no mostrarse nunca desvalidas. Para muchas familias y pacientes supone una tarea difícil y un gran desafío aprender a detenerse, a tomárselo con calma y a aceptar sostén y apoyo.

Nadie debe sentirse culpable por haber hecho frente a la crisis del cáncer de formas no muy útiles para el paciente. Los mejor intencionados han podido causar daño sin quererlo porque estaban enfrentándose a la enfermedad de la única manera que sabían. Por ejemplo, he apuntado la importancia de animar al paciente hacia su autonomía y no tratar de «salvarle». La mayor parte de las personas «salvan» con la esperanza de dar consuelo; no saben que esto suele contribuir a la vulnerabilidad y la indefensión del paciente, que desgastan su deseo de vivir.

De forma análoga, los miembros de la familia pueden sentirse tan angustiados que no se den cuenta de que su bienintencionada jovialidad no le sirve al paciente. Me suelen decir que han respondido con «parloteos» ante cualquier problema que se haya presentado. Muchas personas lo hacen. Si un amigo pierde su trabajo en el que estaba desde hacía veinte años, le dicen que no ponga malas caras, que las cosas no están tan mal, que hay otros muchos trabajos. Si la casa sin asegurar de alguien se incendia, intentan ayudarle diciéndole que es una suerte que al menos no hubiera víctimas, que debe estar agradecido, que siempre podrá comprarse otra casa... Y a veces hacemos lo mismo con un paciente de cáncer. Tal vez se haya producido una metástasis; los familiares solícitos le dicen que no se preocupe, que todo se va a arreglar. En este libro he señalado que suele ser mucho más útil mostrar simpatía y compasión por los sentimientos del paciente.

Es importante que recuerdes, cuando te examines a ti mismo y examines a tu familia, que las formas en que hayas respondido en el pasado tal vez no hayan sido las más idóneas, saludables y constructivas. Pero estabas siguiendo las pautas culturales. Comportamientos de este estilo se basan en creencias presentes en nuestra cultura transmitidas de generación en generación. Desde luego, nuestras escuelas y universidades no nos han enseñado hasta hace muy poco tiempo modos nuevos y más saludables de enfocar la enfermedad; a este respecto, nuestras instituciones académicas raramente se han ocupado de estudiar las relaciones humanas en profundidad. En vez de eso, hemos aprendido unas pautas de comportamiento de nuestros padres, que a su vez las aprendieron de los suyos y así sucesivamente. Una generación tras otra ha aceptado ciegamente el punto de vista establecido sobre las enfermedades graves. No se puede culpar a nadie por haber adoptado y hecho suya esta actitud.

Los conceptos expuestos en *Familia contra enfermedad* se basan en los recientes hallazgos en el campo de la terapia familiar y en mi propio trabajo en nuestro centro. Se trata de una disciplina nueva que ha progresado enormemente en los últimos quince o veinte años. A medida que hay un mayor conocimiento a este respecto, surge una nueva conciencia de la necesidad de modelos familiares más saludables como el que he presentado en estas páginas. Pero este modelo no es más que eso, un modelo ideal. Ninguna familia es perfecta y ninguno de los lectores podrá contrastar el funcionamiento de la suya con el que aquí se da para descubrir que su familia funciona a la perfección en todas las áreas. Toda familia, igual que todo individuo, tiene deficiencias y aspectos que mejorar. Te animo a que no te sientas descorazonado por los problemas de tu familia ni por los errores inintencionados del pasado. En vez de eso, felicítate por haber comenzado a cambiar mediante la lectura de este libro y mediante la reflexión de las ideas aquí expuestas. Después, mira al futuro. Con este nuevo conocimiento puedes comenzar a evitar los viejos errores. A medida que lo hagas, tus hijos aprenderán a actuar según nuevas pautas y así romperemos el modelo que ha existido durante tantas generaciones. Toda familia que empiece ahora a cambiar hacia formas de funcionamiento más saludables lleva en sí misma la esperanza del futuro. Estas formas nuevas y mejores son un legado que puede ser transmitido y multiplicado en cada generación. El cambio lleva tiempo, pero descansa con la confianza de que tus esfuerzos no son en vano.

Si en tu familia hay una crisis por el cáncer, el cambio tal vez ya esté en marcha aunque no te des cuenta. La crisis puede iniciar un proceso de cambio que de otra forma no habría ocurrido. Pero el cambio lleva tiempo y el cáncer es un formidable adversario. Puede que haya momentos de desaliento en los que parezca terriblemente difícil poner en práctica los conceptos de este libro; tal vez entonces te surjan dudas sobre su efectividad. Precisamente es en estos momentos en los que es más necesario tomar en consideración los nuevos modelos de relación.

Llegar a constituir una familia que apoye la recuperación de la salud no es una tarea sencilla. Aunque te entregues en cuerpo y alma al cambio, este no sucede de la noche a la mañana. Pero es una meta realista y alcanzable, y la recompensa final es una mayor salud y una calidad de vida más fructífera tanto para el paciente como para toda la familia.

Hago extensivos mis mejores deseos a ti y a todos tus seres queridos en tu objetivo de conseguir una familia de apoyo que os permita la recuperación y el mantenimiento de la salud.

BIBLIOGRAFÍA

ABSE, D. W.; Wilkins, M. M.; Kirschner, G.; Weston, D. L., Brown, R. S., y Buxton, W. D. «Self-frustration, night-time smoking, and lung cancer». *Psychosomatic Medicine*, 1972, 34, 395.

ABSE, D. W., Wilkins, M. M., VandleCastle, R. L., Buxton. W. D., Demars, J. P., Brown, R. S., y Kirschner, L. G. «Personality and behavioral characteristics of lung cancer patients». *Journal of Psychosomatic Research*, 1974, 18, 101-113.

ACHTERBERG, J. y Lawliss, G.F. *Imagery of Cancer*. Champaign Ill.: Institute for Personality and Ability Testing, 1978.

ACHTERBERG, J., Lawliss, G.F.; Simonton, O.C., y Simonton, S. «Psychological factors and blood chemistries as disease outcome predictors for cancer patients». *Multivariate Clinical Experimental Research*, diciembre 1977.

ACHTERBERG, J., Simonton, O. C., y Simonton, S. *Stress, Psychological Factors, and Cancer*. Fort Worth: New Medicine Press, 1976.

ACKERMAN, N.W. *The Psychodinamics of Family Life*. Nueva York: Basic Books, 1966.

———. *Treating the Troubled Family*. Nueva York: Basic Books, 1966.

BACON, C. L., Rennecker, R., y Cutler, M. A. Psychosomatic survey of cancer of the breast. *Psychosomatic Medicine,* 1952, 14, 453-460.

BAHNSON, C. B. «Basic epistemological considerations regarding psychosomatic processes and their application to current psychophysiological cancer research», trabajo presentado en el Primer Congreso Internacional de la Actividad Nerviosa superior, Milán, 1968.

————. «The psychological aspects of cancer», trabajo presentado en el 13.º Seminario de Escritores Científicos de la Sociedad Americana contra el Cáncer, 1971.

BAHNSON, C. B. y Bahnson, M. B. «Cancer as an alternative to psychosis: A theoretical model of somatic and psychologic regression». En D. M. Kissen y L. L. LeShan (eds.), *Psychosomatic aspectes of neoplastic disease*. Filadelfia: J. B. Lippincott Company, 1964, 184-202.

————. «Denial and repression of primitive impulses and of disturbing emotions in patients with malignant neoplasms». En D. M. Kissen y L. L. LeShan (eds.), *Psychosomatic aspectes of neoplastic disease*. Filadelfia: J. B. Lippincott Company, 1964, 42-62.

————. «Role of ego defenses: denial and repression in the etiology of malignant neoplasm». *Annals of the New York Academy of Sciences*, 1966, 125, 827-845.

BATHROP, R. W. «Depressed lymphocyte function after bereavement». *The Lancet*, 16 de abril, 1977, 834-836.

BEAVERS, W. H. *Psychotherapy and Growth: A Family Systems Perspective.* Nueva York: Brunner/Mazel, 1977.

BEECHER, H. K. «The powerful placebo». *JAMA,* 1955, 159, 1602-1606.

————. «Behavioral factors associated with etiology of physical disease». En C. B. Bahnson (ed.), *American Journal of Public Health*, 1974, 64, 352-364.

BENSON, H. «Your innate asset for combating stress». *Harvard Business Review*, 1974, 52, 49- 60.

————. *The relaxation response*. Nueva York: William Morrow & Company, 1975.

BENSON, H. y Epstein, M. D. «The placebo effect: A neglected asset in the care of patients». *JAMA*, 1975, 12, 1225-1226.

BERGER, H.; Honig, P.; y Liebman, R. «Recurrent abdominal pain: gaining control of the symptom». *Americal Journal of Disorders of Childhood*, 1977, 131, 1340-1344.

BITTNER, J. J. «Differences observed in tumor incidence of albino strain of mice following change in diet». *American Journal of Cancer,* 1935, 25, 791-796.

Blumberg, E. M.; West, P. M.; y Ellis. F. W. «A possible relationship between psychological factors and human cancer». *Psychosomatic Medicine*, 1954, 16(4), 276-286.

————. «MMPI findings in human cancer». *Basic Reading on the MMPI in Psychology and Medicine*. Minneapolis: Minnesota University Press, 1956, 452-460.

Boszormenyi-Nagy, I.; y Spark, G. *Invisible Loyalties*. Nueva York: Harper and Row, 1973.

Bowen, M. *Family Therapy in Clinical Practice*. Nueva York: Jason Aronson, 1978.

————. «Intrafamily dynamics in emotional illness». En A. D'Agostino (ed.), *Family, Church, and Community*. Nueva York: P. J. Kennedy and Sons, 1965.

————. «Toward the differntation of self in one's family of origin». En F. Andres y J. Lorio (eds.), *Georgetown Family Symposia*, vol. l (1971-1972). Washington, D.C.: Department of Psychiatry, Georgetown University Medical Center, 1974.

Bulkley, L. D. «Relation of Diet to Cancer». *Med. Ed.*, 1914, 86, 699-702.

Brown, B. *Mente nueva, cuerpo nuevo.* México: Diana, 1980.

Burnet, F. M. «The concept of immunological surveillance». *Prog. Exp. Tumor Research*, 1970, 13, 1027.

Burrows, J. *A practical essay on cancer*. Londres, 1783.

Butler, B. «The use of hypnosis in the case of cancer patients». *Cancer,* 1954, 7, 1.

Cannon, W. B. *Bodily changes in pain, hunger, fear, and rage* (2ª ed.). Nueva York: Appleton-Century, 1934.

Capra, Fritjof. *El tao de la física.* Málaga: Sirio, 1998.

Carlson, Rick J. *The End of Medicine*. Nueva York: John Wiley and Sons, 1975.

Castaneda, Carlos. *Relatos de poder*. Madrid: Fondo de Cultura Económica, 1978.

Chesser, E. S. y Anderson, J. L. «Treatment of breast cancer: Doctor-patient communication and psychosocial implications». *Proceedings of the Royal Society of Medicine*, 1975, 68(12), 793-795.

Cobb, B. «A social-psychological study of the cancer patient». *Cancer,* 1954, 1-14.

COPPEN, A. J. y Metcalf, M. «Cancer and extraversion». En D. M. Kissen y L. L. LeShan (eds.), *Psychosomatic aspects of neoplastic disease*. Filadelfia: Lippincott Company, 1964, 30-34.

COUSINS, Norman. *Anatomía de una enfermedad*. Barcelona: Kairós, 1983.

CRILE, G., Jr. *What every woman should know about the breast cancer controversy*. Nueva York: Macmillan, 1973.

CUTLER, M. «The nature of the cancer process in relation to a possible psychosomayic influence». En J. A. Gengerelli y F. J. Kirkner (eds.), *Psychological Variables in Human Cancer.* Berkeley y Los Ángeles: University of California Press, 1954, 1-16.

DOLOMAN, G. F. «Emotions, stress, the central nervous system, and immunity». *Annals of the New York Academy of Sciences*, 1969, 164(2), 335-343.

DOSSEY, Larry. *Space, Time and Medicine.* Boulder: Shambhala, 1982.

ELLERBROEK, W. C. «Hypotheses toward a unified field theory of human behavior with clinical application to acne vulgaris». *Perspectives in Biology and Medicine*, Invierno de 1973, 240-262.

EVANS, E. *A psychological Study of cancer*, Nueva York: Dodd, Mead & Company, 1926.

EVERSON, T. C. y Cole, W. H. *Spontaneous regression of cancer.* Filadelfia, 1966, 7.

EWING, J. «Animal experimentations and cancer». Defense of Research Pamphlet 4, AMA, Chicago, 1911.

FERGUSON, Marilyn. *The Brain Revolution: The Frontiers of Mind Research*. Nueva York: Taplinger, 1973.

FISHER, S. y Cleveland, S. E. «Relationship of body image to site of cancer». *Psychosomatic Medicine*, 1956, 18(4).

FRANK, J. D. The faith that heals. *The Johns Hopkins Medical Journal*. 1975, 137, 127-131.

FRIEDMAN, M. y Rosenman, R. *Conducta tipo A y su corazón*. Barcelona: Grijalbo, 1976.

GENDRON, D. *Enquiries into nature, knowledge, and cure of cancers*, Londres, 1701.

GENGERELLI, J. A. y Kirkner, F. J. (eds.). *Psychological variables in human cancer*. Berkeley y Los Ángeles: University of California Press, 1954.

GLASSER, R. *El cuerpo es el héroe*. México: Diana, 1980.

GOLDFARB, O.; Driesen, J.; y Cole, D. Psychophisiologic aspect of malignancy, *American Journal of Psychiatry*. 1967, *123* (12), 1545-1551.

GREEN, E. y Green, A. *Beyond Biofeedback*. Nueva York: Delacorte, 1977.

HAGNELL, O. «The permorbid personality or persons who develop cancer in a total population investigated in 1947 and 1957». *Annals of the New York Academy of Sciences*, 1966, 125, 846-855.

HALEY, Jay. *Strategies of Psychotherapy.* Nueva York: Grune and Stratton, 1963.

————. *Terapia no convencional*. B. A.: Amorrortu, 1986.

HOLMES, T. H.; y Masuda, M. «Life change and illness susceptibility». Simposio sobre la Separación y la Depresión: Chicago, Diciembre de 1970.

HOLMES, T. H. y Rahe, R. H. The social readjustment rating scale, *Journal of Psychosomatic Research*, 1967.

JUNG, C. G. *Recuerdos, sueños, pensamientos*. Barcelona: Seix Barral, 1964.

KELEMAN, Stanley. *Living Your Dying*. Nueva York: Random House/ Bookworks, 1974.

————. *Your Body Speaks its Mind*. Nueva York: Simon and Schuster, 1975.

KISSEN, D. M. «Personality characteristics in males conducive to lung cancer». *British Journal of Medical Psychology*, 1963, 36, 27.

————. «Psychosocial factors, personality, and lung cancer in men aged 55-64». *British Journal of Medical Psychology*, 1967, 40, 29.

————. «Relationship between lung cancer, cigarette smoking, inhalation, and personality and psychological factors in lung cancers». *British Journal of Medical Psychology*, 1964, 37, 203-216.

————. «The significance of personality in lung cancer in men». *Annals of the New York Academy of Sciences*, 1966, 125, 933-945.

KISSEN D. M., y LeShan L. L. (eds.), *Psychosomatic aspectes of neoplastic disease*. Filadelfia: J. B. Lippincott Company, 1964,

KLOPFER, B. «Psychological variables in human cancer». *Journal of Projective Techniques*, 1957, 21, 331- 40.

KÜBLER-ROSS, Elisabeth. *Death. The Final Stage of Growth*. Nueva York: Prentice-Hall, 1975.

————. *Sobre la muerte y los moribundos*. Barcelona: Grijalbo, 1990.

LESHAN, L. L. *Cómo meditar*. Barcelona: Kairós, 1985.

————. *Usted puede luchar por su vida*. Madrid: Los Libros del Comienzo, 1998.

LEVINSON, D. *The Seasons of a Man's Life*. Nueva York: Alfred A. Knopf, 1978.

MILLER, F.R. y Jones, H.W. «The possibility of precipitating the leukemic state by emotional factors». *Blood*, 1948.

MILLER, S.; Remen, N.; Barbour, A.; Nakles, M. A.; y Garell, D. *Dimensions of humanistic medicine*. San Francisco: Institute for the Study of Humanistic Medicine, 1975.

MONTAGU, Ashley. *Touching: The Human Significance of the Skin*. Nueva York: Columbia Univ. Press, 1971.

MORRIS, Sarah. *Grief and How to Live with It*. Nueva York: Grosset and Dunlap, 1972.

NAPIER, A.Y. y Whitaker, C.A. *The Family Crucible*. Nueva York: Harper and Row, 1978.

PELLETIER, K. R. *Mind as healer, mind as slayer*. Nueva York: Delta, 1977.

PENDERGRASS, E. «Host resistance and other intangibles in the treatment of cancer». *American Journal of Roentgenology*, 1961, 85, 891-896.

RASMUSSEN, A. F., Jr. «Emotions and immunity». *Annals of the New York Academy of Sciences*, 1969, *164,* 458- 62.

REMEN, N. *The masculine principle, the feminine principle, and humanistic medicine*. San Francisco: Institute for the Study of Humanistic Medicine, 1975.

RILEY, V. «Mouse mammary tumors: Alteration of incidence as apparent function of stress». *Science*, agosto de 1975, 189, 465-467.

ROLLIN, Betty. *First You Cry*. Nueva York: New American Library, 1977.

SATIR, V. *Conjoint Family Therapy*. Palo Alto: Science and Behavior Books, 1964.

SCHMALE, A. H., e Iker, H. «The psychological setting of uterine cervical cancer». *Annals of the New York Academy of Sciences*, 1966, 125, 807-813.

———. «Hopelessness as a predictor of cervical cancer». *Social Science and Medicine*, 1971, *5,* 95-100.

SELIGMAN, M. E. P. *Indefensión*. Madrid: Debate, 1981.

SELYE, H. *The stress of life*. Nueva York: McGraw-Hill, 1956.

SIMONTON, O. C. y Simonton, S. «Belief systems and management of the emotional aspects of malignancy». *Journal of Transpersonal Psychology*, 1975, 7 (1), 29-47.

———. O. C.; Simonton, S.; y Creighton, J. *Recuperar la salud*. Málaga: Sirio, 2015.

STEINER, G. *Los guiones que vivimos.* Barcelona, Kairós: 1992.

THOMAS, C. B. «What becomes of medical students: the dark side». *Johns Hopkins Medical Journal*, 1976, 138 (5), 185-189.

ULENE, A. *Feeling fine.* Los Ángeles: J. P. Tarcher, 1977.

WALLACE, R. K. y Benson, H. The physiology of meditation. *Science*, marzo de 1970, 167, 1751- 54.

———. «The physiology of meditation». *Scientific American*, febrero de 1972, 84.

WEISMAN, Avery D. *On Dying and Denying*. Nueva York: Human Sciences Press, 1972.

WOLF, S. «Effects of suggestion and conditioning on the action of chemical agents in human subjects: The pharmacology of placebos». *Journal of Clinical Investigation*, 1950, *200-209.

ÍNDICE

Prólogo 9

Agradecimientos 13

Introducción 15

1. El enfoque Simonton. Un enfoque positivo 23

El deseo de vivir 25

El efecto placebo 26

Remisión espontánea 28

Biofeedback y la teoría de la vigilancia 29

Visualización: el primer paciente 32

Desarrollo del Enfoque Simonton 36

Un enfoque psicológico sobre el cáncer 37

Conclusión 44

2. La adaptación al cáncer 47

Reacción inicial: choque y negación 48

Expresar la pena 53

Ira y resentimiento 54

Depresión y desamparo 57

¿Por qué a mí? ¿Por qué a nosotros? 58

3. Desarrollo de una estrategia familiar 67

Establecimiento del rumbo que
se debe tomar. Acciones en curso 67

Almacenamiento de información médica 69

Esperanza frente a incertidumbre 74
Adaptación al cáncer en familia 79
4. LA FAMILIA COMO EQUIPO 85
Autonomía y necesidades individuales 86
El capitán del equipo 88
Toma de decisiones en equipo 89
Compartir la esperanza 91
Apoyar la visualización 91
Apoyar el ejercicio... 95
Otras formas de apoyar al paciente 96
5. SISTEMAS EXTERIORES DE APOYO 99
Familias extensas... 100
¿Se puede pedir apoyo exterior? 101
Amigos íntimos 105
Grupos y organizaciones 110
Psicoterapeutas 113
Para los pacientes que viven solos 116
Gente que necesita a la gente 118
6. EL TRATO CON EL MÉDICO 121
Elección del médico.. 121
La información que dan los médicos 124
Comunicación con el médico 128
Sobre la despersonalización 136
7. COMUNICACIÓN DE SENTIMIENTOS 143
Los pacientes de cáncer y la represión
de los sentimientos 145
Alentar la expresión de los sentimientos 149
El impulso de la jovialidad 152
¿Cómo se lo decimos a los niños? 158
Comunicación saludable de los sentimientos 160
8. SUPERVIVENCIA Y PROGRESO EN FAMILIA 165
La vida es para vivirla 165
Manejo del «deseo secreto» 169
Otro examen de las prioridades 172
El deseo de vivir 174
9. APOYAR LOS CAMBIOS EMOCIONALES DEL PACIENTE 177
Necesidad de cambio del paciente 178

Efectos del cambio del paciente en su familia 179
Cómo manejar la ira 181
Pacientes que empiezan a ser enérgicos 182
Cambios en el equilibrio de fuerzas de la familia 185
10. Hacer inventario 189
Responsabilidad individual 190
Liderazgo familiar 191
Respuestas al mundo exterior 192
Autonomía.. 193
Expresión de opiniones.. 194
Expresión de sentimientos 195
Capacidad para resolver conflictos 196
Empatía.. 198
Intimidad 199
Marcadores de la familia saludable 200
11. Controlar el estrés 203
Relajación.. 205
Ejercicio 208
Diversión 210
Expresión de los sentimientos 211
12. Manejar el miedo.. 215
El legado del miedo 216
El precio de suprimir el miedo 219
El conocimiento: antídoto del miedo 222
Superar el miedo 227
13. Sentimientos ambivalentes 235
Ambivalencia polarizada 236
Otras polarizaciones frecuentes 239
Cómo detectar la polarización de la ambivalencia 244
14. Ayudar y no «salvar» 247
Por qué la gente trata de «salvar» 249
Médicos y hospitales...: todos a salvar........................... 253
Cómo ayudar sin «salvar» 256
15. Superar la depresión.. 263
Reconocer la depresión 264
Manejo de la depresión 268
Ayuda no verbal ante la depresión 272

16. Cariño e intimidad 277
    Caricias y abrazos 279
    Cariño, intimidad y soltería 285
    Intimidad sexual 286
17. Beneficios secundarios 289
    Beneficios secundarios frecuentes 291
    Mantener permanentemente
    los beneficios secundarios 299
18. Cuando el paciente es un niño 305
    Autonomía del niño 306
    Cualidades especiales de los jóvenes pacientes 312
    Reacciones desmesuradas ante la
    enfermedad de un hijo 315
    Los otros niños de la familia 317
    El niño enfermo y sus amigos 319
19. Controlar el dolor 323
    Fluctuaciones del dolor 324
    Escuchar el dolor 326
    Reacción de conversión 328
    El tratamiento médico como aliado 330
    Tres técnicas de control del dolor 332
    Conversar con el dolor 333
    Visualizar el dolor.. 334
    Visualizar el placer para reemplazar el dolor 334
    Ataque relámpago al dolor 337
20. Recurrencia y muerte 339
    Respuesta a la recurrencia 341
    Apoyo al paciente tras la recurrencia 343
    Mensaje de la recurrencia 346
    Vivir o morir 346
    Calidad de muerte 349
21. Familia contra enfermedad 355
Bibliografía 361

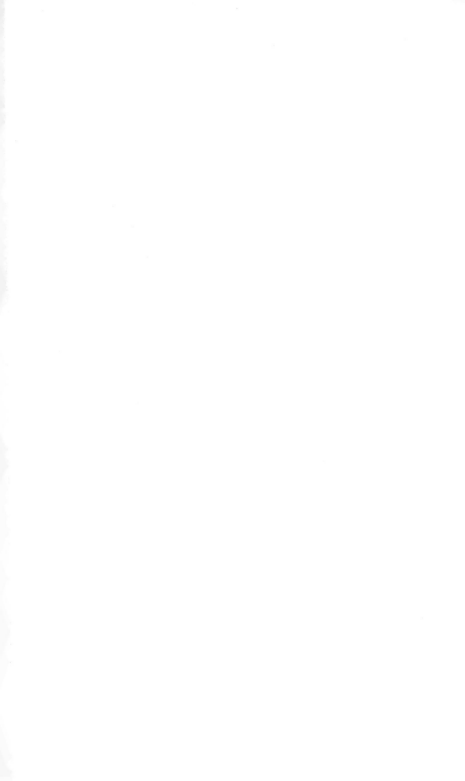